慢性乙型肝炎个体化抗病毒治疗策略与实例解析

主 编 陈新月

科学出版社

北 京

内 容 简 介

本书共包括四部分：慢性乙型肝炎抗病毒治疗定目标、不定疗程；核苷（酸）类似物经治慢性乙型肝炎患者的再治疗策略；儿童慢性乙型肝炎抗病毒治疗策略；追求临床治愈需要个体化的治疗策略。通过典型病例，不仅融入了作者切身的临床经验和体会，也展示了作者团队在相关课题中的研究成果，并把最新的临床实践和循证医学证据及时传递给读者。

本书突出了科学性、可读性和实用性，适合于肝病内科、消化科和感染科等具有一定肝病诊治临床经验的医生阅读。

图书在版编目（CIP）数据

慢性乙型肝炎个体化抗病毒治疗策略与实例解析/陈新月主编. —北京：科学出版社，2020.6
ISBN 978-7-03-065244-7

Ⅰ. 慢… Ⅱ. 陈… Ⅲ. 乙型肝炎—抗病毒药—药物疗法 Ⅳ. R512.605

中国版本图书馆 CIP 数据核字 (2020) 第 088893 号

责任编辑：沈红芬 / 责任校对：杨　赛
责任印制：肖　兴 / 封面设计：黄华斌

科 学 出 版 社 出版
北京东黄城根北街16号
邮政编码：100717
http://www.sciencep.com

北京画中画印刷有限公司 印刷
科学出版社发行　各地新华书店经销

*

2020年6月第 一 版　开本：787×1092　1/16
2020年6月第一次印刷　印张：13 3/4
字数：320 000
定价：118.00元
（如有印装质量问题，我社负责调换）

编写人员

主　　编　陈新月
副 主 编　宁　琴　谢　尧　张鸿飞
编　　者　（按姓氏汉语拼音排序）
　　　　　　曹振环　陈大为　丁红方　董　漪　杜晓菲
　　　　　　甘　雨　郭　威　韩梅芳　金　怡　李明慧
　　　　　　柳雅立　鲁俊锋　马　科　马丽娜　任　姗
　　　　　　王丽旻　王晓晓　吴　迪　武亚丽　邢铭友
　　　　　　徐志强　闫一杰　张　璐　朱世殊
学术秘书　柳雅立　任　姗

前　言

慢性乙型肝炎在我国十分多见，是我国和亚洲其他国家肝硬化及原发性肝癌的最主要原因。随着抗病毒药物的不断创新及治疗经验的积累，慢性乙型肝炎的治疗效果不断提高。近几年欧美及亚太相关慢性乙型肝炎防治指南均提出了更高的治疗目标——功能性治愈或临床治愈，新近的中国慢性乙型肝炎防治指南也指出，对适合的患者要尽可能争取临床治愈。因此，临床治愈成为临床医师和患者渴望获得但又深感棘手的问题。有鉴于此，笔者组织了一批具有丰富理论基础、多年来在临床一线工作，并对慢性乙型肝炎的治疗具有独到见解的专家编写了本书。

本书力争突出科学性、可读性和实用性，希望读者读了能懂、懂了能用，并能举一反三应用于临床工作，从而较快提高治疗水平。书中每个部分均有作者亲自治疗的典型病例，其中不仅融入了作者切身的临床经验和体会，也展示了作者团队在相关课题中的研究成果，希望能把最新的临床实践和循证医学证据及时传递给读者。由于临床治愈病例目前多数采用基于干扰素和核苷（酸）类似物联合或序贯的治疗策略，而干扰素治疗的个体化差异较大，因此对于目前尚缺乏足够循证医学证据的某些问题，作者也进行了积极有益的探讨性研究及客观的综述，既体现了作者的独到见解和学术观点，也及时把肝病学科的最新进展包括指南、共识等融入一个个病例中，使得读者在学习中不知不觉间跟着作者完成了一次系统的教学查房，甚至体验了一次实用的肝病新进展讲座。另外，鉴于干扰素引起的不良反应较多，而且临床上常常因为不良反应制约了抗病毒治疗的继续进行，因此本书也涉及对一些常见或罕见的不良反应的认识及处理。安全和有效一直是干扰素治疗过程中两个重要的原则，缺一不可。只有在安全的前提下，才可以继续治疗并争取获得更好的疗效，实现临床治愈。

从内容上看，本书适合于肝病内科、消化科和感染科等具有一定肝病临床经验的医生阅读。无论是经验分享还是教训借鉴，希望本书能对同行有所帮助。

本书侧重于临床治疗，因此系统性不及教科书、深度不及专著，对相关机制的探讨涉及较少，有待于读者通过其他途径获取相关知识。另外，由于编写时间仓促、编者经验有限，而且本书内容取自不同地区、不同作者在工作中遇到的一个个真实的病例，治疗方法和疗程也有所差异，因此在写作风格、经验体会上可能会有所不同，难免存在偏颇、错误之处，尚祈同道赐教指正。

在本书出版之际，感谢国家"十三五"重大科技专项的支持，感谢付出辛勤劳动的各位作者，感谢科学出版社编辑的大力帮助。

陈新月

2020 年 3 月

目 录

第一部分 慢性乙型肝炎抗病毒治疗定目标、不定疗程
陈新月教授团队经验谈

1 不同的 HBsAg 转阴模式 ·· 2
    1.1 病例 1：经典模式（HBeAg 先转换模式） ·· 2
    1.2 病例 2：HBsAg 与 HBeAg 同步转阴模式 ·· 3
    1.3 病例 3：HBsAg 先转阴模式 ··· 4
    1.4 诊疗体会 ·· 5
    1.5 专家点评 ·· 7
2 哪些人是 HBsAg 清除的优势人群 ··· 9
    2.1 病例介绍 ·· 9
    2.2 临床诊治思维过程 ·· 9
    2.3 诊疗体会 ·· 10
    2.4 专家点评 ·· 15
3 HBeAg 水平对慢性乙型肝炎抗病毒治疗停药后复发的影响 ························ 18
    3.1 病例 1 ·· 18
    3.2 病例 2 ·· 20
    3.3 诊疗体会 ·· 21
    3.4 专家点评 ·· 25
4 慢性 HBV 携带孕妇产后治疗时机的把握及方案的选择 ······························· 27
    4.1 病例介绍 ·· 27
    4.2 临床诊治思维过程 ·· 28
    4.3 诊疗体会 ·· 29
    4.4 专家点评 ·· 33
5 慢性 HBV 携带孕妇产后肝功能、病毒学、血清学变化及停药安全性临床观察 ······ 35
    5.1 病例介绍 ·· 35
    5.2 临床诊治思维过程 ·· 35
    5.3 诊疗体会 ·· 36
    5.4 专家点评 ·· 41

6　对于耐药的慢性乙型肝炎患者的再治疗，是满足于病毒学抑制还是争取血清学转换　43
6.1　病例介绍　43
6.2　临床诊治思维过程　44
6.3　诊疗体会　45
6.4　专家点评　49

7　干扰素诱导 HBsAg 清除后的持久性及远期预后　51
7.1　病例 1：NA 耐药的 HBsAg 清除者复发时出现病毒学、血清学甚至生化学反弹　51
7.2　病例 2：表现为低水平 HBsAg 阳性的复发者　52
7.3　病例 3：HBsAg 阴性、HBV DNA 阳性、抗 -HBs 阳性患者的复发　53
7.4　诊疗体会　54
7.5　专家点评　63

8　干扰素治疗中甲状腺功能异常时该如何在疗效与安全性之间寻求平衡　65
8.1　病例介绍　65
8.2　临床诊治思维过程　65
8.3　诊疗体会　68
8.4　专家点评　73

9　干扰素治疗慢性肝炎罕见不良反应观察及处理　75
9.1　病例介绍　75
9.2　诊疗体会　77
9.3　专家点评　77

10　核苷（酸）类似物联合干扰素治疗失代偿期逆转为代偿期肝硬化患者的临床探索　79
10.1　病例介绍　79
10.2　临床诊治思维过程　80
10.3　诊疗体会　81
10.4　专家点评　84

第二部分　核苷（酸）类似物经治慢性乙型肝炎患者的再治疗策略
宁琴教授团队经验谈

11　长效干扰素、核苷（酸）类似物与 GM-CSF 联合序贯方案治疗慢性乙型肝炎的中期分析　86
11.1　病例介绍　86
11.2　临床诊治思维过程　87
11.3　诊疗体会　87
11.4　专家点评　90

12　既往核苷（酸）类似物耐药的慢性乙型肝炎联合 / 序贯长效干扰素治疗获临床治愈　92
12.1　病例介绍　92

12.2 临床诊治思维过程 ··· 93
12.3 诊疗体会 ··· 94
12.4 专家点评 ··· 95

13 核苷（酸）类似物联合长效干扰素序贯治疗 HBsAg 转阴的初步探索 ············ 97
13.1 病例介绍 ··· 97
13.2 临床诊治思维过程 ··· 98
13.3 诊疗体会 ··· 98
13.4 专家点评 ·· 105

14 核苷（酸）类似物长期治疗的慢性乙型肝炎患者如何获得理想的治疗终点 ········ 107
14.1 病例介绍 ·· 107
14.2 临床诊治思维过程 ·· 107
14.3 诊疗体会 ·· 108
14.4 专家点评 ·· 111

15 核苷（酸）类似物经治慢性乙型肝炎患者停药后复发再治疗 ···················· 113
15.1 病例介绍 ·· 113
15.2 临床诊治思维过程 ·· 114
15.3 诊疗体会 ·· 115
15.4 专家点评 ·· 115

第三部分 儿童慢性乙型肝炎抗病毒治疗策略
张鸿飞教授团队经验谈

16 核苷（酸）类似物经治的儿童慢性乙型肝炎的治疗 ···························· 118
16.1 病例1 ·· 118
16.2 病例2 ·· 119
16.3 诊疗体会 ·· 120
16.4 专家点评 ·· 123

17 儿童慢性乙型肝炎活动期合适的抗病毒治疗可达到理想的治疗终点 ·············· 125
17.1 病例1 ·· 125
17.2 病例2 ·· 126
17.3 诊疗体会 ·· 127
17.4 专家点评 ·· 129

18 儿童慢性乙型肝炎单用干扰素或联合核苷（酸）类似物可达到最佳疗效 ·········· 131
18.1 病例1 ·· 131
18.2 病例2 ·· 133
18.3 专家点评 ·· 136

19 慢性乙型肝炎幼儿抗病毒治疗可获得很好的疗效 ······························ 138
19.1 病例介绍 ·· 138

  19.2 临床诊治思维过程 ······ **138**
  19.3 诊疗体会 ······ **140**
  19.4 专家点评 ······ **141**

20 儿童慢性 HBV 感染相关的肝衰竭抗病毒治疗药物及方案的选择：干扰素的应用 ······ 142
  20.1 病例介绍 ······ **142**
  20.2 临床诊治思维过程 ······ **143**
  20.3 诊疗体会 ······ **146**
  20.4 专家点评 ······ **146**

21 儿童乙型肝炎后肝硬化抗病毒治疗疗效及安全性的初步探讨 ······ 148
  21.1 病例 1 ······ **148**
  21.2 病例 2 ······ **149**
  21.3 诊疗体会 ······ **150**
  21.4 专家点评 ······ **152**

22 部分 ALT 基本正常的慢性 HBV 感染儿童抗病毒治疗的初步探讨 ······ 154
  22.1 病例 1：ALT 基本正常的儿童慢性活动性乙型肝炎 ······ **154**
  22.2 病例 2：肝脏炎症程度（G）≤1 的慢性乙型肝炎儿童的抗病毒治疗 ······ **155**
  22.3 专家点评 ······ **161**

23 儿童慢性乙型肝炎干扰素治疗出现白细胞、血小板减低的处理 ······ 162
  23.1 病例介绍 ······ **162**
  23.2 临床诊治思维过程 ······ **162**
  23.3 诊疗体会 ······ **163**
  23.4 专家点评 ······ **165**

24 儿童慢性乙型肝炎干扰素治疗合并甲状腺功能紊乱的处理 ······ 167
  24.1 病例介绍 ······ **167**
  24.2 临床诊治思维过程 ······ **167**
  24.3 诊疗体会 ······ **168**
  24.4 专家点评 ······ **171**

第四部分 追求临床治愈需要个体化的治疗策略
谢尧教授团队经验谈

25 持续治疗未必持续有效，间歇治疗有时非常必要 ······ 174
  25.1 病例 1 ······ **174**
  25.2 病例 2 ······ **175**
  25.3 病例 3 ······ **177**
  25.4 病例 4 ······ **179**
  25.5 病例 5 ······ **179**

  25.6　诊疗体会 ……………………………………………………………………………… 181
  25.7　专家点评 ……………………………………………………………………………… 183

**26　高 HBV DNA 含量慢性乙型肝炎患者初始干扰素和核苷（酸）类似物联合治疗的
　　必要性** ……………………………………………………………………………………… **185**
  26.1　病例 1 …………………………………………………………………………………… 185
  26.2　病例 2 …………………………………………………………………………………… 186
  26.3　病例 3 …………………………………………………………………………………… 186
  26.4　病例 4 …………………………………………………………………………………… 188
  26.5　病例 5 …………………………………………………………………………………… 188
  26.6　病例 6 …………………………………………………………………………………… 190
  26.7　诊疗体会 ……………………………………………………………………………… 191
  26.8　专家点评 ……………………………………………………………………………… 193

27　干扰素治疗获得临床治愈后 HBsAg 复阳的原因解析 ……………………………………… **195**
  27.1　病例 1 …………………………………………………………………………………… 195
  27.2　病例 2 …………………………………………………………………………………… 197
  27.3　病例 3 …………………………………………………………………………………… 198
  27.4　病例 4 …………………………………………………………………………………… 198
  27.5　病例 5 …………………………………………………………………………………… 200
  27.6　病例 6 …………………………………………………………………………………… 200
  27.7　病例 7 …………………………………………………………………………………… 202
  27.8　诊疗体会 ……………………………………………………………………………… 205
  27.9　专家点评 ……………………………………………………………………………… 207

第一部分 慢性乙型肝炎抗病毒治疗定目标、不定疗程

陈新月教授团队经验谈

1 不同的 HBsAg 转阴模式

HBV DNA 抑制、HBeAg 血清学转换、HBsAg 清除是慢性乙型肝炎抗病毒治疗中不同的治疗终点，其中以 HBsAg 清除为最终的治疗目标，被认为是临床治愈。我国《慢性乙型肝炎防治指南》（2015 年版）对临床治愈的定义：停止治疗后持续的病毒学应答、HBsAg 消失，并伴有 ALT 复常和肝脏组织病变改善[1]。然而上述定义并未涉及 HBeAg，似乎默认为 HBsAg 已经消失，HBeAg 必然不存在了。这也反映了目前的普遍共识，即患者如果获得 HBsAg 转阴，则必然经历了 HBV DNA 消失，继而 HBeAg 血清学转换，最后才能达到 HBsAg 转阴，即 HBV DNA 转阴→ HBeAg 转换→ HBsAg 转阴的模式，我们把这种转阴模式称之为经典模式。但随着临床慢性乙型肝炎（CHB）患者治疗后获得 HBsAg 转阴病例逐渐增多，我们观察到了与传统观念不一样的其他非经典模式，并首次进行了报道[2]，包括 HBeAg 与 HBsAg 同步转阴模式（HBV DNA 转阴→ HBeAg 转换 +HBsAg 转阴）及 HBsAg 先转阴的模式（HBV DNA 转阴→ HBsAg 转阴→ HBeAg 转换）。CHB 患者接受治疗后出现了不同的 HBsAg 转阴模式，其具体机制尚不清楚，我们曾经推测可能与采用以干扰素为基础的长期抗病毒治疗有关。但近期笔者课题组在对非抗病毒治疗的急性乙型肝炎（AHB）患者进行的随访研究中，同样发现了类似的非经典转阴模式，提示不同的 HBsAg 转阴模式是自然存在的。对于临床医师，认识真实世界中 HBsAg 转阴模式的复杂性具有重要意义，获得"金牌"（HBsAg 转阴或转换）不是必然已经拥有"银牌"（HBeAg 血清学转换）；而获得"金牌"必须建立在已获得"银牌"的基础上才可靠，否则即使获得 HBsAg 转阴，但如果 HBeAg 还未转换，那么仍容易出现病情反复。下文将介绍 HBsAg 不同转阴模式的病例个案及相关临床研究。

首先通过 3 个典型病例来展示 3 种 HBsAg 转阴的不同模式，这些均为 HBeAg 阳性 CHB 经过干扰素（IFN）联合核苷（酸）类似物（NA）治疗后获得 HBsAg 转阴的病例。

1.1 病例 1：经典模式（HBeAg 先转换模式）

1.1.1 病例介绍

患者男性，36 岁，因"乙肝表面抗原阳性 10 余年，恶心 1 周"入院。患者 10 余年前体检发现 HBsAg 阳性、HBeAg 阳性，肝功能正常，未诊治。1 周前无明显诱因出现恶心。患者既往体健，无高血压、糖尿病、冠心病等慢性病史；无长期服药史，无饮酒史；无外伤、手术及输血史；无食物及药物过敏史。其母亲、哥哥为慢性乙型肝炎患者。患者已婚，育一子，配偶及子均体健。入院查体未见阳性体征。完善化验检查，血常规：WBC 7.04×10^9/L, Hb 133 g/L, PLT 280×10^9/L。肝功能：ALT 206.4 U/L, AST 104.2 U/L, Tbil 18.2 μmol/L, Alb

41.2 g/L。乙肝五项：HBsAg 4198 COI，HBeAg 65.32 COI，抗-HBc（+）。HBV DNA 2.23×10^6 拷贝/ml。甲状腺功能正常，ANA 阴性。腹部 B 超提示弥漫性肝病表现。

1.1.2 临床诊治思维过程

患者为青年男性，发现 HBsAg 阳性 10 余年。入院检查提示 HBsAg 阳性，HBeAg 阳性，ALT 206.4 U/L，AST 104.2 U/L，HBV DNA 2.23×10^6 拷贝/ml。该患者处于肝炎活动期，符合抗病毒治疗指征。给予拉米夫定（LAM）联合聚乙二醇干扰素 α-2a（Peg-IFNα-2a）抗病毒治疗。治疗 6 个月时患者在 HBV DNA 转阴基础上实现 HBeAg 转换，HBsAg 定量下降一半。继续治疗至 28 个月，患者获得 HBsAg 转换。之后巩固治疗 6 个月停药。停药 2 年随访时仍保持 HBsAg 转换状态。此患者具体治疗情况见表 1.1。

表 1.1 病例 1 治疗过程中各项指标的变化

时间	节点	HBsAg	抗-HBs（IU/L）	HBeAg（COI）	HBV DNA（拷贝/ml）	ALT（U/L）
基线		4198 COI	2	65.32	2.23×10^6	206.4
6 个月	HBeAg 转换	2291 COI	5.27	0.281	< 500	43.2
14 个月		249.4 COI	8.9	0.116	< 500	26.4
22 个月		30.6 COI	15.2	0.099	< 500	30.4
28 个月	HBsAg 转换	0.01 IU/L	327.7	0.448	< 500	16.4
34 个月	停药	0.00 IU/L	> 1 000	0.311	< 500	15.5
56 个月	停药 24 个月	0.00 IU/L	> 1 000	0.339	< 500	32.4

1.2 病例 2：HBsAg 与 HBeAg 同步转阴模式

1.2.1 病例介绍

患者女性，21 岁，因"乙肝表面抗原阳性 5 年余，乏力 1 个月"入院。患者 5 年余前体检发现 HBsAg 阳性，肝功能正常，未诊治。1 个月前无明显诱因出现乏力、肝功能异常。患者既往体健，无高血压、糖尿病、冠心病等慢性病史；无长期服药史，无饮酒史；无外伤、手术及输血史；无食物及药物过敏史；否认乙肝家族史；未婚。入院后查体未见阳性体征。完善化验检查，血常规：WBC 7.04×10^9/L，Hb 136 g/L，PLT 236×10^9/L。肝功能：ALT 109.4 U/L，AST 78.4 U/L，Tbil 16.8 μmol/L，Alb 41.2 g/L。乙肝五项：HBsAg 2661 COI，HBeAg 2383 COI，抗-HBc（+）。HBV DNA 3.69×10^5 拷贝/ml。甲状腺功能正常，ANA 阴性。腹部 B 超提示弥漫性肝病表现。

1.2.2 临床诊治思维过程

患者为青年女性，发现 HBsAg 阳性 5 年余，因乏力就诊。入院检查提示 HBsAg 阳性，

HBeAg 阳性，ALT 109.4 U/L，AST 78.4 U/L，HBV DNA 3.69×10^5 拷贝 /ml。患者具有抗病毒治疗指征。给予阿德福韦酯（ADV）联合聚乙二醇干扰素 α-2b（Peg-IFNα-2b）抗病毒治疗。抗病毒治疗后，HBsAg、HBeAg 逐渐下降，但 HBeAg 未转阴，为追求 HBeAg 转换，延长治疗，至疗程 26 个月时 HBsAg 与 HBeAg 同时转换。继续巩固治疗 6 个月后停药。随访 3 年多仍保持 HBsAg 转换状态。此患者具体治疗情况见表 1.2。

表 1.2 病例 2 治疗过程中各项指标的变化

时间	节点	HBsAg	抗-HBs（IU/L）	HBeAg（COI）	HBV DNA	ALT（U/L）
基线		2661 COI	54.54	2383	3.69×10^5 拷贝 /ml	109.4
8 个月		153.3 COI	29.13	84.29	＜ 500 拷贝 /ml	63.2
11 个月		96.93 COI	74.92	8.5	＜ 500 拷贝 /ml	26.4
18 个月		17.08 COI	190.9	1.91	＜ 500 拷贝 /ml	30.4
26 个月	HBsAg、HBeAg 同时转阴	0.952 COI	642	0.9	＜ 500 拷贝 /ml	16.4
32 个月	停药	0.01 IU/ml	754.3	0.7	＜ 20 ml	43.2
70 个月	停药 38 个月	0.01 IU/ml	813.2	0.32	＜ 20 ml	26.8

1.3 病例 3：HBsAg 先转阴模式

1.3.1 病例介绍

患者女性，30 岁，因"乙肝表面抗原阳性 10 余年，乏力、食欲减退 2 周"入院。患者 10 余年前体检发现 HBsAg 阳性，肝功能正常，HBV DNA 未查，未诊治。2 周前无明显诱因出现乏力、食欲减退，检查肝功能提示异常。患者既往体健，无高血压、糖尿病、冠心病等慢性病史；无长期服药史，无饮酒史；无外伤、手术及输血史；无食物及药物过敏史；否认乙肝家族史；已婚，育一子，配偶及子均体健。入院查体未见阳性体征。完善化验检查，血常规：WBC 6.54×10^9/L，Hb 143 g/L，PLT 252×10^9/L。肝功能：ALT 167.5 U/L，AST 88.8 U/L，Tbil 8.3 μmol/L，Alb 40.9 g/L。乙肝五项：HBsAg ＞ 250 IU/ml，HBeAg 1544.41 COI，抗-HBc（+）。HBV DNA 1.57×10^7 拷贝 /ml。甲状腺功能正常，ANA 阴性。腹部 B 超提示弥漫性肝病表现。

1.3.2 临床诊治思维过程

患者为青年女性，发现 HBsAg 阳性 10 余年，因乏力、食欲减退就诊。检查提示 HBsAg 阳性，HBeAg 阳性，ALT 167.5 U/L，AST 88.8 U/L，HBV DNA 1.57×10^7 拷贝 /ml。患者入院后给予恩替卡韦（ETV）联合 Peg-IFNα-2a 抗病毒治疗。治疗 17 个月时患者实现 HBsAg 转换，但 HBeAg 仍阳性，继续联合治疗至 31 个月时方获得 HBeAg 血清学转换，之后巩固治疗 3 个月后停药。停药 2 年随访时仍保持 HBsAg 转换状态，病情稳定。此患者具体治疗情况见表 1.3。

表 1.3　病例 3 治疗过程中各项指标的变化

时间	节点	HBsAg（IU/ml）	抗-HBs（IU/L）	HBeAg（COI）	HBV DNA	ALT（U/L）
基线		＞250	2	1 544.41	1.57×10^7 拷贝/ml	167.5
17 个月	HBsAg 转换	＜0.05	50.52	6.84	＜500 拷贝/ml	23.2
27 个月		＜0.05	908.4	1.12	＜500 拷贝/ml	56.7
31 个月	HBeAg 转换	＜0.05	＞1 000	0.865	＜20 IU/ml	20.2
34 个月	停药	＜0.05	＞1 000	0.795	＜20 IU/ml	26.8
59 个月	停药 25 个月	＜0.05	＞1 000	0.843	＜20 IU/ml	25.5

1.4　诊疗体会

以上 3 个典型病例反映了 CHB 患者在接受 IFN 联合 NA 抗病毒治疗后获得 HBsAg 转阴的 3 种模式。随着临床病例的积累，越来越多的患者获得了临床治愈，我们对这些 HBsAg 转阴者进行了随访研究。

研究对象为 2001 年 6 月至 2009 年 5 月就诊于笔者所在医院，使用 IFN 与 LAM 或 ADV 或 ETV 联合治疗后出现 HBsAg 转阴的 38 例 CHB 患者。HBsAg 转阴后定期随访并分析其临床特点，探讨使用 IFN 联合 NA 治疗 HBeAg 阳性 CHB 获得 HBsAg 转阴患者的临床特点。结果发现患者 HBV DNA 一般于治疗后 3～6 个月转阴，HBeAg 转换通常发生在第 19.5 个月（3～60 个月），HBsAg 转换大约需要 25.5 个月（9～63 个月）。另外，本研究发现 3 种 HBsAg 转阴模式，其中经典转阴模式，即 HBV DNA 转阴→HBeAg 转换→HBsAg 转阴，占 57.9%（22/38）；HBeAg 和 HBsAg 同步转阴模式，HBV DNA 转阴→HBeAg 转换+HBsAg 转阴，占 23.7%（9/38）；HBsAg 先转阴模式，即 HBV DNA 转阴→HBsAg 转阴→HBeAg 转换，占 18.4%（7/38），见图 1.1。另外，长期随访数据显

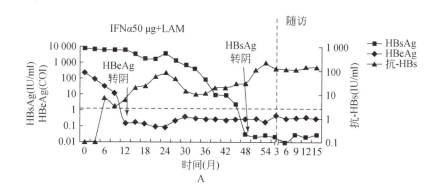

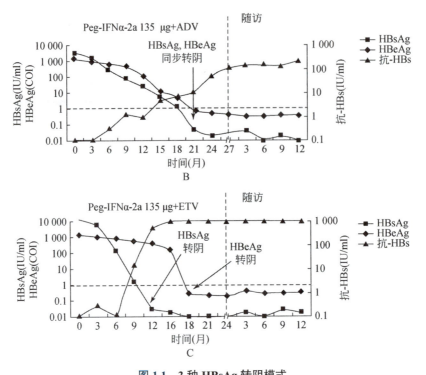

图 1.1 3 种 HBsAg 转阴模式

A. 经典转阴模式；B. HBeAg 和 HBsAg 同步转阴模式；C. HBsAg 先转阴模式

示，通过不同转阴模式获得 HBsAg 转阴的患者，其 HBsAg 转阴后的稳定性均较好，复发率无明显区别。

目前关于 HBsAg 转阴存在不同模式的机制尚不清楚。我们之前的研究所涉猎的人群是 HBeAg 阳性 CHB 患者，且经过 IFN 联合 NA 抗病毒治疗后获得 HBsAg 转阴，所以我们曾认为不同的转阴模式很可能是干扰素治疗干预的结果。然而，在之后对于 AHB 患者的研究中我们也观察到 3 种不同的转阴模式，包括 HBV DNA 先转阴模式、HBeAg 先转阴模式、HBsAg 先转阴模式。

研究对象为 236 例 2010 年 12 月至 2015 年 10 月笔者所在医院收治的 AHB 成人患者。监测患者病程中 HBV DNA、HBsAg、HBeAg、抗 -HBs、抗 -HBe，目的是总结成人 AHB 病毒学及血清病毒标志物转归特点。本组 236 例患者中，男性 155 例，女性 81 例；年龄 18～80 岁，平均 42.3 岁。获得随访者 157 例，随访时间 48～86 周。其中，153 例患者获得临床痊愈；1 例死亡，死于急性肝衰竭；3 例转为慢性 HBV 感染。153 例治愈者中，我们也发现 HBV 血清标志物存在不同的转换模式[3]。

（1）HBV DNA 先转阴模式（25.5%，39/153），包括：① HBV DNA 转阴→ HBeAg 转换→ HBsAg 转换（17.6%，27/153）；② HBV DNA 转阴→ HBsAg 转换→ HBeAg 转换（2.6%，4/153）；③ HBV DNA 转阴同时伴随 HBeAg、HBsAg 转换（5.1%，8/153）。

（2）HBeAg 先转阴模式（71.9%，110/153），包括：① HBeAg 转换→ HBV DNA 转阴→ HBsAg 转换（41.8%，64/153）；② HBeAg 转换→ HBsAg 转换→ HBV DNA 转阴（30.1%，

46/153）。

（3）HBsAg 先转阴模式（2.6%，4/153），包括：① HBsAg 转换→HBV DNA 转阴→HBeAg 转换（0.6%，1/153）；② HBsAg 转换→HBeAg 转换→HBV DNA 转阴（2.0%，3/153）。

我们既往在 IFN 联合 NA 治疗 CHB 的研究中发现了与传统经典模式不同的其他 HBsAg 转阴模式，首次提出了 HBsAg 转阴的 3 种模式。之后又在非抗病毒治疗干预的 AHB 患者的自然病程中也发现了类似非经典 HBsAg 转阴模式，这体现了机体的自发清除与干扰素免疫调节作用的相似之处。目前关于 HBsAg 转阴不同模式的机制尚不清楚，可能与以下因素有关：首先，HBV DNA、HBeAg、HBsAg 产生途径不同，清除也存在差异。cccDNA 是 HBV DNA 复制的模板，可转录形成 4 种不同的 mRNA，包括 3.5 kb mRNA、2.4 kb mRNA、2.1 kb mRNA 和 0.7 kb mRNA。其中，3.5 kb mRNA 存在两种形式：一种含有病毒 DNA 序列上全部遗传信息，称为 pgRNA，能编码合成 C 蛋白与 P 蛋白，在反转录酶的作用下可产生 HBV DNA；另外一种可翻译形成 HBeAg。2.4 kb mRNA、2.1 kb mRNA 和 0.7 kb mRNA 产生大、中、小（HBsAg）包膜蛋白。机体的免疫功能或干扰素对这些大、中、小蛋白清除能力的差异可能导致了转阴先后顺序的不同。其次，检测试剂不同。HBsAg 经典转阴模式基于早期检测试剂，由于检测试剂的灵敏度与特异度均较差，未能真实反映各指标的变化，例如乙肝五项之前只做定性检测，而现在采用统一标准的国际单位做定量检测（有的试剂 HBsAg < 0.05 IU/ml 为阴性）；以往 HBV DNA < 1000 IU/ml 为阴性，目前检测下限可达到 < 20 IU/ml。

综上所述，基于客观存在的不同 HBsAg 转阴模式，应该对乙肝临床治愈重新定义，即不能仅以 HBsAg 转阴或转换为标准，而应该定义为：HBsAg 的转阴或转换伴有 HBV DNA 转阴和 HBeAg 转换。因为只有建立在 HBV DNA 抑制、HBeAg 血清学转换基础上的 HBsAg 转阴才更可靠，才更接近临床治愈的状态。

1.5 专家点评

作者在使用 IFN 联合 NA 治疗 HBeAg 阳性的 CHB 患者中发现了 HBsAg 转阴存在 3 种模式。这与既往的认识不同，以往认为获得 HBsAg 转阴，必然先经历了 HBV DNA 消失，继而 HBeAg 血清学转换，最后才能达到 HBsAg 转阴，即"经典模式"。这 3 种转阴模式以前未见报道，但在临床上并不罕见，可能的原因是什么，对于我们追求临床治愈有何意义，非常值得探讨。

难能可贵的是作者不拘泥于对临床现象的描述，在积累较多的临床病例后，对这些 HBsAg 转阴者进行了随访研究。发现经典转阴模式占 57.9%；HBeAg 和 HBsAg 同步转阴模式占 23.7%；HBsAg 先转阴模式占 18.4%。而且不同的转阴模式稳定性均较好，在复发概率方面没有明显区别。这就提示我们，只要获得临床治愈这个结果，途径并不重要。进而对可能的机制进行了探讨，可能的原因是：① HBV DNA、HBeAg、HBsAg 产生途径不同，清除也存在差异，特别是干扰素的使用可能使得这种清除差异扩大化，故有可能 HBsAg 消失得更快。②与不同时代检测试剂盒的敏感性有关，也和抗病毒治疗的疗程和手段有关，在短期疗程及 NA 治疗中未见到不同的转阴模式。③在近期基于敏感试剂检测的成人 AHB

患者中也存在这种现象。也就是说，不同 HBsAg 的转阴模式是客观存在的，只是以往未被发现。提示临床医师，要认识真实世界中 HBsAg 转阴模式的复杂性：获得"金牌"（HBsAg 转阴或转换）不是必然已经拥有"银牌"（HBeAg 血清学转换）；而获得"金牌"必须建立在已获得"银牌"的基础上才可靠，否则停药容易造成病情反复。

基于客观存在的不同 HBsAg 转阴模式，作者建议对乙肝临床治愈重新定义，我国《慢性乙型肝炎防治指南》（2015 年版）对临床治愈的定义是：停止治疗后持续的病毒学应答、HBsAg 消失，并伴有 ALT 复常和肝脏组织病变改善。建议定义中把 HBeAg 转换也作为必要条件。因为只有建立在 HBV DNA 抑制、HBeAg 血清学转换基础上的 HBsAg 转阴才更可靠，才更接近临床治愈的状态。

（作者：曹振环　杜晓菲；点评者：陈新月）

参 考 文 献

[1] 中华医学会肝病学分会、感染病学分会. 慢性乙型肝炎防治指南. 中华肝脏病杂志, 2015, 13(12):881-891.

[2] Chen XY, Cao ZH, Liu YL, et al. Potent hepatitis B surface antigen response to treatment of hepatitis-B-e-antigen-positive chronic hepatitis B with α-interferon plus a nucleos(t)ide analog. J Gastroenterol Hepatology, 2012, 27: 481-486.

[3] Du X, Liu Y, Ma L, et al. Virological and serological features of acute hepatitis B in adults. Medicine (Baltimore), 2017, 96: 7.

2 哪些人是 HBsAg 清除的优势人群

HBsAg 清除是公认的慢性 HBV 感染者临床治愈指标，但以目前的治疗药物及策略还很难获得。临床常用抗病毒药物为核苷（酸）类似物（NA）及干扰素 [IFN，包括普通干扰素及聚乙二醇干扰素（Peg-IFN）][1]，两者治疗所获得的 HBsAg 清除率均很低。NA 治疗 48 周 HBsAg 清除率接近于自然清除率（<1%）。Peg-IFN 单药治疗 48 周随访 24 周，HBsAg 清除率仅约 3%[2]。近期研究显示，NA+Peg-IFN 联合治疗并延长至 96 周可将 HBsAg 清除率提升至 9%[3]，然而，考虑到药物经济学等因素，国内外乙肝防治指南并未推荐联合加延长的治疗方法。尽管联合治疗或延长治疗确实可以提高 HBsAg 清除率，但效果有限，多数人未获益。如果能够找到有效的预测指标，挑选出优势人群，有的放矢地进行精准治疗，那么就有可能大大提高清除率。因此，如何筛选 HBsAg 清除的优势人群非常值得临床研究。下面这个病例的诊疗提示 48 周 HBsAg 定量可能是 HBsAg 清除的有效预测指标。

2.1 病例介绍

患者男性，42 岁，因"HBsAg 阳性 20 余年，纳差 1 周"入院。患者 20 余年前体检时发现 HBsAg 阳性，肝功能正常，未诊治。1 周前无明显诱因出现纳差，偶尔恶心，未呕吐，就诊于当地医院，查 ALT 203 U/L，AST 165 U/L，Tbil 23.4 μmol/L。遂就诊于笔者所在医院门诊，进一步检查提示 HBsAg 2300 IU/ml，抗-HBs 阴性，HBeAg 阴性，抗-HBe 阳性、抗-HBc 阳性；HBV DNA 2.3×10^5 IU/ml；腹部 B 超显示弥漫性肝病表现。患者既往体健，无高血压、糖尿病、冠心病等慢性病史；无长期服药史，无饮酒史；无外伤、手术及输血史；无药物过敏史。患者父亲体健，母亲为慢性乙型肝炎患者，长期服用恩替卡韦（ETV）；无肿瘤家族史；已婚，育 1 女，配偶及女儿均体健。入院体格检查未见阳性体征。完善化验检查，血常规：WBC 6.1×10^9/L，Hb 142 g/L，PLT 172×10^9/L。肝功能：ALT 203 U/L，AST 165 U/L，Tbil 23.4 μmol/L，Alb 42 g/L。PTA 95%。HBV DNA 2.3×10^5 IU/ml。AFP 4.3 ng/ml，甲状腺功能及甲状腺相关抗体均正常。FibroScan：E 值 5.6 kPa，CAP 198 dB/m。

2.2 临床诊治思维过程

抓住合适的抗病毒时机是治疗成功的关键。患者基线 HBV DNA 2.3×10^5 IU/ml，ALT 203 U/L，处于免疫清除期，符合抗病毒治疗指征。于 2014 年 9 月开始给予聚乙二醇干扰素（Peg-IFNα）-2a 135 μg/ 周联合恩替卡韦（ETV）100 mg/d 治疗。每 12 周左右检测一次肝功能、血常规、HBV DNA、乙肝五项、腹部 B 超等；每 24 周检测一次甲状腺功能、甲状腺相关抗体、自身抗体、甲胎蛋白等。联合治疗 12 周，患者 HBV DNA 水平明显下降，ALT 恢复正常；尤其 HBsAg 变化明显，从基线 2300 IU/ml 降至 1400 IU/ml，24 周时 HBsAg 下降至 896.8 IU/ml，48 周时下降至 26.2 IU/ml，此时伴随 ALT 再次升高（323 IU/L，Tbil 维持正常水平）。之后 HBsAg 持续下降，ALT 逐渐恢复正常。继续治疗至 72 周，实现 HBsAg 血清学转换（表 2.1）。巩固治疗 24 周，至总疗程 96 周停药观察。随访 1 年时仍维持 HBsAg 血清学转换状态。本病例通过 Peg-IFNα-2a 联合 ETV 治疗，在第 48 周（即通常认为的疗程终点）HBsAg 大幅度下降并已达较低水平，根据临床经验决定继续治疗，以实现 HBsAg 清除。结果第 60 周时 HBsAg 接近转阴，并且抗 -HBs 升高明显，第 72 周时实现 HBsAg 血清学转换，继续巩固 24 周停药、随访，终于获得临床治愈。

表 2.1　治疗过程中各项指标的变化

检查项目	Peg-IFN+ETV									随访	
	基线	12 周	24 周	36 周	48 周	60 周	72 周	84 周	96 周	24 周	48 周
ALT（U/L）	203	68	66	54	323	45	32	26	28	32	18
HBsAg（IU/ml）	2 300	1 400	896.8	638.4	26.2	3.9	0.04	0.02	0.03	0.01	0.01
抗 -HBs（IU/L）	0	0	4	12	86	104	195	205	246	232	198
HBeAg（COI）	—	—	—	—	—	—	—	—	—	—	—
HBV DNA（IU/ml）	2.3×10^5	4.2×10^2	<20	<20	<20	<20	<20	<20	<20	<20	<20

2.3　诊疗体会

本病例采用以干扰素为基础的联合治疗，HBsAg 在疗程中进行性下降，48 周时较基线降低约 2lg，HBsAg 的低水平是机体对干扰素反应性好的体现。因此，延长疗程非常有必要，使得患者最终实现了 HBsAg 清除和转换。当然，整个疗程中保障患者的安全性是疗程得以延长的前提。这个病例还提示，干扰素治疗过程中 ALT 的再次升高也预示疗效较好，这可能与干扰素的免疫清除作用相关。类似的病例不限于此，随着成功病例的增多，我们凝练了临床问题及科研思路，HBsAg 低水平患者是否为获得 HBsAg 清除的优势人群呢？笔者所在的课题组在前期 HBeAg 阴性 CHB 优化治疗方案的研究中采用 Peg-IFNα-2a 联合 NA（联合治疗组），经 96 周治疗、24 周随访，获得了较高的 HBsAg 清除率（28.9%），为探索 HBsAg 水平对 HBsAg 清除的影响，筛选出能够获得临床治愈的优势人群，我们对 HBsAg 清除的可能影响因素进行了回顾性分析[4]。

研究对象为 107 例就诊于笔者所在医院，采用 Peg-IFN 联合 NA 治疗 96 周的 HBeAg 阴性 CHB。其中，女性 27 例，男性 80 例，年龄（43.66 ± 11.13）岁，基线 HBsAg（3.08 ± 0.61）lg IU/ml，HBV DNA（4.86 ± 1.30）lg IU/ml，ALT（103 ± 58）U/L。120 周节点时 HBsAg 清除率达到 28.9%（31/107）。我们对可能影响 HBsAg 清除的因素进行统计与分析，结果如下。

2.3.1 基线因素与 HBsAg 清除

多因素 Logsitic 回归结果：年龄和基线 ALT、HBV DNA、HBsAg 均对 HBsAg 清除存在一定的影响（P 均 < 0.05），不同性别对 HBsAg 清除的影响没有统计学差异（$P > 0.05$）。进一步行 ROC 曲线分析，如图 2.1 所示，年龄和基线 ALT、HBV DNA 对 HBsAg 清除预测作用不佳，AUC 均 < 0.700；仅基线 HBsAg 定量（低水平）的预测作用良好，AUC 达到 0.746，cut-off 值为 3.023 lg IU/ml，敏感性为 62.4%，特异性为 83.9%，阳性预测值（PPV）为 44.4%，阴性预测值（NPV）为 86.8%。

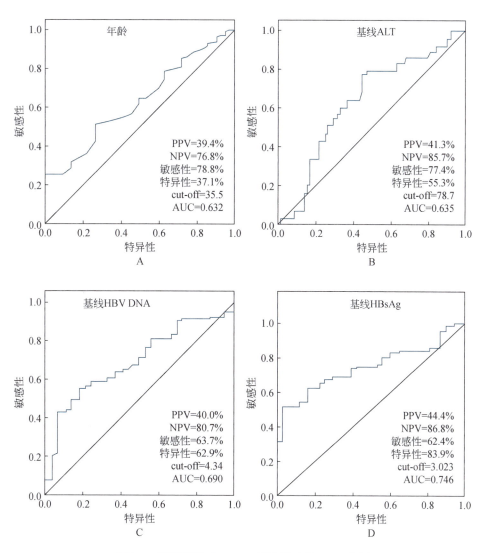

图 2.1 基线因素对 HBsAg 清除影响的 ROC 分析

2.3.2 ALT 再异常与 HBsAg 清除

ALT 再异常定义：ALT 恢复正常后在 48 周疗程内再度升高并超过 1.5 ULN。比较治疗人群是否发生 ALT 再异常，结果提示 ALT 再异常者可获得较高的 HBsAg 清除率（48.0%，12/25），否则 HBsAg 清除率仅为 23.2%（19/82），差异具有统计学意义（$P < 0.05$）。

2.2.3 疗程中 HBsAg 水平与 HBsAg 清除

（1）24 周 HBsAg 定量及下降幅度的预测价值：24 周 HBsAg 定量及下降幅度对 HBsAg 清除均有一定的预测价值。相比之下，24 周 HBsAg 的定量值较下降幅度预测价值更高，其 AUC 达到 0.817，PPV 为 47.8%，NPV 为 85.2%，cut-off 值为 2.330 lg IU/ml（图 2.2）。

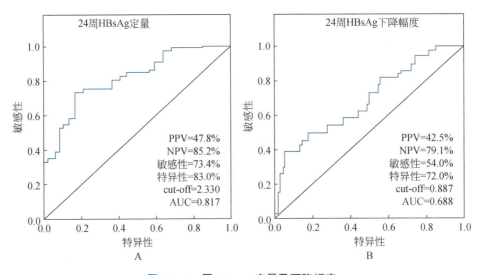

图 2.2 24 周 HBsAg 定量及下降幅度

（2）48 周 HBsAg 定量及下降幅度的预测价值：48 周 HBsAg 定量及下降幅度对 HBsAg 清除也有较好的预测价值。48 周 HBsAg 的定量值较下降幅度预测价值更高，AUC 达到 0.931，PPV 为 52.8%，NPV 为 94.4%，cut-off 值为 2.070 lg IU/ml（图 2.3）。

综合上面的结果，通过 48 周 HBsAg 定量及下降幅度来预测 HBsAg 清除相对 24 周而言，AUC 更高，PPV、NPV 均有所提升，预测价值更理想。

（3）48 周不同 HBsAg 水平的亚组分析与 HBsAg 清除：为了更好地预测 HBsAg 清除，我们以不同节点及不同区间的 HBsAg 水平来划分人群，以比较对 HBsAg 清除的预测价值。48 周"节点水平"分析如图 2.4 所示：HBsAg ＞ 1000 IU/ml、≤ 1000 IU/ml、≤ 100 IU/ml 和 ≤ 10 IU/ml 人群的 HBsAg 清除率分别为 4.2%、36.1%、52.8% 和 67.7%。"节点水平"的 HBsAg 定量虽可对 HBsAg 清除有效预测，但这种方法包含了重叠人群；例如，HBsAg ≤ 1000 IU/ml 者包含了 ≤ 100 IU/ml 和 ≤ 10 IU/ml 的人群，≤ 100 IU/ml 者包含了 ≤ 10 IU/ml 的人群。

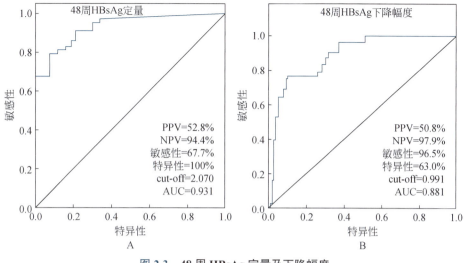

图 2.3　48 周 HBsAg 定量及下降幅度

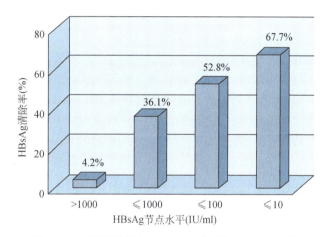

图 2.4　48 周不同节点的 HBsAg 水平与 HBsAg 清除

为避免重叠人群的影响，我们试行以"区间水平"重新划分人群进行疗效预测。图 2.5 表明，48 周 100 IU/ml ＜ HBsAg ≤ 1000 IU/ml、10 IU/ml ＜ HBsAg ≤ 100 IU/ml 和 HBsAg ≤ 10 IU/ml 人群的 HBsAg 清除率分别为 6.7%、31.8% 和 67.7%。以 HBsAg"区间水平"分析与"节点水平"分析相比，其相应的 HBsAg 清除率差异较大。"区间水平"分析法能更好地区分并预测临床治愈人群。

本研究结果表明，HBsAg 定量是影响 CHB 患者获得 HBsAg 清除的关键因素。这体现在两个方面：第一，基线 HBsAg 对抗病毒疗效影响显著。2013 年 Marcellin 等[5] 在 HBeAg 阴性 CHB 采用 Peg-IFNα-2a ± LAM 治疗 48 周、随访 5 年的研究中，发现基线 HBsAg ＜ 5000 IU/ml 的患者其 HBV DNA 抑制率（＜ 2000 IU/ml）更高，预测的 PPV 为 30%，NPV 为 84%。本研究也表明基线 HBsAg 对抗病毒疗效具有良好的预测价值，但笔者所在课题组的研究目标与其不同，是一个难以达到的治疗终点——HBsAg 清除，因此可能需要更低的基线 HBsAg 水平，本研究显示基线 HBsAg ≤ 3.023 lg IU/ml 的患者更易获

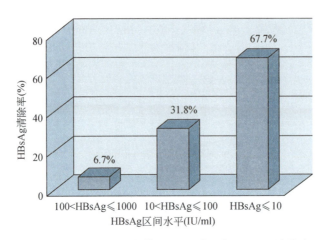

图 2.5 48 周不同区间的 HBsAg 水平与 HBsAg 清除

得 HBsAg 清除，预测的 PPV 达到 44.4%，NPV 达到 86.8%。与上述研究相比，提升了阳性预测值，降低了阴性预测值，对临床更具指导意义。第二，疗程中 HBsAg 的变化也对抗病毒疗效具有显著影响。Lampertico 等[6]曾通过 HBeAg 阴性 CHB 采用 Peg-IFNα-2a 单药治疗 48 周或 96 周、随访 1 年的研究，以 24 周 HBsAg 下降幅度是否 ≥ 10% 分组来预测疗效，虽然结果显示对 48 周组 HBV DNA 抑制率（＜ 2000 IU/ml）预测无意义，但是对 96 周组 HBV DNA 抑制率具有显著的影响，这提示疗程中 HBsAg 即使有轻微的下降也可以预测干扰素治疗的有效性，或换言之，干扰素治疗中有 HBsAg 下降者更值得延长疗程，与其研究中 HBsAg 清除者均发生在 96 周长疗程组这一结果较为切合。我们的研究获得较高的 HBsAg 清除率的原因除了采用联合治疗外，也与采用延长疗程的策略有关。

当以 HBsAg 清除作为研究目标时，疗程中 HBsAg 水平进行性下降对 HBsAg 清除的预测颇为重要，且以 48 周为节点的疗效预测较 24 周更理想。48 周 HBsAg 定量 ≤ 2.033 lg IU/ml 的患者，预测 HBsAg 清除的 AUC 达到 0.931，PPV 为 52.8%，NPV 为 94.4%。HBsAg 下降幅度 ≥ 0.991 lg IU/ml 的患者，预测 HBsAg 清除的 AUC 达到 0.888，PPV 为 50.8%，NPV 为 97.9%。与 Lampertico 等[6]仅以 HBV DNA 抑制为研究目标相比，我们认为要获得 HBsAg 清除，预测节点应该后延至 48 周，且 HBsAg 下降幅度也更高才有可能。

为了更好地预测 HBsAg 清除，我们将 48 周时的 HBsAg 水平以不同节点和不同区间进行亚组分析。可以看出节点水平的分析方法可能因重叠人群而影响疗效预测；而区间水平的分析方法预测更加精准。比较 48 周区间水平 100 IU/ml ＜ HBsAg ≤ 1000 IU/ml 与节点水平 HBsAg ≤ 1000 IU/ml 的人群，HBsAg 清除率由 36.1% 下降至 6.7%，环比下降 81.4%；10 IU/ml ＜ HBsAg ≤ 100 IU/ml 与 HBsAg ≤ 100 IU/ml 的人群相比，HBsAg 清除率由 52.8% 下降至 31.8%，环比下降 39.8%。提示以 HBsAg 区间水平划分人群可以更准确地预测 HBsAg 清除，48 周 HBsAg ≤ 10 IU/ml 和 10 IU/ml ＜ HBsAg ≤ 100 IU/ml 的患者是获得 HBsAg 清除的优势人群。这些人群更值得延长治疗，争取临床治愈。而 48 周 HBsAg 水平相对较高（＞ 100 IU/ml）的人群，即使延长治疗至 96 周，获得 HBsAg 清除的概率也较低。这些患者虽然已延长治疗至 96 周，但未达停药标准，停药必然复发，我们认为可采用"定目标、不定疗程"的策略，即可暂停 Peg-IFN、以 NA 维持治疗，这样至少可以获得 HBV

DNA 持续抑制，进而控制肝脏炎症及疾病进展；由于采用 NA 维持治疗，即使停用 Peg-IFN，HBsAg 水平波动也不会很明显，可以为再次联合 Peg-IFN 治疗奠定基础。

另外，本研究将 ALT 恢复正常后但在 48 周内再度升高者定义为 ALT 再异常者，这些 ALT 再异常者也可获得较高的 HBsAg 清除率（48%）。这种 ALT 再异常可能与 IFN 诱导的免疫清除有关，免疫清除是一把"双刃剑"，在清除靶细胞的同时，转氨酶的升高不可避免，这是机体对 IFN 免疫应答的表现。2017 年欧洲肝病年会 CHB 防治指南也指出，抗病毒治疗过程中出现的一过性 ALT 波动可预测更好的疗效。

目前针对 CHB 的抗病毒治疗，采用 NA 单药或 IFN 单药固定疗程（48 周）的方法获得的 HBsAg 清除率极低。因此，以往关于 CHB 疗效预测因素的研究常常以 HBeAg 血清学转换和/或 HBV DNA 抑制为研究目标，直接针对 HBsAg 清除的研究则罕有报道。笔者所在课题组前期采用联合治疗延长疗程的方法获得了较高的 HBsAg 清除率（28.9%），才有可能为分析 HBsAg 清除的影响因素提供数据。

目前临床常用抗病毒药物为 NA 及 IFN，但两者治疗 HBeAg 阴性 CHB 的 HBsAg 清除率均极低。NA 治疗 1 年，其 HBsAg 清除率接近于自然清除率（<1%）。Kim 等[7]对 5409 例接受 LAM 或 ETV 治疗的 CHB 患者进行了中位随访时间为 6 年的研究，仅 110 例获得 HBsAg 清除，年清除率仅约 0.33%。据报道，NA 治疗获病毒学应答且经规范巩固治疗后停药者复发率超过 80%，延长疗程并不降低复发率。为避免病毒学反弹，长期维持用药又面临不同程度的耐药问题，LAM 的 5 年耐药率高达 70%。IFN 治疗虽然不存在相关耐药问题，但 HBsAg 清除率仍然很低，仅较 NA 略高，Peg-IFN 治疗 48 周后随访 24 周，HBsAg 清除率为 3%。因此单药治疗、固定疗程难以清除 HBsAg，但 HBsAg 清除才是 HBeAg 阴性 CHB 的可靠停药终点。鉴于目前的有限治疗手段（仅仅 NA 及 IFN 两类），且单药、固定疗程效果不满意，NA 和 IFN 的联合治疗值得探索。从理论上来说，NA 和 IFN 的作用靶位不同，不存在竞争抑制，且作用机制不同，NA 持续抑制 HBV 有利于 IFN 免疫调节作用的发挥，IFN 可减少或杜绝 NA 的变异或耐药，因此两者可能有互补或相加作用。目前联合治疗在临床实践中用得越来越多，并取得了较好的疗效。

2.4 专家点评

目前国内外慢性乙型肝炎治疗指南均把 HBsAg 清除/转换作为抗病毒治疗追求的最高目标，我国慢性乙型肝炎治疗指南还指出，在适合的人群、尽可能地追求乙肝临床治愈。但何为"适合的人群"、如何"尽可能地追求"尚无明确、可操作性的指标。鉴于目前临床应用的治疗药物及策略获得的 HBsAg 清除率仍很低，需要筛选"优势人群"，有的放矢地进行精准治疗，从而提高清除率。因此，"哪些人是 HBsAg 清除的优势人群"非常值得临床研究。

本文所说的优势人群是指在干扰素治疗过程中反应性较好、更容易获得 HBsAg 清除的人群。如上文所述，针对 HBeAg 阴性 CHB 采用 Peg-IFN+NA 联合延长疗程，其可获得相对较高的 HBsAg 清除率，但仍有大部分人群未果。在预测因素的分析中均提示 HBsAg 低水平是有利的预测因素。但不同的研究对优势人群的定义不同，例如，OSST 及 NEW-SWITCH 研究均提示基线 HBsAg < 1500 IU/ml 是 HBsAg 清除的优势人群；Pyramid 研究

提示疗程 24 周 HBsAg < 200 IU/ml 者 HBsAg 清除率更高。鉴于目前干扰素疗程一般为 48 周，故以 24 周节点 HBsAg 水平来预测，但是通常于 48 周疗程就获得临床治愈是极少的，当需要延长疗程时，预测的节点是否也应该后延？或者用多节点的 HBsAg 水平及 HBsAg 水平联合其他因素来预测更有效？目前已有一些研究做了有益的探索。NEW-SWITCH 研究提示，基线 HBsAg < 1500 IU/ml、24 周后 HBsAg < 200 IU/ml 者，48 周 HBsAg 清除率达 51.4%。针对非活动性 HBsAg 携带者的研究提示，24 周 HBsAg 水平较基线下降 > 0.6 lg IU/ml 且伴 ALT 升高者 HBsAg 清除率可达 84%。本文的研究显示以 48 周区间水平分析 HBsAg 水平可以更精准地划分出优势人群。研究显示，疗程 24 周、48 周 HBsAg 定量或下降幅度均对 HBsAg 清除具有良好的预测作用，但 48 周预测价值高于 24 周。48 周节点水平分析显示 HBsAg ≤ 1000 IU/ml、≤ 100 IU/ml 和 ≤ 10 IU/ml 的人群，96 周 HBsAg 清除率分别为 36.1%、52.8% 和 67.7%。而以 48 周的"区间水平"重新划分人群进行疗效预测，提示 100 IU/ml < HBsAg ≤ 1000 IU/ml、10 IU/ml < HBsAg ≤ 100 IU/ml 及 HBsAg ≤ 10 IU/ml 的人群，96 周 HBsAg 清除率分别为 6.7%、31.8% 和 67.7%。可以看出，区间水平与节点水平分析预测疗效差别很大。节点水平分析法包含了重叠人群，而区间水平划分避免了重叠人群的影响。HBsAg ≤ 1000 IU/ml 的节点水平与 100 IU/ml < HBsAg ≤ 1000 IU/ml 区间水平相比，HBsAg 清除率环比下降了 81.4%（36.1% → 6.7%）。该研究提示，48 周时采用区间水平分析法，可以在长疗程中更精准地划分出优势人群。

另外，2017 年欧洲肝病学会指南也认为抗病毒治疗过程中出现的一过性 ALT 波动可能提示有更好的疗效。疗程中 ALT 异常可能与干扰素诱导的免疫清除有关，机体在清除靶细胞的同时，转氨酶的升高不可避免，这是机体对干扰素免疫应答的表现。在我们的非活动性 HBsAg 携带者研究中也提示，疗程 12 周时如果出现 HBsAg 水平相比基线下降 0.3 lg 及 ALT 的升高，双因素预测 96 周 HBsAg 清除率可达 84%。总之，优势人群的预测主要基于对 HBsAg 水平的评估，包括基线 HBsAg 水平、疗程中 HBsAg 下降幅度和/或 ALT 是否升高。如预计疗程延长则可采用 48 周节点、区间水平分析法，48 周 HBsAg ≤ 100 IU/ml 者是获得 HBsAg 清除的优势人群。治疗策略均是以 Peg-IFN 为基础，包括序贯治疗、联合治疗和延长疗程。目前看来，联合治疗 + 延长疗程可获得更高的 HBsAg 清除率。

（作者：曹振环　闫一杰；点评者：陈新月）

参 考 文 献

[1] Marcellin P. Hepatitis B and hepatitis C in 2009. Liver Int，2009，29（Suppl 1）:1-8
[2] Lau GK，Piratvisuth T，Luo KX. Peginterferon alfa-2a HBeAg-positive chronic hepatitis B study group. Peginterferon alfa-2a，lamivudine and the combination for HBeAg-positive chronic hepatitis B. N Eng J Med，2005，352: 2682-2695.
[3] Marcellin P，Ahn SH，Ma X，et al. Combination of tenofovir disoproxil fumarate and peginterferon α-2a increases loss of hepatitis B surface antigen in patients with chronic hepatitis B. Gastroenterology，2016，150（1）:134-144.
[4] 闫一杰，王晓晓，曹振环，等 .48 周 HBsAg 低水平的 HBeAg 阴性慢性乙型肝炎患者是获得 HBsAg 清除的优势人群 . 中华肝脏病杂志，2018，26（11）:813-818.
[5] Marcellin P，Bonino F，Yurdaydin C，et al. Hepatitis B surface antigen levels: association with 5-year

response to peginterferon alfa-2a in hepatitis B e-antigen-negative patients. Hepatol Int, 2013, 7（1）: 88-97.

[6] Lampertico P, Viganò M, Lanza AG, et al. 730 PegBeLiver study:HBsAg decline at week 24 of extended peginterferon alfa-2a（PegIFNα-2a） therapy is significantly associated with post-treatmentresponse in HBeAg-negative genotype D patients. J Hepatol, 2011, 54: S293

[7] Kim GA, Lim YS, An J, et al. HBsAg seroclearance after nucleoside analogue therapy in patients with chronic hepatitis B: clinical outcomes and durability. Gut, 2014, 63（8）:1325-1332.

3 HBeAg 水平对慢性乙型肝炎抗病毒治疗停药后复发的影响

当前，HBV 感染仍是我国严重的公共卫生问题之一。抗病毒治疗是慢性乙型肝炎治疗的关键，通过抑制或消除 HBV，减轻肝细胞炎症、坏死及肝纤维化，延缓和阻止疾病进展，减少和防止肝脏功能失代偿、肝硬化、原发性肝癌等并发症的发生。然而，随着慢性乙型肝炎抗病毒治疗的广泛开展，停药或面临停药的患者日益增多，停药后复发问题凸显，部分患者停药后甚至出现暴发性肝衰竭而危及生命。而长期用药必然增加耐药风险、不良反应及患者经济负担。如何确定疗程和停药时机已成为困扰临床医师的一个难题。

为提高抗病毒治疗的持久应答，减少抗病毒治疗停药后的复发，各国慢性乙型肝炎防治指南从治疗时间、HBeAg 状态等方面，针对不同情况，制定了不同的抗病毒疗程及停药标准。对 HBeAg 阴性慢性乙型肝炎患者，因复发率较高，国内外慢性乙型肝炎防治指南均指出应持续治疗直至 HBsAg 清除。对 HBeAg 阳性慢性乙型肝炎，各国指南均以 HBeAg 血清学转换作为重要的治疗终点。我国《慢性乙型肝炎防治指南》（2015 年版）建议达到 HBV DNA 低于检测下限、ALT 恢复正常、HBeAg 血清学转换后再巩固治疗至少 3 年，总疗程至少 4 年，可考虑停药，同时也提出延长疗程可减少复发。然而，在临床上，对 HBeAg 阳性慢性乙型肝炎，即使按照指南规定的标准，停药后仍有较高的复发率。那么，HBeAg 阳性慢性乙型肝炎患者停药后复发的因素有哪些呢？既往研究报道[1]，停药后复发的影响因素虽然较多，但仍缺乏早期、有效的复发预测指标。既往文献报道基线 HBeAg 水平与抗病毒疗效有关，基线 HBeAg 水平越低，治疗后 HBeAg 清除率越高，而基线 HBeAg 水平越高，治疗后 HBeAg 清除率越低。我们在长期的临床抗病毒实践中发现基线 HBeAg 水平越低的患者，经抗病毒治疗后虽然易达到 HBeAg 清除/转换，但似乎也更容易复发。不同基线 HBeAg 水平与停药后复发有无相关性，值得临床思考与研究。下面介绍两个临床病例的诊疗过程及随访结果。

3.1 病 例 1

3.1.1 病例介绍

患者男性，18 岁，因"乙肝表面抗原阳性 10 余年，肝功能异常 2 个月"入院。患者 10 余年前体检时发现乙肝表面抗原阳性，肝功能正常，无特殊不适，未诊治，未定期复查随诊。2 个月前于外院再次体检时查肝功能：ALT 233 U/L，AST 138 U/L，Tbil 7.3 μmol/L。患者无乏力、食欲不振、肝区不适、皮肤巩膜黄染等，间断自服保肝药物对症治疗，复查肝功能提示肝酶较前略有下降，但未降至正常。患者平素健康状况良好，有 HBV 感染者接触史，母亲及妹妹均为 HBV 感染者；否认外伤、手术史，否认高血压、糖尿病及心脏病病史，否认食物、药物过敏史；无吸烟、饮酒史，无放射线或毒物接触史；未婚未育；入院体格检查未见明显异常。入院后完善相关检查，血常规：WBC 6.46×10^9/L，Hb 169 g/L，PLT 222×10^9/L；肝功能：ALT 185 U/L，AST 74 U/L，Tbil 8.9 μmol/L，Alb 40 g/L；乙肝五项：HBsAg 42 422 IU/ml，HBeAg 1398 COI，抗-HBc 阳性；HBV DNA 6.76×10^6 IU/ml；AFP 3.5 ng/ml；甲状腺功能正常；自身抗体谱均为阴性；腹部 B 超提示弥漫性肝病表现，脾稍大。

3.1.2 临床诊治思维过程

本例患者系青年男性，有乙肝家族史，结合其临床特点，诊断为"慢性乙型肝炎急性发作"。根据我国《慢性乙型肝炎防治指南》（2015 年版），有抗病毒治疗适应证，且无干扰素治疗禁忌证。为争取获得更好的抗病毒治疗效果，患者入院后给予拉米夫定联合普通干扰素 α（IFN-α）50μg 抗病毒治疗，每 3 个月复查随诊一次。治疗 3 个月后复查肝功能提示正常，HBV DNA 40.3 IU/ml，6 个月后 HBV DNA 低于最低检测值（＜20 IU/ml），治疗 15 个月时获得 HBeAg 血清学转换，后因 HBsAg 滴度未再进一步降低，继续口服抗病毒药巩固治疗 2 年后停药，随访至今未见复发（表 3.1）。

表 3.1 拉米夫定联合 IFN-α 抗病毒治疗过程中各项指标的变化

时间（年-月）	HBsAg（IU/ml）	HBeAg（COI）	HBV DNA（IU/ml）	ALT（U/L）	AST（U/L）
2012-09	42 422	1398	6.76×10^6	185	74
2012-12	7 408	326	4.03	32	24
2013-03	1 422	6.59	＜20	28	26
2013-06	979.2	3.53	＜20	27	20
2013-09	1 588	1.64	＜20	20	22
2013-12	1 079	—	＜20	22	24
2014-03	1 112	—	＜20	28	26
2014-06	1 032	—	＜20	25	20
2014-09	978.6	—	＜20	26	21
2014-12	865.2	—	＜20	24	22
2015-03	873.9	—	＜20	25	20
2015-06	884.7	—	＜20	26	20
2015-09	856.9	—	＜20	22	22
2015-12	866.3	—	＜20	22	24

3.2 病 例 2

3.2.1 病例介绍

患者男性，41岁，因"乙肝表面抗原阳性16年，反复肝功能异常3年"入院。患者16年前体检发现HBsAg阳性，肝功能正常，未诊治。定期查肝功能均提示正常，间断查HBV DNA提示阳性。3年前饮酒后于当地医院复查肝功能，ALT 200 U/L，无恶心、食欲减退等不适，自服保肝药物对症治疗，自述肝功能较前好转。半年后复查肝功能，ALT升至300 U/L，继续服用保肝药物对症治疗，未行抗病毒治疗，肝功能检查提示肝酶仍反复升高，一直未降至正常值。1周前复查肝功能：ALT 354.7 U/L，AST 186.6 U/L，Tbil 25.1μmol/L，Alb 39.6 g/L。患者有HBV感染者接触史，10年前因肛周脓肿行手术切除治疗，无外伤、输血史，否认高血压、糖尿病、心脏病等病史，否认食物、药物过敏史；饮酒史20年，主要饮白酒，每次2～3两（1两=50g），每周1～2次，否认吸烟史；已婚，育有一女，配偶及女儿均体健；父母均体健，一姐姐，一妹妹，母亲及姐姐均为HBV感染者。查体：肝掌阳性，其余未见阳性体征。入院后完善化验检查，血常规：WBC 7.32×10^9/L，Hb 139 g/L，PLT 205×10^9/L；肝功能：ALT 233 U/L，AST 136 U/L，Tbil 23.6 μmol/L，Alb 40 g/L；乙肝五项：HBsAg 6735 IU/ml，HBeAg 38 COI，抗-HBc阳性；HBV DNA 2.17×10^5 IU/ml；AFP 14.75 ng/ml；甲状腺功能正常；自身抗体谱均为阴性；腹部B超提示弥漫性肝病表现。

3.2.2 临床诊治思维过程

患者为中年男性，有乙肝家族史，有长期饮酒史，发现HBsAg阳性16年，肝功能一直正常，HBV DNA阳性。近3年开始出现转氨酶反复升高，自服保肝药物对症治疗，一直未行抗病毒治疗。结合该患者的临床特点，慢性乙型肝炎诊断明确。同样，有抗病毒治疗适应证，无干扰素治疗禁忌证。患者入院后给予阿德福韦酯联合聚乙二醇干扰素（Peg-IFNα）135 μg/周抗病毒治疗，每3个月复查随诊一次。治疗3个月时HBV DNA降至3.25×10^2 IU/ml，6个月时HBV DNA低于最低检测值（<20 IU/ml），同时获得HBeAg清除，治疗9个月获得HBeAg血清学转换，Peg-IFNα继续巩固治疗半年，HBsAg滴度未进一步下降，遂停用Peg-IFNα。阿德福韦酯继续抗病毒治疗，总疗程3年。停药后继续定期随访，停药6个月时HBV DNA转阳，病毒学复发（表3.2）。

表3.2 阿德福韦酯联合Peg-IFNα抗病毒治疗过程中各项指标的变化

时间（年-月）	HBsAg（IU/ml）	HBeAg（COI）	HBV DNA（IU/ml）	ALT（U/L）	AST（U/L）
2013-06	6 735	38	2.17×10^5	233	136
2013-09	5 146	16	3.25×10^2	122	87
2013-12	4 532	—	<20	76	52
2014-03	3 908	—	<20	51	45

续表

时间（年-月）	HBsAg（IU/ml）	HBeAg（COI）	HBV DNA（IU/ml）	ALT（U/L）	AST（U/L）
2014-06	3 615	—	<20	34	30
2014-09	3 237	—	<20	31	28
2014-12	3 112	—	<20	28	26
2015-03	2 962	—	<20	29	25
2015-06	2 903	—	<20	25	27
2015-09	2 657	—	<20	30	21
2015-12	2 502	—	<20	22	20
2016-03	2 783	—	<20	21	23
2016-06	2 414	—	<20	27	18
2016-09	2 112	—	<20	24	20
2016-12	3 070	—	1.05×10^3	67	27

3.3 诊疗体会

上述两例患者均诊断为 HBeAg 阳性慢性乙型肝炎，经过联合抗病毒治疗，均获得 HBeAg 血清学转换，并巩固一段时间后停药，停药后复发情况却不同。从治疗过程看，与病例 2 相比，病例 1 基线 HBeAg 水平较高，获得 HBeAg 血清学转换的治疗时间更长，似乎更难治，但停药后却不易复发。然而，影响复发的因素众多，上述两个病例是个例还是具有普遍性？为进一步探索基线 HBeAg 水平对停药后复发的影响，基于上述背景，我们进行了回顾性及前瞻性的临床队列研究：首先通过回顾性研究分析 HBeAg 阳性慢性乙型肝炎抗病毒治疗停药后复发的相关因素，然后通过前瞻性队列进一步进行验证。

3.3.1 研究对象

在回顾性研究中，收集笔者所在医院门诊及住院治疗的 HBeAg 阳性慢性乙型肝炎病例，符合以下标准：① HBeAg 阳性慢性乙型肝炎，HBsAg 阳性＞6 个月，HBeAg＞1.0 COI，同时 ALT＞2 ULN，HBV DNA＞1.0×10^4 拷贝/ml；② 抗病毒治疗方案，使用过 IFN-α 或 Peg-IFNα、核苷（酸）类似物（NA）或二者联合抗病毒治疗；③ 达到 HBV DNA＜1.0×10^3 拷贝/ml，HBeAg 转换后至少巩固治疗 3 个月停药，定期至笔者所在医院随诊，资料完整。

在前瞻性研究中，入组符合以下标准的 HBeAg 阳性慢性乙型肝炎患者：① HBeAg 阳性的慢性乙型肝炎，HBsAg 阳性＞6 个月，HBeAg＞1.0 COI，同时 ALT＞2 ULN，HBV DNA＞1.0×10^4 IU/ml；② 患者自愿的基础上接受抗病毒治疗，治疗方案包括 IFN-α 或 Peg-IFNα、NA 或二者联合抗病毒治疗；③ 定期于笔者所在医院规律随访复查，依从性良好。

3.3.2 研究方法

在回顾性病例分析研究中,首先设计病例报告表,收集患者基本信息、病史、治疗过程中和停药后随访的临床资料,包括基线 HBeAg 水平、基线 HBV DNA、抗病毒治疗方案、抗病毒治疗总疗程、HBeAg 转换后的巩固疗程、停药后是否复发、复发时间等。如 HBV DNA $> 1.0 \times 10^3$ 拷贝/ml,则定义为病毒学复发,停止随访。未复发者随访时间至少 6 个月,以最后一次随访为最终的疗效判定点。

在前瞻性病例队列研究中,在患者自愿的基础上,给予 NA 和/或 IFN-α 抗病毒治疗,达到上述停药标准后可停药随访。在治疗期间和停药后随访期间每 3 个月进行一次乙肝五项、HBV DNA 等检测,如出现 HBV DNA $> 1.0 \times 10^3$ IU/ml,定义为病毒学复发,停止随访,未复发者随访时间至少 6 个月,以最后一次随访为最终的疗效判定点,并将回顾性病例分析结果在前瞻性病例队列中进行验证分析。

3.3.3 研究结果

3.3.3.1 回顾性研究中停药后复发相关的因素

(1)患者一般情况:收集 89 例病例,男性 61 例,女性 28 例,年龄 16~63 岁,平均(34.8±11.1)岁。以干扰素(包括 IFN-α 或 Peg-IFNα)为基础治疗组 62 例(包括 6 例单药干扰素和 56 例干扰素联合 NA),NA 治疗组 27 例;总疗程 6~58 个月(中位 26 个月);随访疗程 3~30 个月(中位 11 个月)。有 42 例停药后复发,复发率 47.2%。

(2)停药后复发相关因素:分层分析结果显示总疗程、巩固疗程、基线 HBV DNA 水平与复发相关。总疗程、巩固疗程越长,停药后复发率越低,而基线 HBV DNA 水平越高,停药后复发率越高。尽管无统计学差异,基线 HBeAg 低水平患者的复发率趋势还是高于基线 HBeAg 高水平的患者。基线 HBeAg 和基线 HBV DNA,二者均为病毒学因素,且有相关性,将二者联合进行分析,可以看到,基线低 HBeAg、高 HBV DNA 组患者的复发率显著高于基线高 HBeAg、低 HBV DNA 组患者,而性别、年龄、治疗方案与停药后复发无关(表 3.3)。

表 3.3 HBeAg 阳性慢性乙型肝炎患者停药后复发的相关因素

因素	N	复发 n	复发 %	$\bar{x} \pm s$	χ^2 / t	P
性别						
男	61	29	47.5		0.01	0.922
女	28	13	46.4			
年龄						
复发组	42			36.6 ± 10.0	-1.493	0.193
未复发组	47			33.1 ± 11.9		
方案						
IFN-α 为基础	62	26	41.9		2.265	0.132
NA 为基础	27	16	59.3			

续表

因素	N	复发 n	复发 %	$\bar{x} \pm s$	χ^2/t	P
总疗程（月）						
<24	38	24	63.2			
24~36	25	12	48.0		9.961	0.007
>36	26	6	23.1			
巩固疗程（月）						
≤12	65	36	55.4		6.493	0.011
>12	24	6	25.0			
基线 HBV DNA 水平（IU/ml）						
$<1.0 \times 10^5$	18	4	22.2			
$1.0 \times 10^5 \sim 1.0 \times 10^7$	32	15	46.9		6.677	0.035
$>1.0 \times 10^7$	39	23	59.0			
基线 HBeAg 水平（COI）						
<200	46	25	54.3			
200~1000	20	8	40.0		1.960	0.375
>1000	23	9	39.1			
基线 HBV DNA（IU/ml）联合 HBeAg（COI）						
$<1.0 \times 10^7$, ≥200	21	7	33.3			
$<1.0 \times 10^7$, <200	29	12	41.4			
$\geq 1.0 \times 10^7$, ≥200	22	10	45.5		7.886	0.048
$\geq 1.0 \times 10^7$, <200	17	13	76.5			

将上述可能影响复发的因素逐个赋值并引入单因素 Logistic 回归模型，有统计学意义的影响因素包括巩固疗程和基线 HBV DNA 水平。以基线 HBeAg 水平和 HBV DNA 水平作为联合因素（$\lg^{DNA}/\lg^{HBeAg}$）引入单因素 Logistic 回归模型，亦有显著的统计学意义，见表 3.4。

表 3.4　单因素 Logistic 回归分析复发相关的影响因素

影响因素	B	σ	Wald	P	OR
巩固疗程	-0.063	0.025	6.519	0.011	0.939
$\lg^{DNA}$	0.479	0.182	6.928	0.008	1.615
$\lg^{DNA}/\lg^{HBeAg}$	0.452	0.164	7.636	0.006	1.571

注：B. 回归系数；σ. 标准误差；Wald. 统计量概率值；OR. 优势比。

进一步将 $\lg^{DNA}/\lg^{HBeAg}$ 与其他因素共同引入多因素 Logistic 回归模型，结果显示 $\lg^{DNA}/\lg^{HBeAg}$ 和巩固疗程具有统计学意义，见表 3.5。

表 3.5　多因素 Logistic 回归分析复发相关的影响因素

影响因素	B	σ	Wald	P	OR
巩固疗程	−0.080	0.032	6.382	0.012	0.923
lg^{DNA}/lg^{HBeAg}	0.518	0.185	7.859	0.005	1.679

3.3.3.2　停药后复发相关因素在前瞻性队列研究中验证

（1）一般情况：入组符合条件的患者 31 例，男性 21 例，女性 10 例，以 IFN-α 为基础治疗组 24 例，NA 治疗组 7 例。年龄 17～61 岁，平均（31.8±8.82）岁。抗病毒治疗总疗程 15～48 个月，中位时间 25 个月；巩固治疗时间 6～30 个月，中位时间 15 个月；停药后随访时间＞6 个月。停药后复发 18 例，复发率 58.1%。

（2）停药后复发相关因素的预测：回顾性研究分析中，基线 HBV DNA 水平、巩固疗程及联合因素 lg^{DNA}/lg^{HBeAg} 是停药后复发的独立预测因素。分别以基线 HBV DNA 单个因素（lg^{DNA}）、基线 HBV DNA 联合基线 HBeAg 两个因素（lg^{DNA}/lg^{HBeAg}），以及 lg^{DNA}/lg^{HBeAg} 联合巩固疗程三个因素建立与复发的回归方程，曲线下面积（AUC）分别为 0.678、0.754 和 0.824。lg^{DNA}/lg^{HBeAg} 联合巩固疗程建立的方程 AUC 最大。将前瞻性病例数据引入方程，预测复发的敏感性为 79.2%，特异性为 81.1%，阳性预测值（PPV）为 73.1%，阴性预测值（NPV）为 85.7%，准确率为 80.3%。lg^{DNA}/lg^{HBeAg} 联合巩固疗程显示出较好的预测作用，见表 3.6。

表 3.6　基线 HBeAg、HBV DNA 联合巩固疗程对停药后复发的预测

因素	预测结果	观察结果（n）		敏感性	特异性	PPV	NPV	准确率
		复发	未复发					
lg^{DNA}/lg^{HBeAg} 联合巩固疗程	复发	19	7	79.2%	81.1%	73.1%	85.7%	80.3%
	未复发	5	30					

目前将慢性乙型肝炎根据 HBeAg 状态仅简单地分为 HBeAg 阳性和 HBeAg 阴性慢性乙型肝炎。既往多数文献报道[2, 3]基线 HBeAg 状态对复发的影响，即 HBeAg 阴性慢性乙型肝炎患者停药后复发率高于 HBeAg 阳性慢性乙型肝炎患者。而对 HBeAg 阳性慢性乙型肝炎患者，不同的基线 HBeAg 水平对复发的影响未见相关的研究报道。

在上述回顾性研究中，分层分析显示随着 HBeAg 水平的降低，复发率逐渐升高，进一步 Logistic 回归分析提示基线 HBeAg 水平对复发呈负相关，尽管差异无统计学意义，但趋势明显，或许与样本量有关。HBeAg、HBV DNA 均代表病毒学因素，二者具有相关性。通常情况下，低 HBV DNA 水平伴随低 HBeAg 水平，代表机体免疫功能增强。但在临床上常存在 HBeAg 与 HBV DNA 水平不一致的现象。为此，我们将基线 HBV DNA 和基线 HBeAg 作为联合因素来分析与复发的关系。分层分析结果显示高 HBV DNA、低 HBeAg 组的复发率最高，差异有统计学意义。进一步单因素和多因素 Logistic 回归分析结果显示基线 HBeAg 和基线 HBV DNA 联合因素（lg^{DNA}/lg^{HBeAg}）是停药后复发的独立影响因素，比基

线 HBV DNA 单个因素对复发的影响更大，即基线 HBeAg 水平越低、HBV DNA 水平越高，停药后复发率越高。并进一步在前瞻性病例队列中，验证了联合基线 HBeAg 和 HBV DNA 对停药后复发具有较高的预测价值。

HBeAg 水平的高低除与 HBV DNA 有关外，还与 HBV 前 C/BCP 区变异有关[4-6]：前 C 区突变可导致 HBeAg 表达终止，BCP 区突变可导致 HBeAg 表达量降低。低 HBeAg、高 HBV DNA 水平的患者停药后易复发可能与 HBV 前 C/BCP 变异有关。从机制上推测，HBeAg 清除/转换可分为两种情况：① 通过抗病毒药物抑制 HBV 复制，减少 HBV 再感染肝细胞，进而降低 HBeAg 的表达；② 前 C 区和/或 C 区启动子变异导致 HBeAg 的合成及表达障碍。对于前者，HBeAg 清除/转换反映了机体对 HBV DNA 复制的有效控制，因而停药后复发率低；而对于后者，并不代表真正意义上对 HBV 复制的有效控制，而是病毒适应性的变化，是通过变异逃避宿主的免疫清除并赖以生存的一种方式，故停药后复发率高。

通过上述研究，我们初步提出对 HBeAg 阳性慢性乙型肝炎的抗病毒治疗应根据基线 HBeAg、HBV DNA 水平分层管理，对低 HBeAg 水平、高 HBV DNA 的患者，应延长疗程，尤其是 HBeAg 转换后巩固疗程，以减少复发。

3.4 专家点评

慢性乙型肝炎停药后复发是目前临床比较棘手的问题。尽管相关研究[7]报道了不少影响因素，如性别、年龄、病程及用药种类（NA 或 IFN）等，但并不能解决停药后复发问题。因此，国内外指南均建议延迟疗程，甚至不建议停药。例如，我国《慢性乙型肝炎防治指南》（2015 年版）建议：达到 HBV DNA 低于检测下限、ALT 复常、HBeAg 血清学转换后再巩固治疗至少 3 年，总疗程至少 4 年，方可考虑停药，同时还指出延长疗程可减少复发。也就是说，只有不停药才能减少复发，究其原因还是对复发的根本原因或主要原因尚未阐明。

作者在回顾性研究中发现了基线 HBeAg 低水平者的复发率高于基线 HBeAg 高水平者的现象，进一步统计分析得出：基线 HBeAg 和基线 HBV DNA 联合因素是停药后复发的独立影响因素；进而在前瞻性的研究中采用 lg^{DNA}/lg^{HBeAg} 联合巩固疗程显示出较好的预测作用，预测复发的敏感性为 79.2%，特异性为 81.1%，阳性预测值为 73.1%，阴性预测值为 85.7%，准确率为 80.3%；并结合 HBV 前 C/BCP 区变异进行了相关机制的合理推测。由此认为，慢性乙型肝炎患者在获得 HBeAg 转换后并非均能安全停药，应根据 HBeAg 的水平分层处理，特别是对于高 HBV DNA 载量而低 HBeAg 水平的患者，甚至参照 HBeAg 阴性的慢性乙型肝炎患者，尽可能争取达到更高的治疗目标（HBsAg 转阴或转换）后再停药。

HBeAg 水平和 HBV DNA 载量的临床测定简便易行，我们在临床上试行依据基线 HBeAg 水平和 HBV DNA 载量联合因素决定是否停药，确实减少了复发率。有条件者还可以进行 HBV 前 C/BCP 区测序，根据有无变异来指导停药与否。其实每个慢性乙型肝炎患者机体中的 HBV 准种是不尽相同的，当 HBV DNA 载量较高而 HBeAg 水平较低时，很可能患者机体中的 HBV 是以 HBeAg 阴性为主的准种，故应以 HBeAg 阴性慢性乙型肝炎的可靠的治疗终点（HBsAg 转阴或转换）决定是否停药，而不是获得 HBeAg 转换即停药。因此，作者提出的"对于 HBeAg 阳性慢性乙型肝炎的抗病毒治疗应当根据基线 HBeAg、

HBV DNA 水平分层管理"非常有意义,是目前减少慢性乙型肝炎患者停药后复发的实用举措。

(作者:鲁俊锋;点评者:陈新月)

参 考 文 献

[1] European Association for the Study of the Liver . EASL clinical practice guidelines:management of chronic hepatitis B virus infection. J Hepatol, 2012, 57:167-185.

[2] Liaw YF, Kao JH, Piratvisuth T, et al. Asian-Pacific consensus statement on the management of chronic hepatitis B: a 2012 update. Hepatol Int, 2012, 6:531-561.

[3] Sohn HR, Min BY, Song JC, et al. Off-treatment virologic relapse and outcomes of re-treatment in chronic hepatitis B patients who achieved complete viral suppression with oral nucleos(t)ide analogs. BMC Infect Dis, 2014, 14: 439.

[4] Song MJ, Song do S, Kim HY, et al. Durability of viral response after off-treatment in HBeAg positive chronic hepatitis B. World J Gastroenterol, 2012, 18: 6277-6283.

[5] Chaung KT, Ha NB, Trinh HN, et al. High frequency of recurrent viremia after hepatitis B e antigen seroconversion and consolidation therapy.J Clin Gastroenterol, 2012, 46: 865-870.

[6] van Nunen AB, Hansen BE, Suh DJ, et al. Durability of HBeAg seroconversion following antiviral therapy for chronic hepatitis B:relation to type of therapy and pretreatment serum hepatitis B virus DNA and alanine aminotransferase. Gut, 2003, 52: 420-424.

[7] Flink HJ, Buster EH, Merican I, et al. Relapse after treatment with peginterferon alpha-2b alone or in combination with lamivudine in HBeAg positive chronic hepatitis B. Gut, 2007, 56: 1485-1486.

4 慢性 HBV 携带孕妇产后治疗时机的把握及方案的选择

母婴传播是我国 HBV 感染的主要途径，约占全部感染的 40%[1]。采用乙肝疫苗联合乙肝免疫球蛋白的免疫方案已经取得巨大成功，HBV 母婴阻断的总体有效率可达 90%～95%，使得我国 HBsAg 携带率大幅降低。但在 HBeAg 阳性、高病毒载量的孕妇中，仍有 8%～15% 的阻断失败率，其中 HBV DNA 水平是影响 HBV 母婴传播最关键的因素[2]。为进一步降低新生儿 HBV 感染风险，国内外学者探索了在妊娠晚期采用核苷（酸）类似物（NA）抗病毒干预的研究，越来越多的数据[3, 4]表明，妊娠晚期 NA 抗病毒干预可进一步降低 HBV 母婴传播的风险。国内外最新慢性乙型肝炎防治指南[5]（以下简称乙肝指南）均推荐对高病毒载量的孕妇在妊娠晚期采用 NA 抗病毒干预，以预防 HBV 母婴传播。依据当前乙肝指南的建议，对 HBV 高载量孕妇采用 NA 干预已成常态化。妊娠晚期 NA 抗病毒干预的目的是阻断 HBV 母婴传播，而孕妇本身不是抗病毒治疗的适宜人群。随着这类干预人群的增多，临床上可见分娩后部分患者出现 ALT 的升高或分娩后继续服用 NA 而发生耐药，产后 ALT 的升高是否为抗病毒治疗的适应证？如继续抗病毒治疗选择哪种方案合适？如产后立即停药，有无病情加重的可能性？这些是在采用 NA 干预 HBV 母婴传播新策略下产生的新问题，如何处理，不仅相关乙肝指南中未涉及，国内外文献也未见报道，已成为临床亟待解决的现实问题。为此，我们先以个案病例进行了个体化治疗的探索，获益后又开展了小样本的前瞻性研究，下文将对研究情况做一介绍。

4.1 病例介绍

患者女性，31 岁，因"乙肝表面抗原阳性 2 年余，分娩后 1 个月余，肝功能异常 1 周"入院。患者 2 年余前体检时发现 HBsAg、HBeAg、抗 -HBc 阳性，肝功能正常，HBV DNA 阳性（具体不详），无乏力、食欲不振、肝区不适等症状。未予特殊治疗，患者未定期复查及随诊。1 年余前妊娠 13 周因左侧卵巢囊肿蒂扭转住院，治疗期间查乙肝五项：HBsAg 493.4 COI、HBeAg 1079 COI、抗 -HBc 阳性，HBV DNA 4.7×10^7 IU/ml，肝功能正常。为提高 HBV 母婴阻断成功率，于妊娠 28 周开始口服替比夫定（LdT）抗病毒治疗，分娩前 HBV DNA 降至 1.2×10^3 拷贝 /ml，肝功能持续正常。1 个月前自然分娩，产程顺利，新生儿发育良好。1 周前查肝功能：ALT 185.6 U/L，AST 90.5 U/L，Tbil 13.5 μmol/L，Alb 40.2 g/L。无发热、恶心、腹胀、食欲减退、肝区不适等症状。患者既往体健，无其他传染病病史，无外伤、手术及输血史。出生并生长于北京，未到外地久居，无毒物、放射性物质接触史，无烟酒等不良嗜好。平素月经规律，配偶体健。父亲体健，母亲为 HBV 感染者，一弟弟，体健，无肿瘤家族史。入院后体格检查未见阳性体征。完善化验检查，血常规：WBC 7.6×10^9/L，

Hb 128 g/L，PLT 201×10⁹/L。肝功能：ALT 201.6 U/L，AST 98.5 U/L，Tbil 14.8 μmol/L，Alb 39.5 g/L。PTA 96%。乙肝五项：HBsAg 1106 IU/ml，HBeAg 832 COI，抗-HBc 阳性。HBV DNA ＜ 20 IU/ml。AFP 4.6 ng/ml。抗-HCV、抗-EBV、抗-CMV、抗-HVA、抗-HEV 均阴性。甲状腺功能正常。自身抗体谱阴性。腹部 B 超提示弥漫性肝病表现。

4.2 临床诊治思维过程

本例患者明确诊断为慢性乙型病毒性肝炎。在妊娠 28 周时服用 LdT 抗病毒治疗以预防 HBV 母婴传播，分娩后 1 个月余尚未停用 LdT 时复查肝功能提示转氨酶明显升高，同时伴 HBeAg 滴度的下降，HBV DNA 低于最低检测值。类似该患者的这种情况，妇产科经常会把患者转至肝病内科处理，当前国内外各乙肝指南或共识尚无推荐意见或参考建议。针对相关的问题，通过文献[6, 7]复习我们了解到，为避免母体对胎儿的排异反应，通常妊娠期间母体内细胞因子由 Th1 型向 Th2 型转变；CD4⁺T 细胞计数和 CD4⁺/CD8⁺T 细胞比值降低，CD4⁺CD25⁺FoxP3⁺Treg 细胞和 Breg 细胞数量升高，内源性皮质激素升高等，这些变化导致妊娠期间母体细胞免疫功能减弱。而分娩后上述母体内的变化可快速恢复至妊娠前水平，导致细胞免疫功能的相对增强，从而可能诱发机体对 HBV 的免疫清除。不少临床学者[8]也观察到部分 HBV 感染孕妇分娩后可出现 ALT 升高或伴有自发性 HBeAg 清除的现象。

据此，我们推测孕妇分娩后由于细胞免疫功能的增强可能打破机体对 HBV 的免疫耐受状态，转氨酶的升高和 / 或 HBeAg 滴度的降低均是免疫清除的表现，因此，此时可能是抗病毒治疗的有利时机。那么方案该如何选择呢？针对 HBV 的抗病毒药物可分为两大类：干扰素（IFN-α）和核（苷）酸类似物（NA）。IFN-α 具有免疫调节和抗病毒双重作用[9]，一方面可提高病毒特异性或非特异性细胞功能，另一方面可经 IFN-α 信号通路产生多种抗病毒蛋白作用于 HBV 复制、转录的多个环节。而 NA 主要通过竞争性抑制 HBV DNA 多聚酶的活性直接抑制 HBV DNA 的复制。IFN-α 的优势更体现在增强机体免疫功能。因此，我们选择以聚乙二醇干扰素 α（Peg-IFNα）为基础的抗病毒治疗方案，Peg-IFNα 联合阿德福韦酯（ADV）。定期复查，抗病毒治疗 3 个月时 HBeAg 滴度明显降低，6 个月时 HBsAg 滴度也大幅下降，治疗 12 个月余同步出现 HBeAg 和 HBsAg 血清学转换，继续巩固治疗至 21 个月，抗-HBs ＞ 300IU/ml，停用抗病毒药物。持续随访至今 7 年余，患者抗-HBs 持续阳性，未见复发（表 4.1）。

表 4.1 HBV 携带孕妇分娩后 Peg-IFNα 联合 ADV 抗病毒治疗过程中各项指标的变化

时间	HBsAg	抗-HBs（IU/ml）	HBeAg（COI）	抗-HBe（COI）	HBV DNA（IU/ml）	ALT（U/L）
LdT 干预前	493.4 COI	—	1 079	—	4.7×10^7	47.8
分娩后	1 106 COI	—	1 326	—	＜ 20	201.6
治疗 3 个月	6 450 COI	—	80.65	—	＜ 20	90.5
治疗 6 个月	0.82 IU/ml	—	1.13	—	＜ 20	31.7
治疗 9 个月	0.067 IU/ml	—	—	—	＜ 20	24.6
治疗 12 个月	＜ 0.05 IU/ml	12.19	—	+	＜ 20	28.3

续表

时间	HBsAg	抗-HBs（IU/ml）	HBeAg（COI）	抗-HBe（COI）	HBV DNA（IU/ml）	ALT（U/L）
治疗 15 个月	< 0.05 IU/ml	11.14	—	+	< 20	22.6
治疗 18 个月	< 0.05 IU/ml	117.5	—	+	< 20	27.4
治疗 21 个月	< 0.05 IU/ml	455.6	—	+	< 20	25.5

4.3 诊疗体会

在上述病例中，患者妊娠前和妊娠期间均处于 HBV 高载量的免疫耐受状态，妊娠晚期给予 LdT 抗病毒治疗的主要目的是预防 HBV 母婴传播。分娩后阻断母婴传播的任务即已完成，然而我们观察到伴随着病毒载量的下降却有 ALT 的升高，提示进入免疫清除期，趁此合适的时机，我们选择了以 Peg-IFNα 为基础的继续抗病毒治疗方案，目的是不仅要抑制 HBV DNA 复制，而且要实现 HBeAg 血清学转换，达到能停药的目标。在此基础上，观察到 HBsAg 进行性下降，继而争取达到临床治愈的更高目标。这个病例只是代表，类似的病例举不胜举。这就给我们提出一系列的临床问题：NA 干预的 HBV 携带孕妇分娩后是否有合适的抗病毒治疗机会？如果治疗，抗病毒治疗方案如何选择？如果停药，患者的安全性如何？

基于上述背景，我们开展了一项前瞻性、开放性的临床研究，目的是观察 LdT 干预的 HBV 携带孕妇分娩后采用以 Peg-IFNα 为基础的抗病毒治疗方案的临床疗效及停药安全性。

4.3.1 研究对象

研究对象为 2011 年 1 月至 2013 年 12 月期间在笔者所在医院产科就诊的 HBV 携带孕妇（HBsAg、HBeAg 阳性 6 个月以上，HBV DNA $\geq 10^6$ IU/ml，多次检测血清 ALT 和 AST 均正常），共 150 例，年龄 20～41 岁，既往未曾进行抗病毒治疗，于妊娠晚期（妊娠 28 周）给予 LdT 干预以降低 HBV 母婴传播风险。排除合并 HCV、HDV、HIV 感染者或肝硬化患者等。

4.3.2 研究方法

患者分娩后 4～8 周未停用 LdT 时进行生化学、血清学及病毒学检测。若满足 ALT ≥ 2 ULN，同时伴 HBV DNA 下降 ≥ 3 lg IU/ml 和/或 HBeAg 滴度下降 $\geq 50\%$，建议停用 LdT，换为 Peg-IFNα 联合 ADV（CPIA）继续治疗，疗程 96 周；未达上述标准者，则建议停用 LdT，随访 48 周。每 12 周进行生化学、血清学及病毒学检测。疗效评价定义为：①完全病毒学应答，HBV DNA < 20 IU/ml；② HBeAg 血清学转换，HBV DNA < 20 IU/ml，同时 HBeAg 消失、抗-HBe 出现；③ HBsAg 清除或血清学转换，在达到 HBeAg 血清学转换基础上伴有 HBsAg 消失或伴有抗-HBs 转阳。

4.3.3 结果

4.3.3.1 分娩后 ALT、HBeAg 及 HBV DNA 水平的变化

ALT：150 例患者妊娠前及妊娠期间 ALT 均正常，分娩后 4～8 周有 56.0%（84/150）出现不同程度的 ALT 升高，其中 20.0%（30/150）介于 1～2 ULN，36.0%（54 例）＞ 2 ULN，未见＞ 10 ULN 者。

HBeAg：分娩后 24.0%（36/150）的患者 HBeAg 滴度较 LdT 干预前明显降低，下降幅度 [（干预前 - 分娩后）/ 干预前] ＞ 50%，其中 12.7%（19/150）HBeAg 滴度下降幅度达 90% 以上。

HBV DNA 变化：LdT 干预前，HBV DNA 为 6.31～8.93 lg IU/ml，均值（7.77 ± 0.41）lg IU/ml，分娩后 34.7%（52/150）患者 HBV DNA ＜ 20 IU/ml，43.3%（65/150）HBV DNA 下降≥ 3 lg IU/ml（但未转阴），22.0%（33/150）HBV DNA 下降＜ 3 lg IU/ml。

4.3.3.2 CPIA 治疗人群的一般资料及疗效分析

上述 150 例患者分娩后 52 例患者符合继续抗病毒治疗标准。结合患者意愿，45 例患者接受 CPIA 方案治疗，平均年龄（26 ± 3.62）岁。患者分娩后 4～8 周时首次生化学、血清学、病毒学结果作为 CPIA 治疗组的基线值。基线 ALT 均值为（120.6 ± 44.33）U/L（2～7 ULN）；HBV DNA 水平（2.6 ± 1.07）lg IU/ml，其中 15 例 HBV DNA ＜ 20 IU/ml；HBeAg 水平（2.5 ± 0.77）lg COI；均明显低于 LdT 干预前水平（P ＜ 0.0001，图 4.1A～C）；而基线 HBsAg 水平与 LdT 干预前比较无明显差异（图 4.1D）。

CPIA 抗病毒疗效：45 例患者均完成 96 周疗程的抗病毒治疗。其中，91.1%（41/45）获得完全病毒学应答。25 例获得 HBeAg 清除，其中 15 例获得 HBeAg 血清学转换（伴 HBV DNA ＜ 20 IU/ml），48 周累计 HBeAg 清除率为 42.2%，96 周累计 HBeAg 清除率达 55.6%（图 4.2）。12 例（26.7%）获得 HBsAg 清除，其中 8 例 HBsAg 滴度在 24 周内即出现快速下降，但 24 周内获得 HBsAg 清除仅 1 例，48 周内有 10 例获得 HBsAg 清除，60 周及 96 周 HBsAg 清除各 1 例（图 4.3）。12 例患者中 7 例获得 HBsAg 血清学转换，与未转换者相比，其 HBsAg 水平下降更快。

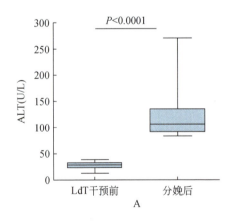
A

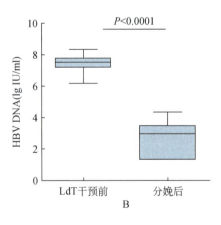
B

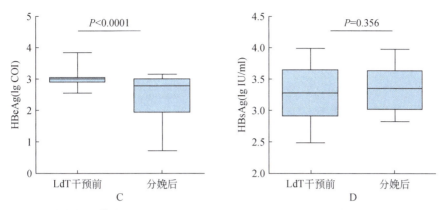

图 4.1 CPIA 治疗人群基线 ALT、HBV DNA、HBeAg 和 HBsAg 水平与 LdT 干预前比较变化情况

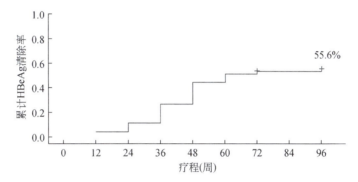

图 4.2 CPIA 治疗人群累计 HBeAg 清除率

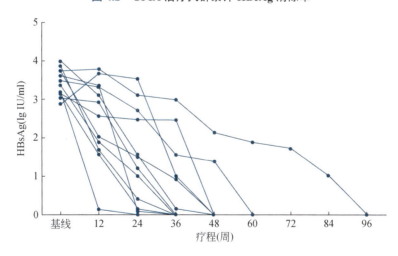

图 4.3 获得 HBsAg 清除/转换者 HBsAg 的动态变化

HBeAg 血清学应答的疗效预测：根据 HBeAg 血清学应答情况，将 45 例 CPIA 治疗人群分为 HBeAg 清除组（25 例）和未清除组（20 例）。由于 CPIA 治疗人群入选的必要条件为 ALT ≥ 2 ULN，因此两组之间 ALT 水平无明显差异。比较基线 HBeAg 和 HBV DNA 水平，发现清除组明显低于未清除组（$P < 0.05$，表 4.2）。为评价基线指标对 HBeAg 清除的预测价值，以基线 HBeAg 和 HBV DNA 水平进行 Logistic 回归分析，建立 ROC 曲线，

曲线下面积为 0.930，cut-off 值为 0.59，预测 HBeAg 清除的敏感性为 85.0%，特异性为 84.0%，PPV 为 81.0%，NPV 为 87.5%，准确率为 84.4%（图 4.4）。提示分娩后（CPIA 治疗基线）HBeAg 和 HBV DNA 水平较低者对 HBeAg 清除具有较好的预测价值。

表 4.2　CPIA 治疗组获得 HBeAg 清除和未清除人群基线特征的比较

基线因素	HBeAg 清除组（n=25）（$\bar{x} \pm s$）	HBeAg 未清除组（n=20）（$\bar{x} \pm s$）	t	P
年龄（岁）	29.32 ± 3.24	28.20 ± 4.05	0.258	0.783
ALT（U/ml）	123.09 ± 50.39	117.43 ± 36.38	0.421	0.675
HBV DNA（lg IU/ml）	2.28 ± 1.10	3.08 ± 0.89	2.642	0.011
HBsAg（lg IU/ml）	3.34 ± 0.32	3.28 ± 0.36	0.587	0.560
HBeAg（lg COI）	2.08 ± 0.85	2.94 ± 0.18	4.445	＜0.001

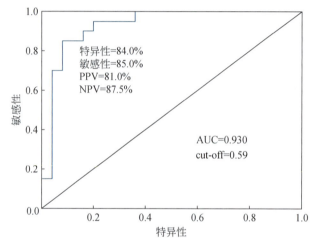

图 4.4　CPIA 治疗组基线 HBeAg 和 HBV DNA 水平对 HBeAg 清除的预测

分娩后 LdT 治疗组疗效：分娩后有 7 例患者达到上述治疗的标准，根据个人意愿选择了继续 LdT 维持治疗，疗程 96 周。7 例肝功能持续正常，5 例 HBV DNA ＜ 20 IU/ml，1 例获得 HBeAg 清除，未见 HBsAg 清除者。

分娩后停用 LdT 组的安全性：98 例患者分娩后停用 LdT，随访 48 周，HBV DNA 载量于 3～6 个月后逐渐反跳至 LdT 干预前水平；28 例患者 ALT 与停药前相比，出现一过性轻度升高（1～4 ULN），大多发生在停药后 24 周内，可逐渐恢复好转，未见肝功能明显加重恶化者；无一例患者停药后出现自发性 HBsAg/HBeAg 清除。

研究[10] 表明，对 HBV 高载量孕妇妊娠晚期采用 NA 干预，可以提高母婴阻断的成功率。近年来，我国在母婴阻断研究方面取得了令人瞩目的成绩，多个研究表明妊娠晚期采用 NA（如 LAM、LdT 或 TDF）干预可明显降低新生儿的 HBV 感染率。但是，这个防御策略是不完整的，只关注了"子"的问题，而忽略了"母"的问题。分娩后母亲是否均可以安全停药，哪些人群适合继续治疗、采用何种方案，这些问题尚无研究报道。本研究表明，分娩后选择合适的患者，采用 CPIA 治疗可以获得较好的疗效：HBeAg 清除率达 55.6%，HBsAg 清除率达 26.7%，明显高于一般人群。其中，分娩后 ALT、HBeAg 滴度和 HBV DNA 的变化是决定是否继续抗病毒治疗的三个重要指标，如果符合 ALT ≥ 2 ULN，同时伴 HBV DNA 下降 ≥ 3 lg IU/ml 和 / 或 HBeAg 滴度下降 ≥ 50%，我们认为是合适的治疗机会。建议采用以 IFN-α 为基础的联合抗病毒治疗方案，既可抑制病毒复制，又起到免疫调控作用，疗效明显好于 LdT 单药治疗组，后者仅有 1 例获得 HBeAg 清除，未见 HBsAg 清除者。因此，本研究为 NA 干预的 HBV 携带者分娩后找到了合适的治疗机会，并证实了 CPIA 方案治疗的有效性。

从本研究来看，NA 干预的 HBV 携带人群分娩后有 36.0% 的患者 ALT ≥ 2 ULN，即存在较大比例的、可能适合治疗的患者，值得临床重视。上述三种临床指标的选择，我们参照免疫清除期的概念，ALT 升高为必备条件，同时伴 HBV DNA 或 / 和 HBeAg 的下降。这样可以排除部分患者因分娩后体重增加、肥胖导致的脂肪肝及其他原因引起的 ALT 升高，把真正进入免疫清除期与一过性 ALT 升高的患者区别开来。疗效预测分析显示分娩后基线 HBeAg 和 HBV DNA 水平是预测疗效的重要因素，与 HBeAg 清除呈负相关，也进一步证实上述基线指标能够反映机体对病毒的免疫清除，是开展 CPIA 治疗的较好时机。

本研究的疗效远高于文献[11-13]报道，分析其可能的原因：① 如上所述，分娩后免疫功能的相对增强，可能有利于对病毒的清除。② 本研究人群在妊娠晚期均给予抗病毒治疗干预，通过降低病毒载量，机体免疫耐受状态在一定程度上得以逆转，可能有利于治疗。③ 分娩后再治疗的方案也很重要，我们选择基于有免疫调控作用的以 IFN-α 为基础的联合治疗。干扰素具有免疫调节活性，可刺激记忆性 T 细胞增殖，加快树突状细胞分化，上调肝细胞表面 MHC-Ⅰ类分子的表达等。另外，我们考虑停用 LdT、联合 ADV，既可避免 LdT 与干扰素联合应用时导致周围神经炎的发生，又可避免 LdT 潜在耐药导致疗效降低。因此，上述几点可能是取得高 HBeAg 和 HBsAg 清除率的原因。

综上所述，对于 NA 干预的 HBV 携带孕妇，分娩后应密切监测 ALT、HBeAg、HBV DNA 水平的变化，筛选出适合治疗的人群，采用基于 Peg-IFNα 联合 NA 的治疗方案，可以获得较好的疗效。妊娠晚期 NA 干预不仅可使下一代免于 HBV 感染，而且抓住产后适合治疗的机会，采用有效的治疗方案，也可使 HBV 免疫耐受人群在分娩后获得持久免疫控制的可停药的终点，甚至 HBsAg 清除的更高治疗目标。这对 HBV 感染的育龄女性而言不仅可改善其长期预后，也具有减少、甚至消灭传染源的重要社会意义。

4.4 专家点评

在我国慢性 HBV 感染的育龄期女性是 HBV 母婴传播的重要传染源，始于幼龄期的感染者大多发展成慢性乙型肝炎患者。采用乙肝疫苗联合乙肝免疫球蛋白进行常规阻断，在高病毒载量的孕妇中，仍有 8% ~ 15% 的阻断失败率。目前采用 NA 抗病毒干预的方法可以明显提高母婴阻断成功率。但该类人群在产后出现肝功能异常的现象逐渐增多，是否需要治疗、如何治疗、效果如何——一系列问题尚无共识，不仅相关指南中未涉及，国内外文献也未见报道。这类人群是我国的特色问题，是在采用 NA 干预 HBV 母婴传播新策略下产生的新问题，目前已成为临床医生每天面临的亟待解决的现实问题。为此，本文以"慢性 HBV 携带孕妇产后治疗时机的把握及方案的选择"为题进行研究探讨,具有重要的现实意义。

妊娠期 NA 干预的目的是为了降低母婴阻断失败率,使得新生儿受益,并非针对孕妇本人。但是,这个防御策略是不完整的,只关注了"子"的问题,而忽略了"母"的问题。作者参照免疫清除期的概念,以 ALT ≥ 2 ULN,同时伴 HBV DNA 下降 ≥ 3 lg IU/ml 和/或 HBeAg 滴度下降 ≥ 50% 作为治疗的标准,这与一般的慢性乙型肝炎治疗标准是不同的,主要是基于已经使用了 NA 的考虑。事实证明对这种特殊人群制定的新的治疗标准,可以排除因分娩后体重增加、肥胖导致的脂肪肝等原因引起的 ALT 升高,把真正进入免疫清除期的患者筛选出来,进而在合适的时机、采用合适的策略——以干扰素为基础的联合治疗可以取得明显高于一般人群的疗效:HBeAg 清除率达 55.6%,HBsAg 清除率达 26.7%。

对这种特殊人群的成功治疗,不仅可以改善患者的预后,而且减少了传染源,使母婴阻断策略更完善,具有重要的社会意义。

(作者:鲁俊锋;点评者:陈新月)

参 考 文 献

[1] Dienstag JL. Hepatitis B virus infection. N Engl J Med, 2008, 359: 1486-1500.

[2] Liaw YF, Chu CM. Hepatitis B virus infection. Lancet, 2009, 373: 582-592.

[3] Liang X, Bi S, Yang W, et al. Epidemiological serosurvey of hepatitis B in China—declining HBV prevalence due to hepatitis B vaccination. Vaccine, 2009, 27: 6550-6557.

[4] Cui F, Luo H, Wang F, et al. Evaluation of policies and practices to prevent mother to child transmission of hepatitis B virus in China: results from China GAVI project final evaluation. Vaccine, 2013, 31(Suppl 9): S36-42.

[5] Jia JD, Zhuang H. A winning war against hepatitis B virus infection in China. Chin Med J, 2007, 120: 2157-2158.

[6] Xu WM, Cui YT, Wang L, et al. Lamivudine in late pregnancy to prevent perinatal transmission of hepatitis B virus infection: a multicentre, randomized, double-blind, placebo-controlled study. J Viral Hepatitis, 2009, 16: 94-103.

[7] Han GR, Cao MK, Zhao W, et al. A prospective and open label study for the efficacy and safety of telbivudine in pregnancy for the prevention of perinatal transmission of hepatitis B virus infection. J Hepatol, 2011, 55: 1215-1221.

[8] Pan CQ, Han GR, Jiang HX, et al. Telbivudine prevents vertical transmission from HBeAg-positive women with chronic hepatitis B. Clin Gastroenterol Hepatol, 2012, 10: 520-526.

[9] Yu M, Jiang Q, Ji Y, et al. The efficacy and safety of antiviral therapy with lamivudine to stop the vertical transmission of hepatitis B virus. Eur J Clin Microbiol Infect Dis, 2012, 31: 2211-2218.

[10] Lau GK, Piratvisuth T, Luo KX, et al. Peginterferon alfa-2a, lamivudine, and the combination for HBeAg-positive chronic hepatitis B. N Engl J Med, 2005, 352: 2682-2695.

[11] Buster EH, Flink HJ, Cakaloglu Y, et al. Sustained HBeAg ad HBsAg loss after long-term follow-up of HBeAg-positive patients treated with peginterferon alpha-2b. Gastroenterology, 2008, 135: 459-467.

[12] Perrillo R. Benefits and risks of interferon therapy for hepatitis B. Hepatology, 2009, 49(Suppl 5): S103-111.

[13] Hadziyannis SJ, Papatheodoridis GV. Hepatitis B e antigen-negative chronic hepatitis B: natural history and treatment. Semin Liver Dis, 2006, 26:130-141.

5 慢性 HBV 携带孕妇产后肝功能、病毒学、血清学变化及停药安全性临床观察

我国慢性 HBV 感染大多数始于幼龄，其中母婴传播是主要感染途径，约占全部感染的 40%。采用乙肝疫苗联合乙肝免疫球蛋白进行母婴阻断，总体成功率可达 90%～95%，但在高病毒载量的孕妇中，仍有 8%～15% 的患者阻断失败。近年来越来越多的研究显示，对高病毒载量的孕妇在妊娠中晚期应用核苷（酸）类似物（NA）抑制病毒复制，可显著提高新生儿的母婴阻断成功率。因此，国内外慢性乙型肝炎防治指南均提出对高 HBV 载量的孕妇可于妊娠中晚期予 NA 干预以减少母婴传播。随着 NA 干预的人群增多，观察到产后时有肝功能异常的情况发生。但肝炎发作的比例及进一步的管理策略如何，产后是否均能停药，停药安全性如何——相关问题尚缺乏系统的研究。下面将从病例入手，结合笔者所在团队的研究，对慢性 HBV 携带孕妇产后肝功能、病毒学、血清学变化规律及停药安全性进行讨论。

5.1 病例介绍

患者女性，33 岁，因"乙肝病史 30 年余，产后肝功能异常 42 天"入院。患者 30 年余前体检发现 HBsAg、HBeAg、抗 -HBc 均为阳性，ALT 正常，HBV DNA 阳性（具体不详），未治疗。此后每年体检均提示肝功能正常。2014 年 5 月，于妊娠 28 周（ALT 正常）为行母婴阻断应用替比夫定。2014 年 10 月，产后 42 天复查提示 ALT 108.2 U/L。患者既往体健，无长期服药史，无饮酒史、手术及输血史。母亲、姐姐均为乙肝患者，父亲体健。婚育史无异常。入院后查体未见阳性体征。

5.2 临床诊治思维过程

患者明确诊断为慢性乙型肝炎。治疗方案：产后停止哺乳，换替比夫定为恩替卡韦（0.5mg，每天一次）联合 Peg-IFNα-2a（135 μg，每周一次）治疗 9 个月后，于 2015 年 7 月获得 HBeAg 转阴。HBsAg 在继续巩固治疗的过程中逐渐减低，为进一步追求 HBsAg 清除，延长疗程，继续联合治疗 4 个月后，最终于 2015 年 11 月获得 HBsAg 清除。具体情况见表 5.1。

表 5.1　治疗过程中各项指标的变化

时间（年 - 月）	HBsAg	抗 -HBs（IU/L）	HBeAg（COI）	HBV DNA（IU/ml）	ALT（U/L）
2014-03（基线）	2 591 COI	2	1371	2.7×10^8	23.9
2014-10（产后 42 天）	5 138 IU/ml	2	883.9	4.09×10^3	108.2
2015-01（ETV+Peg-IFNα-2a 治疗 3 个月）	2 204 IU/ml	2	471.6	< 100	68.5
2015-07（ETV+Peg-IFNα-2a 治疗 9 个月）	0.213 IU/ml	2	0.744	< 20	22.9
2015-11（ETV+Peg-IFNα-2a 治疗 13 个月）	< 0.05 IU/ml	2	0.689	< 20	17.5

在上述病例中，患者原为慢性 HBV 携带者，长期处于免疫耐受状态，未出现合适的抗病毒治疗的机会。但孕期应用替比夫定进行母婴阻断，在产后出现肝炎发作。患者通过 NA 联合干扰素的治疗方案不仅抑制了 HBV DNA 复制，而且获得了 HBeAg 血清学转换，甚至实现了 HBsAg 清除。提示慢性 HBV 携带孕妇抓住产后适当的时机给予以干扰素为基础的治疗方案，可能会达到事半功倍的治疗效果。HBsAg 的清除不仅可以改善患者预后，还可以减少社会传染源。

5.3　诊疗体会

基于笔者所在医院具有丰富的类似临床资源，笔者所在团队前期建立的 NA 干预的 HBV 携带孕妇产后的前瞻性队列，对该类人群产后肝功能、病毒学变化规律及治疗指征和停药安全性进行临床研究。具体研究内容及方法如下：

5.3.1　研究对象

自 2015 年至 2017 年于笔者所在医院诊疗的符合慢性 HBV 携带的孕妇，慢性 HBV 携带的临床诊断标准参照我国《慢性乙型肝炎防治指南》（2015 年版），并符合：①妊娠早期在笔者所在医院产科建档，并按期孕检；②根据患者意愿知情同意于妊娠后期采用或不采用 NA 干预；③产后能够在笔者所在医院继续随诊至产后 48 周；④排除合并其他嗜肝病毒感染、HIV 感染、肝硬化和妊娠相关疾病，如妊娠期肝内胆汁淤积症、妊娠期高血压等。

5.3.2　研究方法

本研究采用前瞻性、开放性临床队列研究。慢性 HBV 携带孕妇入组后，根据患者意愿选择是否在妊娠后期给予 NA 干预，由此分为 NA 干预组和非 NA 干预组（以下简称干预组和非干预组）。于妊娠期（妊娠早中期和晚期至少检测两次）及产后（6±1）周、（12±2）周、（24±2）周、（36±2）周、（48±2）周进行随访检测。检测内容包括：肝功能、HBV DNA 及 HBV 血清学标志物（HBVm）等，并留有患者血清等样本，以供进一步研究。

5.3.3 实验室检测方法

HBV DNA 使用实时荧光定量 PCR 系统进行检测，检测下限为 20 IU/ml。HBV 血清标志物使用全自动电化学发光仪进行检测，HBsAg 检测下限为 0.05 IU/ml，HBeAg 检测下限为 1 COI。肝脏生化学指标使用生化检测仪进行检测。

5.3.4 统计学方法

采用 SPSS25.0 软件对数据进行统计处理。计量资料（符合正态分布）描述采用均数 ± 标准差（$\bar{x} \pm s$）表示。对分类变量资料以例数和百分比 [例（%）] 表示，组间比较采用卡方检验或 Fisher exact test 检验。$P < 0.05$ 认为有统计学意义。

5.3.5 相关的定义及处理建议

根据肝功能、病毒学、血清学检测结果，此研究在产后不同随访节点处理方法或定义如下：①干预组在产后 6 周（未停药状态）随诊时，对 ALT ≥ 2 ULN 同时伴 HBV DNA 较基线下降 ≥ 3 lg IU/ml 和 / 或 HBeAg 较基线下降 ≥ 50%，建议抗病毒治疗，否则建议停药随访，定期随访至产后 48 周；②停药随访过程中出现 ALT ≥ 2 ULN 且 HBV DNA ≥ 2×10^4 IU/ml 也建议抗病毒治疗；③肝功能异常的定义为在妊娠期及随访中 ALT 大于正常值上限（1 ULN）；④肝炎发作定义为在妊娠期及随访中 ALT ≥ 2 ULN，经 2 次复检，且排除其他肝损伤因素，如肥胖、脂肪肝、药物性肝损伤等。

5.3.6 研究结果

5.3.6.1 入组队列及总体随访情况

351 例慢性 HBV 携带孕妇知情同意入组，按其意愿 31 例为非干预组，平均年龄（27.1 ± 4.3）岁，基线 HBV DNA 病毒量（7.6 ± 0.6）lg IU/ml；320 例为干预组（TDF 222 例，LdT 98 例），平均年龄（29.4 ± 4.3）岁，基线 HBV DNA 病毒量（7.7 ± 0.7）lg IU/ml，两组间年龄、HBV DNA 载量差异均不显著。351 例患者中共失访 72 例（20.5%），其余 279 例均随访至 48 周，产后肝炎发作共 138 例（39.3%，138/351），两组在产后不同随访节点肝炎发作及失访例数具体情况见图 5.1。

5.3.6.2 非干预组妊娠期及产后肝炎发作情况

非干预组在妊娠晚期有 1 例（3.2%）肝炎发作。产后随访至 48 周有 16 例（51.6%）ALT 大于正常值上限，其中 12 例（38.7%）ALT ≥ 2 ULN，即为肝炎发作。产后肝炎发作比例明显高于妊娠期，差异有统计学意义（38.7% 比 3.2%，$P=0.001$）。于产后 6 周、12 周、24 周随访节点肝炎发作比例分别为 30%（9/30）、11.1%（2/18）、6.7%（1/15）。以产后 6 周肝炎发作比例最高。所有肝炎发作均发生于产后 24 周内。

5.3.6.3 干预组妊娠期及产后肝炎发作情况

干预组于妊娠期肝功能异常 43 例（13.4%），其中肝炎发作 40 例（12.5%），包括

ALT≥10 ULN 8例（2.6%）。妊娠早、中期有14例（4.4%）因肝炎发作予NA治疗，包括4例ALT≥10 ULN者。其余306例在妊娠晚期应用NA干预，但在分娩前有26例（8.5%）出现肝炎发作。

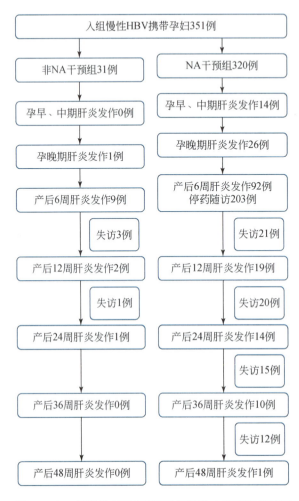

图5.1　351例慢性HBV携带孕妇随访中肝炎发作情况

在产后48周内肝功能异常率共计51.3%（164/320），其中肝炎发作比例为39.4%（126/320），ALT≥10 ULN比例为2.5%（8/320）。产后肝炎发作比例（39.4%）明显高于妊娠期（12.5%），差异有统计学意义（$P<0.001$）。在产后6周（未停药状态下）肝炎发作比例最高（32.9%，92/280），而在产后已停药状态下12周、24周、36周、48周肝炎发作比例分别为12.2%（19/156）、8.5%（10/117）、4.3%（4/92）、1.3%（1/76）。6周节点与其他随访节点相比，肝炎发作比例差异显著（P均<0.001）。且ALT≥10 ULN者有6例出现在产后6周，另2例出现在产后12周余。

5.3.6.4　非干预组与干预组肝炎发作情况比较

比较非干预组与干预组肝炎发作情况，两组在产后48周内均有较高的肝炎发作比例

（38.7%比39.4%，P=0.942），但差异不显著。两组各随访节点肝炎发作比例及趋势较为一致，产后6周为肝炎发作高峰（图5.2）。

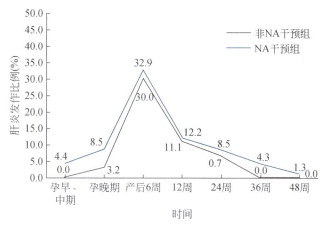

图5.2 非干预组与干预组肝炎发作情况比较

5.3.6.5 干预组产后6周病毒学、血清学变化

干预组基线HBV DNA载量均值为（7.7±0.7）lg IU/ml。在产后6周（未停NA状态下）HBV DNA较基线下降均值为（4.6±0.9）lg IU/ml。HBV DNA较基线下降≥3lg IU/ml者278例（86.9%），其中4例（1.3%）HBV DNA转阴。有76例（23.8%）HBeAg较基线下降≥50%，其中有13例（4.1%）出现HBeAg转阴。HBV DNA较基线下降≥3 lg IU/ml和/或HBeAg较基线下降≥50%、伴ALT≥2 ULN者77例（24.1%）。根据本文的定义这77例符合抗病毒治疗的指征。

5.3.6.6 停用NA者随访情况

产后6周203例符合停药指征者，停药后肝功能异常率为22.7%（46例），其中肝炎发作比例为16.7%（34例），包括2例（1.0%）ALT≥10 ULN者。另有1例产后符合治疗指征但自行停药，在停药8周余出现亚急性肝衰竭。综合停药后及产后6周未停药状态下共计肝炎发作126例，其中绝大多数（96%，121/126）肝炎发作均发生在产后24周内（图5.3）。

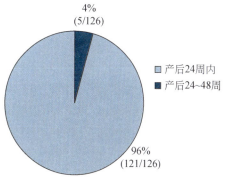

图5.3 干预组产后24周节点肝炎发作情况比较

5.3.6.7 不符合治疗指征但继续服用NA者随访情况

干预组中有26例不符合抗病毒治疗指征，但继续自行服用NA，随访至产后48周，多数可维持病毒学应答，但有2例（7.7%）应用LdT者出现病毒学突破，其中1例检测到M204I位点突变。

5.3.7 讨论

早期新加坡及荷兰学者[1, 2]曾报道，在未经 NA 干预的慢性 HBV 感染孕妇中，可以观察到产后 ALT 异常，大约为 50%（15/35）和 45%（17/38），其中 HBeAg 自发清除率可达 14.3%。近期澳大利亚及国内学者[3, 4]均报道在 NA 干预的慢性 HBV 携带者中也观察到类似情况。前者报道产后 2 周及 12 周停药组随访 52 周，肝炎发作（ALT > 95 U/L）比例分别为 50%（22/44）和 40%（17/43）；后者报道产后 3 个月未停药状态下 ALT > 40 U/L 者占 34.4%（83/241）。上述报道与本研究结果类似。我们的前瞻性队列研究显示：351 例患者产后肝炎发作比例达 39.3%（138/351），无论是否应用 NA 干预妊娠期均可出现肝炎发作，但产后肝炎发作比例明显高于妊娠期，差异有统计学意义（P=0.001）。该结果提示慢性 HBV 携带孕妇并非一直处于免疫耐受状态，可以出现较高比例的肝炎发作，因此产后并非均能安全停药，需密切观察、分类处理。至于可能打破免疫耐受的机制尚不清楚，可能与妊娠、分娩或 NA 干预有关。一般认为妊娠期间母体更偏向于免疫耐受状态[5]，以避免对新生命的排斥，造成流产。Aluvihare 等[6]和 Wegmann 等[7]曾报道在正常人群妊娠期间可见调节性 T 细胞数量增加及呈现出以 Th2 应答为主的免疫耐受现象。而分娩后免疫耐受状态相对解除，细胞免疫功能相对增强[2]，可能是肝炎发作的原因之一。另外，由于 NA 干预降低了病毒载量，也有利于机体免疫功能提高，进而打破免疫耐受。

NA 干预组与非干预组产后各随访节点肝炎发作比例相似，产后 6 周均为肝炎发作高峰。在干预组，产后 6 周未停药时的肝炎发作比例明显高于停药后各随访点，差异有统计学意义。6 周节点与基线时的 HBV DNA 载量比较有明显下降，其中 HBV DNA 较基线下降≥ 3 lg IU/ml 和 / 或 HBeAg 下降≥ 50%，且伴 ALT ≥ 2 ULN 者达 77 例（24.1%）。一般来说，病毒量较低时通常不会引起肝炎发作，如在病毒量下降时 ALT 反而升高，也就是高酶低病毒状态，更可能反映了机体免疫功能增强，由免疫耐受状态进入了免疫清除期。而且本研究中肝炎发作者均排除了脂肪肝、药物性肝炎等肝损伤因素。

关于妊娠期应用 NA 干预者产后停药随访的安全节点，相关研究较少。曹彦君等[8]对 144 例慢性 HBV 携带孕妇进行回顾性研究，发现产后 6 个月内，96% 的肝功能异常（两次 ALT > 1 ULN 或 1 次 ALT > 2 ULN）均出现在产后 6 周内。王习习等[9]报道 114 例未经 NA 干预的免疫耐受期慢性 HBV 感染孕妇，在产后 6 个月内，肝功能异常（ALT 或 AST ≥ 60 U/L）共 45 例，其中 93.3%（42/45）的肝功能异常出现在产后 3 个月内。上述回顾性研究只观察产后 6 个月内的肝功能异常情况，由于观察时间短，尚不能得出停药随访最佳安全节点。本研究前瞻性队列中干预组 252 例随访至 48 周，其中 96% 的肝炎发作发生于产后 24 周内，而产后 36 周、48 周肝炎发作比例仅为 4.3%（4/92）、1.3%（1/76），因此，建议停药后至少应随访至产后 24 周。

本研究肝炎发作者中共 17 例（5.3%）ALT ≥ 10 ULN（均为干预组）。其中 14 例发生在停用 NA 之前，停药后有 3 例，包括 1 例符合治疗指征但自行停药者，该例在停药后 8 周余出现亚急性肝衰竭。本研究中也观察到，在不符合治疗指征而持续服用 NA 的人群（26 例）中，出现病毒学突破 2 例（7.7%，均为服用 LdT 者），其中 1 例检测到 M204I 位点突变。提示产后不符合治疗者，应及时停药，避免继续用药造成耐药，而具有治疗指征的患者应及时进行干预，避免疾病重症化。

对于上述符合高酶低病毒的患者是否需要治疗、采用何种治疗方法、疗效如何，对此国内外尚未见报道。既往笔者所在团队[10]对30例ALT≥2 ULN伴HBV DNA较基线下降≥2 lg IU/ml的患者，采用聚乙二醇干扰素联合NA治疗96周，取得较好疗效：病毒学应答率93.3%（28例），HBeAg清除率56.7%（17例），HBsAg清除率26.7%（8例）。该研究显示，免疫耐受期的孕妇在产后合适的时机，采用合适的治疗方法也可获得较好的治疗效果。这不仅是个人获益，而且是传染源的减少，具有社会公益效果，同时也使得母婴阻断链更加完整。

本研究之所以制定了不同的抗病毒治疗指征，是因为人群所处状态的不同。在产后6周未停药的低病毒状态，伴ALT升高，可能更好地提示机体进入了免疫清除期，因此建议治疗。而在停药随访过程中，HBV DNA水平必然会反弹，此时ALT升高通常是高病毒状态所引发的机体炎症反应，因此停药后在病毒量升高伴ALT升高时才建议治疗。

综上所述，慢性HBV携带孕妇无论有无NA干预，在妊娠期和产后都有一定比例的肝炎发作，产后肝炎发作比例高，甚至可出现重症化，因此这些所谓免疫耐受的孕妇，产后并不都能安全停药，需密切观察、分类处理。针对产后未停NA的状态下出现的肝炎发作，应当视为合适的抗病毒治疗的时机，采用以干扰素为基础的治疗方法可达到更高的治疗目标。产后绝大部分肝炎发作出现在24周内，因此建议停药后至少随访至产后24周[11]。对于产后不符合治疗标准者应及时停药，避免继续用药造成耐药。

5.4 专家点评

母婴传播是我国HBV感染慢性化的主要原因，常规阻断成功率可达90%～95%，但在高病毒载量孕妇所生的婴儿中，仍有8%～15%阻断失败。近年来的研究显示了NA对胎儿的安全性，加之家长对HBV零传播的追求，使得在妊娠中晚期应用NA以追求阻断成功率的人群越来越多。但也观察到产后时有肝功能明显异常的情况发生，这是NA抗病毒治疗中出现的新问题，也是我国妊娠妇女特有的情况，对于这些问题，没有欧美国家的经验可供借鉴，更没有乙肝指南的相应处理意见，只有中国专家自己探索解决。因此，本研究具有非常重要的现实意义。

本研究先从一些病例观察入手，逐渐归纳、凝练出临床需要解决的问题，如产后肝炎发作情况如何、是否需要治疗、采用何种治疗方式合适、能否安全停药等，进而建立了前瞻性、开放性的临床队列，对慢性HBV携带孕妇产后肝功能、病毒学、血清学变化规律及停药安全性进行研究。研究结果表明：在产后干预组及非干预组肝功能异常率均可达半数，其中肝炎发作比例接近40%，甚至有重症化倾向的病例发生（2.5%）。产后6周节点与其他随访节点相比，肝炎发作人数较多，差异显著（P均<0.001）。提示慢性HBV携带者在产后可出现免疫耐受被打破、肝炎发作的情况，因此产后并非均能安全停药，需密切观察、分类处理。本研究中也观察到，持续服用NA的人群可能出现病毒学突破（7.7%），提示产后不符合治疗者，应及时停药，避免继续用药造成耐药，而具有抗病毒治疗指征的患者及时给予以干扰素为基础的治疗方案可以取得超出预期的效果。关于NA干预者产后停药随访的安全节点，本文也给出了明确的建议：至少应随访至产后24周。因为研究表明96%

的肝炎发作发生于产后24周内,而产后24～48周仅有4.3%肝炎发作。

值得注意的是本研究根据人群所处的状态不同,提出了不同于一般指南所推荐的抗病毒治疗指征。在产后未停NA的情况下,一般来说病毒载量较低,通常不会引起肝炎发作,但恰恰低病毒载量却伴有ALT升高,可能更好地提示机体进入了免疫清除期,因此被认为是治疗的合适时机。对于高病毒载量的孕妇采用NA干预的本意是提高母婴阻断成功率,而非针对母体的治疗。但在适当的时机给予适合的治疗方案可以达到事半功倍的效果:HBeAg清除率达56.7%,HBsAg清除率达26.7%。这个研究结果提示,部分免疫耐受的孕妇在产后不仅可以获得治疗机会,甚至可以获得治愈的机会,使得个人、社会双获益,也使母婴阻断链更加完整。以往乙肝的母婴阻断仅关注婴儿,并未关注母体。

总之,本文对慢性HBV携带孕妇前瞻性队列的研究基本阐明了妊娠期和产后肝炎发作的比例、疾病重症化及耐药发生的概率,肝炎发作高峰时点,决定产后能安全停药的随访节点,并对不同状态提出了分类处理的建议。这是针对我国抗病毒治疗过程中出现的新问题进行的有益探索,对更多的临床工作者具有很好的参考作用。

(作者:王晓晓;点评者:陈新月)

参考文献

[1] Tan HH, Lui HF, Chow WC. Chronic hepatitis B virus (HBV) infection in pregnancy. Hepatol Int, 2008, 2 (3): 370-375.

[2] Ter Borg MJ, Leemans WF, De Man RA, et al. Exacerbation of chronic hepatitis B infection after delivery. J Viral Hepat, 2008, 15 (1): 37-41.

[3] Nguyen V, Tan PK, Greenup AJ, et al. Anti-viral therapy for prevention of perinatal HBV transmission: extending therapy beyond birth does not protect against post-partum flare. Aliment Pharmacol Ther, 2014, 39 (10): 1225-1234.

[4] Liu J, Wang J, Jin D, et al. Hepatic flare after telbivudine withdrawal and efficacy of postpartum antiviral therapy for pregnancies with chronic hepatitis B virus. J Gastroenterol Hepatol, 2017, 32 (1): 177-183.

[5] Trowsdale J, Betz AG. Mother's little helpers: mechanisms of maternal-fetal tolerance. Nat Immunol, 2006, 7 (3): 241-246.

[6] Aluvihare VR, Kallikourdis M, Betz AG. Regulatory T cells mediate maternal tolerance to the fetus. Nat Immunol, 2004, 5 (3): 266-271.

[7] Wegmann TG, Lin H, Guilbert L, et al. Bidirectional cytokine interactions in the maternal-fetal relationship—is successful pregnancy a Th2 phenomenon. Immunol Today, 1993, 14 (7): 353-356.

[8] 曹彦君,易为,刘敏,等. 免疫耐受期HBV感染的孕妇产后肝功能变化. 中华实验和临床感染病杂志(电子版), 2013, 7 (3): 111-114.

[9] 王习习,韩国荣,江红秀,等. 慢性乙型肝炎病毒感染孕妇产后肝功能的变化. 职业与健康, 2016, 32 (4): 498-501.

[10] Wang XX, Han GR, Jiang HX, et al. Observation on postpartum changes in liver function of pregnant women with chronic HBV infection. Occup and Health, 2016, 32 (4): 498-501.

[11] Lu J, Zhang S, Liu Y, et al. Effect of Peg-interferon alpha-2a combined with adefovir in HBV postpartum women with normal levels of ALT and high levels of HBV DNA. Liver Int, 2015, 35 (6): 1692-1699.

6 对于耐药的慢性乙型肝炎患者的再治疗，是满足于病毒学抑制还是争取血清学转换

随着慢性乙型肝炎抗病毒治疗的普及，越来越多的患者接受了核苷（酸）类似物（NA）抗病毒治疗。近期我国 CR-HepB 数据提示，67.8% 的慢性乙型肝炎患者选择了较为方便的口服药物治疗。NA 可以有效地抑制 HBV DNA 复制，从而延缓病情进展，改善预后，但需要长期服药以维持疗效。而随着服药时间的延长，NA 相关的耐药发生率日益增长。耐药一旦发生，此前抗病毒治疗的临床获益将消失殆尽，甚至导致肝功能失代偿或肝移植失败等严重后果。目前对 NA 耐药的再治疗共识，均为 NA+NA 联合治疗方案，以 HBV DNA 抑制程度或转阴率作为疗效评估的标准，极少涉及 HBeAg 和 HBsAg 血清学转阴/转换这个能停药的标准。虽然有效抑制病毒复制也能改善病毒学和生化学应答，但仍然需要患者长期服药，在长期 NA 联合治疗中仍有发生耐药甚至多位点或多药耐药的风险。对于 NA 耐药的慢性乙型肝炎患者的再治疗，是满足于病毒学抑制还是争取血清学转换，值得临床思考与研究。

下面这个病例的诊疗过程，呈现了不同的治疗策略所获得的不同疗效，提示针对 NA 耐药的患者采用以干扰素为基础的联合治疗也有机会获得可靠的停药终点。

6.1 病例介绍

患者男性，55 岁，因"乙肝表面抗原阳性 20 余年，反复肝功能异常 10 年"入院。患者 20 余年前体检时发现乙肝表面抗原阳性，肝功能正常，未诊治。17 年前（2002 年）体检首次发现肝功能异常，ALT 120 U/L 左右，HBV DNA 10^8 拷贝/ml，HBsAg、HBeAg、抗-HBc 均为阳性，先后予拉米夫定、阿德福韦酯单药序贯抗病毒治疗 6 年，ALT 可恢复正常，但 HBV DNA 波动在 $10^3 \sim 10^5$ 拷贝/ml，未行耐药相关检测。2008 年 5 月查 HBsAg、HBeAg、抗-HBc 均为阳性，ALT 39 U/L，AST 30.3 U/L，HBV DNA 3.02×10^6 拷贝/ml，停用阿德福韦酯，改为恩替卡韦 0.5 mg/d，3 个月后复查 HBV DNA < 500 拷贝/ml。此后每 3～6 个月定期复查，HBV DNA 持续低于检测下限，但 HBeAg 仍阳性。在规律服药中，于 2010 年 8 月复查 HBV DNA 升至 3.82×10^3 拷贝/ml，未查耐药，治疗方案调整为恩替卡韦 1.0mg/d，继续治疗，HBV DNA 未转阴，于 2012 年 2 月复查为 6.09×10^6 IU/ml。既往高血压病史 1 年，目前口服降压药物治疗，血压控制可，无其他特殊病史。家族史及婚育史无特殊。查体见肝掌阳性，其余无异常。入院后完善化验检查，血常规：WBC 5.2×10^9/L，Hb 140 g/L，PLT 152×10^9/L。肝功能：ALT 47.8 U/L，AST 37.2 U/L，Tbil 15.8 μmol/L，Alb 40 g/L。PTA 90%。乙肝血清学标志：HBsAg > 250 IU/ml，HBeAg 1342 COI，抗-HBc 阳性。HBV DNA 6.09×10^6 拷贝/ml。AFP 1.8 ng/ml。甲状腺功能及自身抗体均为正常。

腹部 B 超提示弥漫性肝病表现。HBV 基因耐药检测：rtL180M（+）、rtM204V（+）、rtS202G（+）。

6.2 临床诊治思维过程

通过病史我们了解到，患者既往曾用拉米夫定和阿德福韦酯序贯治疗，效果差，虽未检测到相关耐药，但并不能排除。此后改为恩替卡韦治疗，在恩替卡韦治疗的过程中曾有一度获得病毒学应答，但在服药依从性很好的情况下出现了病毒学反弹，并且耐药基因检测确定为恩替卡韦耐药 [rtL180M（+）、rtM204V（+）、rtS202G（+）]。那么接下来患者的抗病毒治疗方案将如何调整呢？ 依据目前国内外的指南，针对 NA 耐药的慢性乙型肝炎患者的再治疗指导原则，均是换用或加用无交叉耐药的 NA 进行挽救治疗。对于恩替卡韦耐药的患者建议采用换用或者加用替诺福韦酯治疗。而阿德福韦酯和替诺福韦酯结构相近，存在交叉耐药，因此对于有阿德福韦酯治疗失败病史者，换用替诺福韦酯仍有较高的治疗失败风险。我们认为选择替诺福韦酯＋恩替卡韦联合治疗更为有效，由于当时（2012 年）替诺福韦酯尚未在我国上市，因此该患者的治疗方案采用了恩替卡韦＋阿德福韦酯联合。改为恩替卡韦＋阿德福韦酯联合治疗 9 个月的过程中，其病毒学应答、血清学及生化学变化情况如表 6.1。

表 6.1 恩替卡韦＋阿德福韦酯治疗过程中各项指标的变化

时间（年-月）	HBsAg	HBeAg（COI）	HBV DNA（拷贝/ml）	ALT（U/L）	AST（U/L）
2012-02	＞250 IU/ml	1 342	6.09×10^6	47.8	37.2
2012-08	1 553 COI	1 194	1.54×10^4	53.4	32.5
2012-11	2 171 COI	1 123.3	2.08×10^4	44.2	29.1

由表 6.1 可见，改变治疗方案 9 个月后，患者的 HBV DNA 下降约 2 lg 拷贝/ml，效果并不令人满意。有文献报道，恩替卡韦应答不佳的患者换用恩替卡韦＋阿德福韦酯治疗 12 个月的完全病毒学应答率（HBV DNA ＜ 60 IU/ml）仅为 20%。为提高病毒学应答率，并提高 HBeAg 血清学转换的可能，我们建议患者加用干扰素联合治疗。具体方案是恩替卡韦＋阿德福韦酯＋普通干扰素（出于经济情况考虑）联合治疗，6 个月后为方便经常出差，将普通干扰素换为长效干扰素（Peg-IFN）。调整方案后各项指标的动态变化如表 6.2。

表 6.2 恩替卡韦（ETV）＋阿德福韦酯（ADV）＋干扰素（IFN）治疗过程中各项指标的变化

检查项目	ETV+ADV	ETV+ADV+IFN（50 μg qod）		ETV+ADV+Peg-IFN（Peg-IFNα-2a 135 μg/周）							
	0 周	12 周	24 周	36 周	48 周	60 周	72 周	84 周	9 周	108 周	120 周
ALT（U/L）	44.2	83.4	43.8	132.3	35.5		44.1	16.5		24.3	33.5
HBsAg	2 171 COI	8 789 IU/ml	5 472 IU/ml	191.6 IU/ml	3.56 IU/ml	1.87 IU/ml	0.66 IU/ml	0.33 IU/ml	0.06 IU/ml	＜0.05 IU/ml	＜0.05 IU/ml
抗-HBs（IU/L）	—	—	—	—	—			4.2	22.7	102.6	741.5

续表

检查项目	ETV+ADV	ETV+ADV+IFN（50 μg qod）		ETV+ADV+Peg-IFN（Peg-IFNα-2a 135 μg/周）							
	0周	12周	24周	36周	48周	60周	72周	84周	96周	108周	120周
HBeAg（COI）	1 123.3	811.1	442.5	—	—	—	—	—	—	—	—
抗-HBe（COI）	—	—	—	+	+	+	+	+	+	+	+
HBV DNA（IU/ml）	2.08×10^4	1.67×10^4	1.39×10^3	<20	<20	<20	<20	<20	<20	<20	<20

在上述病例第二阶段的治疗即 NA 联合干扰素的治疗过程中，不仅抑制了 HBV DNA 复制，而且获得了 HBeAg 血清学转换。本来在获得 HBeAg 血清学转换后再巩固一段时间是可以考虑停药的，但本病例此时的 HBsAg 水平已经很低，经与患者沟通，其有进一步追求临床治愈的意愿，故继续原方案延长疗程，终于实现了 HBsAg 清除和转换。整个疗程中患者的安全性也很好，这也是我们可以延长疗程的基础。

6.3 诊疗体会

这个病例的成功提升了我们对于 NA 耐药的慢性乙型肝炎患者再治疗的信心，但干扰素疗效的个体化差异很明显，本病例是属于特例还是具有普遍性？为探索这种治疗方法对一般耐药人群的有效性，我们设计并实施了一项前瞻性开放性临床队列研究。针对长期 NA 抗病毒治疗应答不佳/耐药的 HBeAg 阳性慢性乙型肝炎患者，对其进行 NA 联合治疗或者 NA+干扰素联合治疗的方案，以评价两种治疗策略的疗效及安全性。

6.3.1 研究对象

研究对象为 2008 年 3 月至 2012 年 12 月在笔者所在医院接受长期 NA 抗病毒治疗应答不佳/耐药的 HBeAg 阳性慢性乙型肝炎患者，共计 110 例，其中男性 77 例，女性 33 例，年龄 18～70（37.55±10.63）岁。诊断符合我国《慢性乙型肝炎防治指南》（2005 年版）的诊断标准[1]，并符合本研究对应答不佳/耐药的定义：使用 NA 抗病毒药物>48 周，在服药依从性良好的情况下 HBV DNA 下降<2 lg IU/ml 或发生病毒学反弹或实验室直接测序法检测到相关的基因型耐药。根据患者既往 NA 用药史、耐药检测结果及个人意愿，分别入组 Peg-IFN+NA（IFN 组，58 例）和 NA+NA（NA 组，52 例）。

6.3.2 治疗方案、疗程及停药标准

NA 组：参照 2008 年《乙型肝炎病毒耐药专家共识》[2]，加用无交叉耐药的 NA。

IFN 组：在加用或换用无交叉耐药的 NA 基础上，联用 Peg-IFNα-2a（135 μg/周或 180 μg/周）。

由于本研究入组病例均为 NA 经治且疗效不佳／耐药的难治性患者，预计疗程为 48～96 周。对于疗程已达 96 周，仍未达到下述停药标准的患者，停用 Peg-IFN，以 NA 维持治疗。本研究的停药标准：NA 组 HBV DNA ＜ 20 IU/ml，并达到 HBeAg 血清学转换，伴或不伴有 HBsAg 清除／血清学转换后至少巩固治疗 1 年；IFN 组达到上述标准后至少巩固治疗半年；若其间 HBsAg 较基线下降＞ 1 lg IU/ml，则继续治疗至 96 周，以追求 HBsAg 清除／血清学转换。

本研究主要评价治疗 48 周和 96 周节点时病毒学及血清学指标，疗效评价的定义为：① 完全病毒学应答，即指 HBV DNA ＜ 20 IU/ml；② HBeAg 血清学转换，即指 HBV DNA ＜ 20 IU/ml，同时 HBeAg 消失、抗 -HBe 出现；③ HBsAg 清除或转换，在达到 HBeAg 血清学转换基础上有 HBsAg 清除或伴有抗 -HBs 阳性。

6.3.3 结果

6.3.3.1 病毒学应答率

如图 6.1 所示，随着治疗时间的延长，两组患者 HBV DNA ＜ 20 IU/ml 的比例逐渐增加，IFN 组在 24、48、96 周 HBV DNA ＜ 20 IU/ml 的比例分别为 70.7%（41/58）、96.6%（56/58）和 100%（45/45），而 NA 组相应节点仅为 65.4%（34/52）、67.3%（35/52）和 71.4%（30/42），IFN 组在 48 周及 96 周 HBV DNA ＜ 20 IU/ml 的比例明显高于 NA 组，差异均有统计学意义（P 均＜ 0.001）。

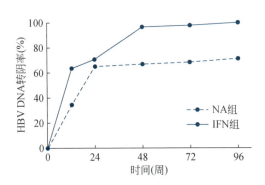

图 6.1　两组治疗期间病毒学应答率

6.3.3.2 HBeAg 血清学转换率

IFN 组和 NA 组各有 45 例和 42 例完成了 96 周疗程。96 周 IFN 组和 NA 组的 HBeAg 转换率分别为 46.67%（21/45）和 21.43%（9/42），两组差异具有统计学意义（P=0.013）。如表 6.3 所示 48 周时 IFN 组 HBeAg 转换率（20.6%，12/58）即高于 NA 组（5.7%，3/52），差异有统计学意义（P=0.023）。其中 IFN 组 48 周获得 HBeAg 血清学转换的 12 例中 4 例符合停药标准，在 72 周停药，随访至 96 周时，4 例均维持 HBeAg 血清学转换，但 HBV DNA ＜ 20 IU/ml 者仅 1 例，其余 3 例 HBV DNA 为 4.2×10^2～1.6×10^4 IU/ml，ALT 均正常。另外 8 例虽然符合停药标准，但 HBsAg 滴度较基线下降＞ 1 lg IU/ml，根据

方案及患者意愿继续延长疗程，追求 HBsAg 清除或血清学转换。

表 6.3 两组治疗期间 HBeAg 血清学转换率情况

HBeAg 血清学转换率	48 周	96 周
NA 组	5.7%（3/52）	21.43%（9/42）
IFN 组	20.6%（12/58）	46.67%（21/45）

6.3.3.3 HBsAg 应答情况

（1）HBsAg 水平变化情况：IFN 组 HBsAg 滴度随疗程延长呈进行性下降，在 48、96 周均明显低于基线，分别下降到（3.03±0.13）lg IU/ml 及（2.18±0.26）lg IU/ml（P=0.001）；但 NA 组 HBsAg 滴度下降不明显。相同时间节点两组间比较：IFN 组在 48、96 周时 HBsAg 水平明显低于 NA 组，差异有统计学意义（$P<0.001$），见图 6.2。

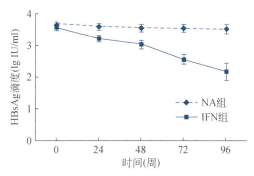

图 6.2 两组治疗期间 HBsAg 滴度变化

（2）HBsAg 清除/转换率：完成 96 周治疗的 IFN 组中共有 8 例获得 HBsAg 清除（17.78%），其中 3 例出现抗 -HBs（6.67%）。完成 96 周的 NA 组中仅有 1 例（2.38%）获得 HBsAg 清除，未见抗 -HBs 转阳。IFN 组 HBsAg 清除率明显高于 NA 组（P=0.045）。

（3）HBsAg 低水平优势人群：如图 6.3 所示，在 IFN 组由于 HBsAg 水平进行性下降，改变了 HBsAg 低水平的人群构成比。48 周与基线相比，HBsAg＞1500 IU/ml 的病例数由 47 例减少到 35 例，而 HBsAg≤1500 IU/ml 的病例数从 12 例增加到 23 例。48 周时 HBsAg≤100 IU/ml 的 14 例患者（包括≤10 IU/ml 的患者）中有 6 例（42.86%）在 96 周时获得了 HBsAg 清除；HBsAg≤10 IU/ml 的 4 例中有 3 例在 96 周时获得 HBsAg 清除。因此，我们认为 48 周时 HBsAg 滴度≤100 IU/ml 是值得追求 HBsAg 清除的优势人群。此外，从 48 周到 96 周，HBsAg≤100 IU/ml 的病例数从 14 例增加到 19 例；HBsAg≤10 IU/ml 的病例数从 4 例增加到 12 例。在 48 周获得 HBeAg 血清学转换伴有 HBsAg 滴度明显下降，进而延长疗程的 8 例患者中，有 4 例在 96 周获得了 HBsAg 清除。因此，我们认为对于 HBsAg 低水平优势人群应进一步延长治疗时间以争取获得理想的治疗终点。

（4）安全性：本研究中 NA 组的耐受性良好，IFN 组不良反应发生率较高，包括流感样症状、白细胞及血小板减少、皮疹等。两组在治疗期间均未出现因不良反应而停止治疗者。IFN 组 96 周与 48 周相比未见到新的不良反应发生。

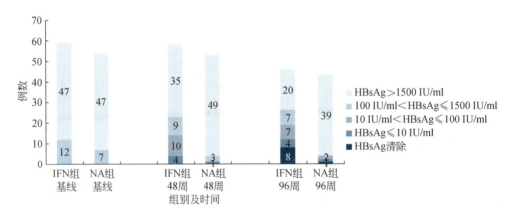

图 6.3　HBsAg 低水平优势人群分布

针对 NA 治疗应答不佳 / 耐药患者的治疗，既往文献都是以加用无交叉耐药的 NA 进行挽救治疗，以 HBV DNA 得到抑制为疗效评判标准，但这并不是抗病毒治疗的可靠停药终点。本研究采用 NA+IFN 治疗，是以获得可靠的停药终点为治疗目标，结果显示 IFN 组的疗效优于 NA 组。

本研究的结果显示两种治疗方案在抑制病毒复制方面均有效，但是 IFN 组在 48 周和 96 周的完全病毒学应答率（96.6%、100%）均高于 NA 组（67.3%、71.4%），差异有统计学意义（P=0.015、0.002）。表明 NA+IFN 作为挽救治疗方案，在病毒学应答方面的疗效优于 NA+NA 方案。同时，与以往文献报道的有关耐药治疗效果相比，本研究的疗效较好。例如，日本一项针对 LAM+ADV 治疗 132 例 LAM 耐药患者的研究显示，治疗 2 年病毒学应答率为 80%[3]；而另一项研究针对 YMDD 变异的 HBeAg 阴性慢性乙型肝炎患者，接受 ADV 单药或 ADV、LAM 联合治疗 3 年，ADV 单药组和联合组 HBV DNA 低于检测下限的比例分别为 71% 和 78%[4]。

随着病毒载量的下降，NA 组和 IFN 组患者的 HBeAg 水平均逐渐下降。累计至 96 周 IFN 组 HBeAg 血清学转换率为 46.67%，明显高于 NA 组的 21.43%。以往临床上对 NA 应答不佳 / 耐药人群再治疗方案均为 NA+NA 的联合治疗[5, 6]，故以 HBV DNA 抑制率或转阴率为主要的疗效评估指标，较少涉及 HBeAg 血清学转换。近几年 NA+IFN 治疗 NA 耐药的慢性乙型肝炎患者的研究在我国得到更多的关注。岳伟等[7] 针对 rtN236T 位点变异的 ADV 耐药慢性乙型肝炎患者（65 例），随机给予 Peg-IFN α-2a +ADV 或 LAM+ADV 治疗，结果表明 HBV DNA 转阴率分别为 60.6% 和 34.4%，HBeAg 血清转换率分别为 48.5% 和 18.8%（P 均 < 0.05），提示 Peg-IFN α-2a+ADV 组疗效相对较好，但总体疗效并不令人十分满意，可能因为 IFN 联合治疗组未能选择与 ADV 无交叉耐药的 NA，或 IFN 疗程相对较短。另一项针对 LAM 耐药患者的研究采用 Peg-IFNα-2a 单药治疗 48 周或换为 ADV 单药治疗 72 周，前者 HBeAg 血清学转换率为 14.6%（18/123），而 ADV 组仅为 3.8%（3/80）[8]。由此可见，对于 LAM 耐药的患者，不论是换用 Peg-IFN 还是换用无交叉耐药的 NA，其总体疗效均不佳。与既往文献相比，本研究中应用 NA+IFN 作为 NA 应答不佳 / 耐药患者的治疗方案，结果显示其在病毒学应答及 HBeAg 血清学转换方面均有较好的表现。对于 NA 应答不佳 / 耐药患者只有同时获得病毒学应答和 HBeAg 血清学转换才是可靠的停药终点，只

有不再需要 NA 维持治疗，才能真正解决 NA 耐药问题。

本研究的治疗方案与以往文献的另一个不同之处在于干扰素的治疗疗程较长。这主要考虑对停药标准的设定：IFN 组在获得 HBV DNA < 20 IU/ml 且 HBeAg 血清学转换后巩固半年。总体疗程较长也使我们有可能观察到 IFN 组在治疗过程中 HBsAg 下降甚至趋于转阴的患者。而 HBsAg 清除是目前评估慢性乙型肝炎治疗效果的最佳临床指标，因此针对这部分患者，在安全性较好的前提下，拟进一步延长疗程以争取获得 HBsAg 清除，从研究结果看确实取得了较好的效果。截至 96 周 IFN 组有 8 例出现 HBsAg 清除，达到理想的治疗终点，而 NA 组仅 1 例出现 HBsAg 清除（$P=0.045$）。HBsAg 定量可反映免疫控制，是 IFN 疗效评估与预测的重要指标[9-11]。本研究中 IFN 治疗组患者 HBsAg 水平是否进行性下降，其获得 HBsAg 清除的概率显著不同。我们认为 48 周时 HBsAg < 100 IU/ml 者是获得 HBsAg 转阴的优势人群[12]。本研究在 48 周有 8 例已经获得 HBeAg 血清学转换并且 HBsAg 水平显著下降，我们没有按照常规停药，而是予以延长疗程，最终在 96 周有 4 例获得 HBsAg 清除。因此，我们认为在对 NA 应答不佳/耐药患者给予以 IFN 为基础的治疗中，也应该监测 HBsAg 水平。如果 HBsAg 明显下降应延长疗程争取获得理想的治疗终点。虽然获得 HBsAg 清除的只是少部分患者，但作为一个临床医师有意识地关注 HBsAg 低水平的优势人群，及时发现并把握 HBsAg 清除的最佳治疗时机，这对于具体患者而言非常重要。

在联合、延长疗程的治疗策略中，我们体会到要兼顾安全、有效的原则，在安全的前提下，筛选出有可能获得 HBsAg 清除的优势人群，适当延长疗程，可以追求更高的治疗目标。因此，我们认为以 IFN 为基础的联合治疗方案在 NA 应答不佳/耐药患者的临床应用中可以达到彻底解决耐药并能安全停药的治疗目标。

由上述病例可见，对于 NA 耐药的患者，采用 NA+IFN 联合治疗，不仅可抑制 HBV DNA 复制，而且为 HBeAg 血清学转换，甚至 HBsAg 清除提供可能，使部分患者获得了比较可靠的停药终点，在 NA 耐药患者的临床应用中值得进一步推广。

6.4 专家点评

NA 耐药患者的再治疗是慢性乙型肝炎临床治疗的难点。目前国内外慢性乙型肝炎防治指南对于 NA 耐药患者的治疗均推荐采用加用或换用无交叉耐药的 NA 进行挽救治疗。相关文献报道的疗效评判标准是以 HBV DNA 抑制为主，很少涉及 HBeAg 血清学转换，更无 HBsAg 消失的报道。仅有病毒学应答，必然需要长期服药以维持疗效，这不但不能彻底解决耐药的问题，还有可能诱导新的耐药或多药耐药。作者以"对于 NA 耐药的慢性乙型肝炎患者的再治疗，是满足于病毒学抑制还是争取血清学转换"为题进行乙肝个体化治疗的研究，非常具有新意，符合临床实际需求。

作者通过一个典型病例展示了不同治疗方案所产生的不同疗效，以及作者对追求更高治疗目标的思考和策略调整，提示以干扰素为基础的联合治疗方案更有可能获得停药终点。但考虑到干扰素疗效的个体差异，为探索这种治疗策略的普遍有效性，进行了一项前瞻性开放性临床队列研究。该研究针对长期 NA 抗病毒治疗应答不佳/耐药的 HBeAg 阳性慢性乙型肝炎患者，采用 NA+IFN 联合治疗的方案与 NA 联合组比较，HBeAg 转换率分别为

46.67%（21/45）和 21.43%（9/42），差异非常显著（P=0.013）。这个新的治疗策略可以使近半数的 NA 应答不佳/耐药的患者获得停药的机会，从而可能彻底解决耐药的问题。这个治疗策略值得临床医师思考并尝试。

在研究中作者敏锐地发现随着治疗进程的推进，低水平 HBsAg 人群的构成比发生了变化，而且 48 周时 HBsAg ≤ 100 IU/ml 的人群具有较高的概率（42.86%）获得 HBsAg 清除/转换。因而提出了优势人群的概念，临床医师应有意识地关注 HBsAg 低水平的优势人群，及时发现并把握 HBsAg 清除的最佳治疗时机。通过对优势人群的筛选，使得乙肝治疗更精准、追求乙肝临床治愈更可行。

（作者：金　怡；点评者：陈新月）

参考文献

[1] 中华医学会肝病学分会，中华医学会感染病学分会. 慢性乙型肝炎防治指南. 传染病信息，2005，18（增刊）：1-12.

[2] 乙型肝炎病毒耐药专家委员会. 乙型肝炎病毒耐药专家共识. 中华实验和临床感染病杂志（电子版），2008，2（1）：90-98.

[3] Yatsuji H，Suzuki F，Sezaki H，et al. Low risk of adefovir resistance in lamivudine-resistant chronic hepatitis B patients treated with adefovir plus lamivudine combination therapy: two-year follow-up. J Hepatol，2008，48（6）：923-931.

[4] Lampertico P，Viganò M，Manenti E，et al. Low resistance to adefovir combined with lamivudine: a 3-year study of 145 lamivudine-resistant hepatitis B patients. Gastroenterology，2007，133（5）：1445-1451.

[5] 乙型肝炎病毒耐药专家委员会. 乙型肝炎病毒耐药专家共识：2009 年更新. 中华实验和临床感染病杂志（电子版），2009，3（1）：72-79.

[6] 参加乙型肝炎病毒耐药讨论会专家. 核苷和核苷酸类药物治疗慢性乙型肝炎的耐药及其管理. 传染病信息，2013，26（1）：1-9.

[7] 岳伟，袁宏，毛小荣，等. 不同策略治疗 rtN236T 位点变异的 HBeAg 阳性慢性乙型肝炎的疗效观察. 中华肝脏病杂志，2013，21（3）：184-188.

[8] Sun J，Hou JL，Xie Q，et al. Randomised clinical trial: efficacy of peginterferon alfa-2a in HBeAg positive chronic hepatitis B patients with lamivudine resistance. Aliment Pharmacol Ther，2011，34（4）：424-431.

[9] Peng CY，Lai HC，Li YF，et al. Early serum HBsAg level as a strong predictor of sustained response to peginterferon alfa-2a in HBeAg-negative chronic hepatitis B. Aliment Pharmacol Ther，2012，35（4）：458-468.

[10] Moucari R，Mackiewicz V，Lada O，et al. Early serum HBsAg drop: a strong predictor of sustained virological response to pegylated interferon alfa-2a in HBeAg-negative patients. Hepatology，2009，49（4）：1151-1157.

[11] Chan HY，Wong VW，Chim AM，et al. Serum HBsAg quantification to predict response to peginterferon therapy of e antigen positive chronic hepatitis B. Aliment Pharmacol Ther，2010，32（11-12）：1323-1331.

[12] 闫一杰，鲁俊锋，曹振环，等. 96 周聚乙二醇干扰素 α-2a 与核苷类似物初始联合治疗 HBeAg 阴性慢性乙型肝炎优于单药治疗. 中国病毒病杂志，2017，5（7）：337-342.

7 干扰素诱导 HBsAg 清除后的持久性及远期预后

长期以来慢性乙型肝炎的治疗目标均是通过持久抑制病毒复制从而改善患者预后[1]。随着抗病毒治疗经验的积累及策略的改变，近期国内外慢性乙型肝炎防治指南均推荐，治疗慢性乙型肝炎应尽可能追求更高的目标——HBsAg 清除[2-4]。目前认为，HBsAg 清除不仅可使患者获得生化学、病毒学、肝脏组织学的改善，还可改善远期预后[5, 6]。那么经抗病毒治疗获得 HBsAg 清除的人群停药安全性如何？长期随访终末期肝病的发生情况如何？由于目前临床上 HBsAg 清除的概率还很低，缺乏可供研究的大样本人群，所以 HBsAg 清除后的持久性、复发影响因素尚不清楚。

笔者所在的研究团队长期致力于慢性乙型肝炎个体化抗病毒治疗策略与临床应用的研究，积累了大量临床稀缺的 HBsAg 转阴/转换病例且留有系列的血清样本，为建立 HBsAg 清除者随访队列及探索 HBsAg 清除后的持久性奠定了基础。

下文将从病例入手，结合笔者所在中心的研究，对不同基线临床类型的 HBsAg 清除人群的复发率、复发形式、复发时间、复发影响因素、复发者转归进行讨论。

7.1 病例1：NA 耐药的 HBsAg 清除者复发时出现病毒学、血清学甚至生化学反弹

7.1.1 病例介绍

患者男性，55岁，因"乙肝表面抗原阳性20余年，反复肝功能异常17年"入院。患者20余年前体检时发现乙肝表面抗原阳性，肝功能正常，未诊治。17年前（2002年）体检查 HBsAg、HBeAg、抗-HBc 均为阳性，ALT 120 U/L 左右，HBV DNA 阳性（具体不详），先后予拉米夫定（LAM）、阿德福韦酯（ADV）单药序贯抗病毒治疗，疗效不佳（HBV DNA 在 $10^3 \sim 10^5$ 拷贝/ml 波动）。

11年前（2008年5月）于笔者所在医院就诊，查 HBsAg、HBeAg、抗-HBc 均为阳性，ALT 39 U/L，AST 30.3 U/L，HBV DNA 3.02×10^6 拷贝/ml，停用 ADV 改用恩替卡韦（ETV）0.5 mg/d 治疗，3个月后 HBV DNA < 500 拷贝/ml。此后每3~6个月定期复查一次，肝功能均正常，HBV DNA 持续低于检测下限，但 HBeAg 仍阳性。9年前（2010年8月）在规律服药中 HBV DNA 升至 3.82×10^3 拷贝/ml，肝功能正常，未查耐药，ETV 调整为1.0 mg/d 继续治疗，HBV DNA 仍未转阴。7年前（2012年2月）于笔者所在科室就诊，复查 HBV DNA 6.09×10^6 拷贝/ml。患者既往体健，无长期服药史，无饮酒史，无外伤、手术及输血史，无食物、药物过敏史。高血压病史1年，目前口服降压药物治疗，血压控制可。

家族史及婚育史无异常。入院查体提示肝掌阳性,其余未见异常。

化验检查,血常规:WBC 5.2×10^9/L,Hb 140 g/L,PLT 152×10^9/L。肝功能:ALT 47.8 U/L,AST 37.2 U/L,Tbil 15.8 μmol/L,Alb 40 g/L。乙肝五项:HBsAg > 250 IU/ml,HBeAg 1342 COI,抗-HBc 阳性。HBV DNA 6.09×10^6 IU/ml。AFP 1.8 ng/ml。甲状腺功能及自身抗体均为阴性。腹部 B 超提示弥漫性肝病表现。基因耐药检测:rtL180M(+)、rtM204V(+)、rtS202G(+)。

7.1.2 临床诊治思维过程

患者为中年男性,发现 HBsAg 阳性 20 年余,曾先后用 LAM、ADV 治疗,病毒学应答不佳,后换用 ETV 抗病毒治疗,在规律用药基础上出现病毒学反弹。之后于笔者所在科室门诊就诊,行基因耐药检测,检测到 ETV 相关耐药位点。针对患者情况,给予 ETV 联合 ADV 治疗,并间断加用 Peg-IFN 的联合治疗方案。患者于 2015 年 8 月获得 HBsAg 清除,继续巩固治疗一段时间,于 2016 年 6 月停药观察,随访至 2017 年 2 月(停药 8 个月)出现病毒学、血清学及生化学复发,根据我国《慢性乙型肝炎防治指南》(2015 年版),患者符合抗病毒治疗指征,开始应用 ETV 联合 TDF 及 Peg-IFN 治疗,抗病毒治疗 8 个月后,转氨酶恢复正常,HBV DNA 低于检测下限,但 HBsAg 及 HBeAg 仍处于较高水平(表 7.1)。

表 7.1 病例 1 患者治疗过程中各项指标的变化

时间(年-月)	HBsAg(IU/ml)	抗-HBs(IU/L)	HBeAg(COI)	HBV DNA(IU/ml)	ALT(U/L)
2012-02(开始点)	> 250	2	1 342	6.09×10^6	47.8
2015-08(IBsAg 转换点)	< 0.05	741.5	0.119	< 20	33.5
2016-06(停药点)	< 0.05	998	0.152	< 20	23.7
2017-02(复发点)	12 602	785.5	1 703	3.02×10^7	243.2
2017-10	5 908	303.3	985.5	< 20	40.4

7.2 病例 2:表现为低水平 HBsAg 阳性的复发者

7.2.1 病例介绍

患者男性,40 岁,因"乙肝 20 余年,肝功能异常 1 天"入院。患者 20 余年前体检发现乙肝"大三阳",肝功能不详,未诊治。1 天前体检发现 ALT 升高(具体不详)。患者既往体健,无长期服药史,无饮酒史,无外伤、手术及输血史,无药物过敏史。否认吸烟、饮酒史,否认乙肝家族史。体格检查未见异常。入院化验检查,血常规:WBC 5.88×10^9/L,Hb 161g/L,PLT 189×10^9/L。肝功能:ALT 180.2 U/L,AST 148.3 U/L,Tbil 17.7 μmol/L,Alb 48.6 g/L。HBV 标志物检测:HBsAg > 250 IU/ml,HBeAg 1219.2 COI,抗-HBc 阳性。HBV DNA 3.26×10^7 拷贝/ml。AFP 1.9 ng/ml。甲状腺功能正常。自身抗体阴性。腹部 B 超提示弥漫性肝病表现。

7.2.2 临床诊治思维过程

患者为中年男性,HBsAg 阳性 20 余年,2007 年检查发现 ALT 升高,就诊于笔者所在科室门诊并开始抗病毒治疗。曾先后应用 LAM、ADV,间断加用 IFN 治疗,患者于 2012 年 4 月出现 HBsAg 转换,但抗 -HBs＜100 IU/ml,继续巩固治疗,2012 年 12 月复查时 HBV DNA＜20 IU/ml,HBsAg 阴性,抗 -HBs 仍阴性,根据患者意愿停药观察。在随访过程中患者一直保持 HBsAg 阴性状态,但在停药随访 31 个月时(2015 年 7 月)出现复发。与病例 1 不同的是,复发时患者仅表现为低水平 HBsAg 阳性,无病毒学及生化学反弹。复发后患者未再行抗病毒治疗,在之后的 2 年随访中,HBsAg 一直处于低水平阳性状态(0.089～0.114 IU/ml),HBeAg 阴性,HBV DNA＜20 IU/ml,ALT 正常,影像学指标也无异常,未出现疾病进展(表 7.2)。

表 7.2 病例 2 治疗过程中各项指标的变化

时间(年-月)	HBsAg(IU/ml)	抗 -HBs(IU/L)	HBeAg(COI)	HBV DNA	ALT(U/L)
2007-08(开始点)	＞250	2	1 219.2	$3.26×10^7$ 拷贝 /ml	180.2
2012-04(HBsAg 转换点)	＜0.05	28.84	0.130	＜20 IU/ml	48.9
2012-12(停药点)	＜0.05	5.6	0.079	＜20 IU/ml	32.6
2015-07(复发点)	0.089	＜2	0.105	＜20 IU/ml	26.2
2016-01(随访点)	0.078	＜2	0.132	＜20 IU/ml	20.0
2016-10(随访点)	0.092	＜2	0.121	＜20 IU/ml	14.3
2017-02(随访点)	0.112	＜2	0.149	＜20 IU/ml	12.3
2017-09(随访点)	0.114	＜2	0.094	＜20 IU/ml	16.6

7.3 病例 3:HBsAg 阴性、HBV DNA 阳性、抗 -HBs 阳性患者的复发

7.3.1 病例介绍

患者男性,44 岁,因"乙肝 30 余年"收入院。患者 30 余年前体检发现乙肝"大三阳",肝功能不详,未诊治。2 年前(2008 年)体检发现 ALT 升高(具体不详),开始应用 ADV 抗病毒治疗。患者既往体健,无长期服药史,无饮酒史,无外伤、手术及输血史,无药物过敏史。家族史与婚育史无特殊。查体未见异常。入院化验检查,血常规:WBC $6.84×10^9$/L,Hb 145 g/L,PLT $135×10^9$/L。肝功能:ALT 26.2 U/L,AST 23.3 U/L,Tbil 12.2 μmol/L,Alb 44 g/L。HBV 标志物:HBsAg 3432 COI,HBeAg 29.46 COI,抗 -HBc 阳性。HBV DNA＜500 拷贝 /ml。AFP 2.2 ng/ml。甲状腺功能及自身抗体均为正常。腹部 B 超提示弥漫性肝病表现。

7.3.2 临床诊治思维过程

患者为中年男性，HBsAg 阳性 30 余年，2 年前体检发现 ALT 升高，开始应用 ADV 抗病毒治疗。2010 年 11 月就诊于笔者所在科室门诊并开始应用 ADV 联合干扰素抗病毒治疗，患者于 2012 年 9 月出现 HBsAg 转阴，但抗 -HBs＜100 IU/ml，继续巩固治疗一段时间，2013 年 6 月停药观察。随访至 8 个月时（2014 年 2 月）出现 HBV DNA 复阳，经复查确认后，根据患者意愿再次开始 NA 抗病毒治疗，3 个月后复查 HBV DNA，提示低于检测下限，随访至今一直处于稳定状态（表 7.3）。

表 7.3 病例 3 治疗过程中各项指标的变化

时间（年-月）	HBsAg	抗-HBs（IU/L）	HBeAg（COI）	HBV DNA	ALT（U/L）
2010-11（开始点）	3 432 COI	＜2	29.46	＜500 拷贝/ml	26.2
2012-09（HBsAg 转阴点）	＜0.05 IU/ml	＜2	0.155	＜20 IU/ml	28.4
2013-06（停药点）	＜0.05 IU/ml	379.4	0.089	＜20 IU/ml	26.4
2014-02（复发点）	＜0.05 IU/ml	88.14	0.274	1 710 IU/ml	20.0
2015-03（ETV 治疗中）	＜0.05 IU/ml	＜2	0.083	＜20 IU/ml	19.7
2016-05（ETV 治疗中）	＜0.05 IU/ml	＜2	0.118	＜20 IU/ml	16.5
2018-02（ETV 治疗中）	＜0.05 IU/ml	2.88	0.110	＜20 IU/ml	23.1

与病例 1、病例 2 复发时均出现 HBsAg 复阳不同的是，病例 3 患者复发时 HBsAg 阴性，但 HBV DNA 阳性，并伴有较高水平的抗 -HBs。为防止检测误差，进行了重复检测，HBV DNA 仍为阳性。进一步分析出现上述复发形式的原因，考虑 S 区变异的可能性大。测序结果证实了我们的猜测，在患者复发时血清样本中检测到 D144A（+）变异。文献报道 D144A（+）变异可导致病毒免疫逃逸，即使机体产生了针对野生株的抗 -HBs 也并不能有效中和变异的 HBsAg。因此，病毒 S 区变异可能是患者复发的一个原因。

7.4 诊疗体会

HBsAg 清除虽然被称作"理想治疗终点"[3]、"临床治愈"[2]，但 HBsAg 清除后仍存在复发的可能，并且从上述病例可以看出三例患者的复发形式、复发时间及复发后的转归均不同。由于目前获得 HBsAg 清除仍比较困难，缺乏可供研究的大样本人群，所以 HBsAg 转阴/转换后的持久性仍不清楚。虽然目前已有关于 HBsAg 转阴/转换后复发的报道，但均为小样本或个案报道，并且只涉及复发的例数，关于复发率、复发影响因素及患者转归，均未见报道。因此，我们基于前瞻性队列做了进一步的研究。

建立 HBsAg 转阴/转换者的长期随访队列，以观察 HBsAg 转阴/转换后的持久性、复发影响因素及远期预后情况。

7.4.1 研究对象和方法

7.4.1.1 入组标准

①年龄 18～60 岁，性别不限；②均为慢性 HBV 感染者且经干扰素或联合 NA 治疗获得 HBsAg 转阴/转换；③慢性 HBV 感染者基线临床类型包括 HBeAg 阳性 CHB（eP-CHB）、HBeAg 阴性 CHB（eN-CHB）、非活动 HBsAg 携带者（IHC）、NA 耐药的 HBsAg 清除者（DR-CHB）；④知情同意加入队列随访。

7.4.1.2 随访计划

入组的 HBsAg 转阴/转换者停药后每 3 个月一次于笔者所在医院随访乙肝五项、HBV DNA、肝功能、血常规、血生化、甲胎蛋白、B 超、肝脏弹性等指标，以判断 HBsAg 及 HBV DNA 状态并评估患者疾病进展情况。

7.4.1.3 复发的定义

在停药随访过程中出现 HBsAg 复阳和/或 HBV DNA 复阳即考虑为复发，但需经过再次检测（4～8 周）确认，若仍为阳性，则确定为复发。

7.4.1.4 验室检测

HBV DNA 采用全自动核酸分离纯化及 PCR 分析系统检测，检测下限为 20 IU/ml；HBsAg 应用 Elecsys MODULAR ANALYTICS E-170 检测，HBsAg ＜ 0.05 IU/ml 为阴性，抗-HBs ＞ 10 IU/L 为阳性；HBV DNA 测序采用 PCR 直接测序法。

7.4.2 研究结果

7.4.2.1 HBsAg 转阴/转换队列基本情况

HBsAg 转阴/转换者均来源于笔者所在团队前期不同的研究队列及相关研究人群，其中包括：基线 HBeAg 阳性 CHB 98 例、HBeAg 阴性 CHB 33 例、非活动性 HBsAg 携带者 91 例、NA 耐药的 HBsAg 清除者 16 例，共计 238 例。随访时间 21～597 周，中位随访时间 160 周，失访 20 例（20/238，8.4%）。其中，85.7%（204/238）的随访时间≥ 52 周，65.5%（156/238）的随访时间≥ 104 周，52.9%（126/238）的随访时间≥ 156 周，35.7%（85/238）的随访时间≥ 208 周，20.6%（49/238）的随访时间≥ 260 周。238 例 HBsAg 转阴/转换者基线及抗病毒治疗结束时的一般情况如表 7.4 所示。

表 7.4 238 例 HBsAg 转阴/转换者的一般情况

研究指标	数值（N=238）
抗病毒治疗前的情况（基线）	
性别，男，n（%）	152（63.9）
年龄（岁）†	36 ± 11

续表

研究指标	数值（N=238）
HBeAg 阳性状态者，n（%）	114（47.9）
肝硬化，n（%）	0
治疗方案*	
单用 IFN，n（%）	45（18.9）
NA 联合 IFN，n（%）	193（81.1）
抗病毒治疗结束时的情况（停药点）	
HBsAg＜0.05 IU/ml，n（%）	238（100）
抗 -HBs≥100 IU/L，n（%）	185（77.7）
HBeAg＜1.0 COI，n（%）	238（100）
抗 -HBe＜1.0 COI，n（%）	196（82.4）
HBV DNA＜20 IU/ml	238（100）
停药后随访时间（周）‡	160（69～246）

†$\bar{x}\pm s$；*普通干扰素 19.7%，长效干扰素 80.3%；‡中位数（四分位数）。

7.4.2.2　复发者治疗结束及复发时 HBV-M 及 HBV DNA 情况

随访至目前，238 例 HBsAg 转阴 / 转换者中共有 18 例患者出现复发。复发者抗病毒治疗结束时病毒学及血清学指标见表 7.5：均为 HBV DNA＜20 IU/ml、HBsAg＜0.05 IU/ml、HBeAg 阴性；但抗 -HBs 情况有所不同，2 例患者（11.1%，2/18）停药时抗 -HBs 为阴性，4 例患者（22.2%，4/18）停药时抗 -HBs 为 38.5～98.7 IU/L，12 例患者（66.7%，12/18）停药时抗 -HBs＞100 IU/L。

表 7.5　18 例复发者抗病毒治疗结束时的病毒学及血清学指标

序号	基线临床类型	HBsAg（IU/ml）	抗 -HBs（IU/L）	HBeAg（COI）	HBV DNA（IU/ml）	ALT（U/L）
1	eP-CHB	＜0.05	5.6	0.079	＜20	32.6
2	eP-CHB	＜0.05	697.5	0.101	＜20	78.8
3	eP-CHB	＜0.05	873.0	0.107	＜20	15.9
4	eP-CHB	＜0.05	259.9	0.068	＜20	16.6
5	eP-CHB	＜0.05	98.7	0.071	＜20	29.2
6	eP-CHB	＜0.05	365.8	0.098	＜20	15.9
7	eP-CHB	＜0.05	＞1000	0.821	＜20	28.1
8	eP-CHB	＜0.05	＞1000	0.201	＜20	57.6
9	eP-CHB	＜0.05	＞1000	0.086	＜20	85.0

续表

序号	基线临床类型	HBsAg（IU/ml）	抗-HBs（IU/L）	HBeAg（COI）	HBV DNA（IU/ml）	ALT（U/L）
10	eP-CHB	<0.05	379.4	0.089	<20	26.4
11	eN-CHB	<0.05	502.3	0.103	<20	12.4
12	eN-CHB	<0.05	62.8	0.091	<20	27.3
13	IHC	<0.05	90.2	0.075	<20	17.0
14	IHC	<0.05	427.4	0.110	<20	12.0
15	IHC	<0.05	2.9	0.096	<20	25.8
16	DR-CHB	<0.05	38.5	0.099	<20	16.6
17	DR-CHB	<0.05	>1000	0.119	<20	24.7
18	DR-CHB	<0.05	998.0	0.152	<20	23.7

18例复发者复发时的基本情况如表7.6所示，复发时间最短为抗病毒治疗结束停药后21周，最长为147周；多数患者（14/18,77.8%）在复发时抗-HBs仍为阳性，其中10例抗-HBs>100 IU/L。1例患者（18号）在复发时出现肝功能异常。

表7.6 18例复发者复发时的病毒学、血清学指标及复发时间

序号	基线临床类型	HBsAg（IU/ml）	抗-HBs（IU/L）	HBeAg（COI）	HBV DNA（IU/ml）	ALT（U/L）	时间*（周）
1	eP-CHB	0.089	<2	0.105	<20	26.2	134
2	eP-CHB	0.413	23.2	0.076	<20	37.8	52
3	eP-CHB	0.621	836.4	0.112	<20	19.4	48
4	eP-CHB	2.44	211.8	0.103	7.02×10^3	31.5	43
5	eP-CHB	0.437	3.5	0.120	20.2	16.8	73
6	eP-CHB	184.8	<2	0.107	1.66×10^2	4.8	39
7	eP-CHB	168	>1 000	0.157	6.21×10^2	27.7	21
8	eP-CHB	<0.05	530.8	0.164	42.8	20.4	99
9	eP-CHB	<0.05	>1 000	0.113	21.2	27.4	52
10	eP-CHB	<0.05	88.1	0.274	1.71×10^3	15.0	34
11	eN-CHB	1.54	517.9	0.139	<20	12.3	21
12	eN-CHB	1.75	185.4	0.102	<20	7.8	147
13	IHC	0.052	20.4	0.112	<20	22.1	52
14	IHC	2.77	767.2	0.116	<20	8.9	48
15	IHC	0.287	<2	0.120	<20	12.5	47
16	DR-CHB	0.076	21.8	0.126	71.2	17.5	96
17	DR-CHB	<0.05	489.0	0.120	49.4	45.8	43
18	DR-CHB	12 602	785.5	1 703	3.02×10^7	243.2	34

*从抗病毒治疗结束停药到复发的时间。

7.4.2.3 累积复发率、复发时间及复发形式

（1）总体累积复发率：在随访过程中不同时间点共有 18 例出现复发，应用 Kaplan-Meier 分析，本研究总体（238 例）累积复发率为 9.66%，实际复发率为 7.56%（18/238），26 周、52 周、78 周、104 周及之后的累积复发率分别为 0.84%、6.29%、6.88%、8.18% 及 9.66%，147 周后未见复发（图 7.1）。具体复发时间见表 7.6。

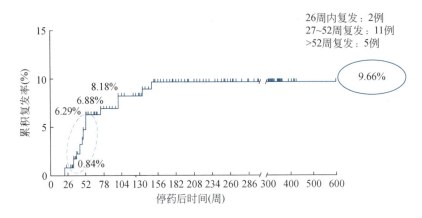

图 7.1 238 例 HBsAg 转阴 / 转换者总体累积复发率

（2）不同临床类型复发率：基线临床类型不同患者复发情况不同，eP-CHB 组有 10 例复发，eN-CHB 组有 2 例复发，IHC 组及 DR-CHB 组均各有 3 例复发。Kaplan-Meier 分析显示累积复发率从高到低依次为：DR-CHB 组 23.81%、eP-CHB 组 11.84%、eN-CHB 组 9.50%、IHC 组 3.78%（图 7.2）。统计学分析显示，DR-CHB 组累积复发率与其他各组相比均具有统计学差异（DR-CHB 比 eP-CHB，$P=0.004$；DR-CHB 比 eN-CHB，$P=0.012$；DR-CHB 比 IHC，$P<0.001$），其他三组之间相比差异不显著。

（3）复发时间：18 例中 2 例患者在 26 周之内出现复发，11 例在 27～52 周出现复发，5 例在 52 周之后出现复发。从图 7.1 可以看出 27～52 周曲线斜率最大，即复发高峰出现

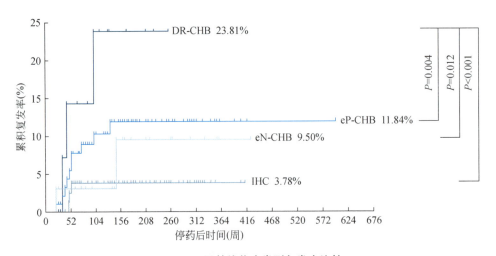

图 7.2 不同基线临床类型复发率比较

在 27～52 周。52 周内复发 13 例，占复发总例数的 72.2%，而 52 周后复发率逐步下降，几乎每年仅出现 1 例复发，3 年后尚未见复发。

（4）复发的临床表现形式：根据临床复发的特点总结出 3 种形式。① HBsAg 阳性、HBV DNA 阴性，共计 8 例（44.4%，8/18），其中 6 例抗 -HBs 阳性；② HBsAg 阳性、HBV DNA 阳性，共计 6 例（33.3%，6/18），其中 4 例抗 -HBs 阳性；③ HBsAg 阴性、HBV DNA 阳性，共计 4 例（22.2%，4/18）。第三种复发的临床表现形式以往未见报道，并且复发时 4 例抗 -HBs 均为阳性，分别为 530.8 IU/L、＞1000 IU/L、88.1 IU/L、489.0 IU/L（图 7.3）。

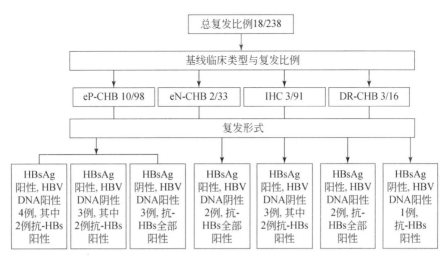

图 7.3　复发的临床表现形式

7.4.2.4　复发者随访及转归情况

对复发者继续随访观察，复发后再随访时间最短为 30 周，最长为 208 周。其中 10 例患者再次行抗病毒治疗，8 例未治疗。

复发后 8 例未治疗者随访至目前情况如表 7.7 所示：① 5 例 HBsAg 阳性、HBV DNA 阴性者，在随访中仍保持低水平 HBsAg 阳性、HBeAg 阴性、HBV DNA ＜ 20 IU/ml，肝功能正常，3 例抗 -HBs 仍阳性；② 1 例 HBsAg 阳性、HBV DNA 阳性者，目前 HBsAg 与 HBV DNA 仍阳性，肝功能正常；③ 2 例 HBsAg 阴性、HBV DNA 阳性者，均是低水平的 HBV DNA 阳性复发者，在随访中未经治疗 HBV DNA 均自动转阴，目前分别随访 69 周、151 周仍维持 HBV DNA 及 HBsAg 阴性状态，抗 -HBs 仍＞ 100 IU/L。

10 例患者在复发后接受再治疗，根据患者意愿采用不同的抗病毒治疗方法，具体疗程及转归（表 7.8）：① 3 例 HBsAg 阳性、HBV DNA 阴性者，采用 Peg-IFN 治疗，再次出现 HBsAg 转换，目前在停药观察中。② 5 例 HBsAg 阳性、HBV DNA 阳性者，其中 3 例采用 ETV 抗病毒治疗，HBV DNA 降低或转阴，目前在维持治疗中；1 例应用 ETV 联合 Peg-IFN 治疗，再次获得 HBsAg 转换，HBV DNA ＜ 20 IU/ml，目前在停药观察中；另 1 例为 NA 耐药的复发者（18 号），患者出现病毒学及生化学同时复发，采用 ETV、TDF 及 Peg-IFN 联合治疗，目前疗程 34 周，HBV DNA ＜ 20 IU/ml，ALT 复常，HBsAg、HBeAg 仍阳性。③ 2 例 HBsAg 阴性、HBV DNA 阳性者，目前 HBV DNA 均处于抑制状态，其中 1 例（10 号）检测到 S 区变异，应用 ETV 维持治疗；另 1 例（17 号）复发 65 周后出现 HBsAg 复阳、HBeAg 阳性，应用 TDF 抗病毒治疗中。

表 7.7　未经抗病毒治疗的复发者临床转归情况

序号	HBsAg（IU/ml）	抗-HBs（IU/L）	HBeAg（COI）	HBV DNA（IU/ml）	ALT（U/L）	复发后随访（周）
1▲	0.112	<2	0.149	<20	12.3	82
3▲	0.067	531.4	0.118	<20	23.5	78
12▲	2.88	88.5	0.115	<20	18.2	30
13▲	0.087	17.05	0.110	<20	17.4	160
15▲	3.63	<2	0.101	<20	8.9	43
6■	523.9	<2	0.105	1.21×10^2	11.6	82
8★	<0.05	260.5	0.106	<20	26.9	69
9★	<0.05	>1 000	0.111	<20	16.2	151

▲ HBsAg 阳性、HBV DNA 阴性；■ HBsAg 阳性、HBV DNA 阳性；★ HBsAg 阴性、HBV DNA 阳性。

表 7.8　复发者再次抗病毒治疗的临床转归情况

序号	治疗用药	疗程（周）	HBsAg（IU/ml）	抗-HBs（IU/L）	HBeAg（COI）	HBV DNA（IU/ml）	ALT（U/L）	复发后随访（周）
2▲	Peg-IFN	52	<0.05	121.2	0.108	<20	28.6	190
11▲	Peg-IFN	60	<0.05	34.1	0.109	<20	10.5	104
14▲	Peg-IFN	39	<0.05	597.9	0.118	<20	8.6	78
4■	ETV	169	30.5	227.6	0.115	<20	17.6	169
5■	ETV	86	2.3	<2	0.113	<20	15.1	86
7■	ETV	13	10 583	>1 000	710.3	1.33×10^2	82.2	73
16■	ETV+Peg-IFN	69	<0.05	516.6	0.106	<20	21.9	95
18■	ETV+TDF+Peg-IFN	34	5 908	303.3	985.6	<20	40.4	34
10★	ETV	208	<0.05	2.9	0.110	<20	23.1	208
17★	TDF	17	11.21	60.83	18.29	<20	56.9	82

▲ HBsAg 阳性、HBV DNA 阴性；■ HBsAg 阳性、HBV DNA 阳性；★ HBsAg 阴性、HBV DNA 阳性。

7.4.2.5　复发的影响因素分析

（1）病毒变异情况：本研究中，复发时出现 HBV DNA 阳性者共有 10 例，其中 3 例患者（4，10，18 号）当时 HBV DNA $> 10^3$ IU/ml，另有 2 例患者在随访过程中（7 号患者在随访 13 周、17 号患者在随访 65 周）出现 HBV DNA $> 10^3$ IU/ml。对上述 HBV DNA >

10^3 IU/ml 的 5 例患者进行相关变异测序，其中 3 例（4，7，10 号）检测到了 HBV S 区的变异；1 例（18 号）检测到了 HBV P 区耐药变异，而且复发后检测到的耐药位点与 HBsAg 转阴前的耐药位点完全相同；另 1 例（17 号）未检测到相关变异位点（表 7.9）。

表 7.9　HBV DNA 测序结果

序号	基线临床类型	HBsAg（IU/ml）	抗-HBs（IU/L）	HBV DNA（IU/ml）	S 区测序	耐药测序
4	eP-CHB	2.44	211.8	7.02×10^3	I126T（+），T140I（+），D144A（+）	—
7	eP-CHB	7 992	>1 000	$>1.7 \times 10^8$	I126T（+）	—
10	eP-CHB	<0.05	88.14	1.71×10^3	D144A（+）	—
17	DR-CHB	39.81	54.83	2.09×10^5	—	—
18	DR-CHB	12 602	785.5	3.02×10^7	—	rtL180M（+）rtM204V（+）rtS202G（+）

（2）临床影响因素：对可能影响复发的因素如性别、年龄、用药情况（单用 IFN 或 IFN 联合 NA）、IFN 或 Peg-IFN 使用情况、HBeAg 状态、抗-HBs 水平进行统计学分析，Cox 回归单因素分析显示，HBeAg 阳性状态是复发的高危因素，而高水平的抗-HBs 是防止复发的保护因素（HR=2.924，P=0.041；HR=0.307，P=0.034）。其他因素，包括性别、年龄、用药情况均对复发无明显影响。进一步多因素分析显示，抗-HBs 水平仍影响复发，高抗-HBs 水平者在停药后不易复发（HR=0.292，P=0.037），而 HBeAg 状态不再是影响复发的因素（表 7.10）。

表 7.10　Cox 回归分析

变量	单因素分析			多因素分析		
	HR	95%CI	P 值	HR	95%CI	P 值
性别	1.066	0.400～2.841	0.899	0.546	0.172～1.729	0.303
年龄	1.018	0.978～1.059	0.378	1.012	0.960～1.067	0.655
HBeAg 阴性状态	2.924	1.042～8.203	0.041	2.027	0.619～6.636	0.243
普通 IFN/Peg-IFN ± NA	1.395	0.404～4.824	0.599	3.042	0.378～24.466	0.296
普通 IFN/Peg-IFN	1.461	0.521～4.098	0.472	1.866	0.512～6.796	0.344
抗-HBs ≥ 100 IU/L*	0.307	0.103～0.914	0.034	0.292	0.092～0.930	0.037

*比较停药时抗-HBs < 100 IU/L 者与抗-HBs ≥ 100 IU/L 者。

7.4.2.6　患者长期预后情况随访

对本研究队列中的 238 例 HBsAg 转阴/转换者均进行长期随访，随访时间≥3 年者占 52.9%，≥4 年者占 35.7%，≥5 年者占 20.6%。患者 AFP 水平、FibroScan 均位于正常值范围内，截至最后一次随访 AFP 平均值为（3.25±1.42）ng/ml，FibroScan 平均值为（4.70±1.26）kPa。所有患者 B 超结果均无门静脉增宽、脾大、肝硬化的表现，也未发现肝脏低回声结节。综合患者肝功能、AFP、B超、FibroScan等指标，随访至目前，所有患者一般情况较好，均未见疾病进展及肝硬化、肝癌等终末期肝病情况发生。

7.4.3 讨论

首先，建立238例HBsAg转阴/转换回顾性–前瞻性研究队列，目前队列随访情况较好，随访时间21～597周，中位时间160周，失访20例，失访率较低，为8.4%。随访至目前共有18例患者出现复发，累积复发率9.66%，故HBsAg转阴/转换者停药后长期稳定性较好。本研究HBV血清学标志物及HBV DNA的检测均采用国际标准的高灵敏检测试剂，HBsAg＞0.05 IU/ml即为阳性，HBV DNA＞20 IU/ml即为阳性，并且只有当患者HBsAg及HBV DNA均低于检测下限时才认为患者未复发，因此本研究定义复发的标准也是非常严格的。这与以往的研究报道不同，有的只关注HBsAg、不涉及HBV DNA，或HBV DNA检测下限较高，以＞100 IU/ml为阳性[7, 8]，也未报道过抗-HBs是否阳性。

关于HBsAg转阴/转换后的复发尚无明确的定义，以往文献报道均以HBsAg复阳、伴或不伴HBV DNA阳性作为标准[9-11]。本研究18例复发者符合上述标准的有14例，其中HBsAg阳性伴HBV DNA阳性6例，HBsAg阳性、HBV DNA阴性8例；此外，还观察到不同于既往定义的复发情况，有4例（8，9，10，17号）在HBsAg阴性且伴较高水平抗-HBs（88.14～1000 IU/L）的情况下，同时检测到HBV DNA阳性，重复检测后HBV DNA仍为阳性。这种新的复发类型以往未见报道。故建议将复发定义为：HBsAg转阴/转换后再次出现HBsAg复阳和/或HBV DNA复阳。为进一步分析原因，对HBV DNA阳性样本进行S区测序，并检测到相关S区变异。由此可对上述现象做出解释。

关于确定HBsAg转阴/转换后是否复发的最佳随访节点，目前也无明确共识，一般文献报道认为HBsAg清除后半年未见复发即具有持久性[9, 12]。而本研究显示18例复发者中，≤26周仅2例复发，27～52周11例复发，52周内总计复发率为72.2%（13/18），即1年内复发例数最多，1年后复发明显减少，每年仅有1例复发，3年后尚未见到复发，因此认为确定HBsAg转阴/转换后是否复发的随访节点应以1年为限。既往部分文献报道HBsAg清除后复发节点多以24周为限，因此可能低估了复发率，也导致不同文献复发率不具可比性。鉴于1年内的复发率较高，建议1年内以每3个月随访一次为宜，1年后可适当延长随访时间。

进一步分析复发的影响因素，病毒S区变异可能是原因之一，如上文所述。此外，还发现不同基线临床类型患者复发情况不同，复发率从高到低依次为：DR-CHB组23.81%、eP-CHB组11.84%、eN-CHB组9.50%、IHC组3.78%。基线HBeAg阳性者较HBeAg阴性者易出现复发（$P=0.041$），其中耐药转阴者是复发的高危人群（DR-CHB比eP-CHB，$P=0.004$；DR-CHB比eN-CHB，$P=0.012$；DR-CHB比IHC，$P<0.001$）。此外，高抗-HBs水平是不复发的保护性因素（$P=0.034$）。但多因素分析显示，HBeAg状态不再是复发的影响因素，仅抗-HBs水平影响复发，停药时抗-HBs≥100 IU/L者相对抗-HBs＜100 IU/L者复发率明显降低（$P=0.037$）。

对复发者转归情况进一步随访，大致可分为3类：①再次选择Peg-IFN抗病毒治疗，仍可获得HBsAg再次转阴或转换的机会，如本研究中的4例（2，11，14，16号）；②S

区变异者，选择以 NA 维持治疗，可以长期抑制 HBV DNA 复制，如本研究中的 3 例（4，7，10 号）；③复发后表现为 HBeAg 阳性慢性乙型肝炎者本研究有 3 例（7，17，18 号），再次抗病毒治疗中，疗程 13～34 周，目前尚未发生血清学转换。

综上所述，慢性乙型肝炎患者经治疗获得 HBsAg 转阴 / 转换后长期随访（中位数 160 周）累积复发率为 9.66%，稳定性较好。本研究报道了新的复发类型——HBsAg 阴性、抗 -HBs 阳性、HBV DNA 阳性，而且证实与 HBV S 区变异相关。另外，本研究显示影响复发的因素与基线临床类型有关，HBeAg 阳性 CHB 者复发率较高，尤其耐药转阴者复发率最高，提示耐药者是复发的高危人群，需重点随访。此外，停药时抗 -HBs ≥100 IU/L 者不易复发。随访至目前，所有患者均未见肝硬化、肝癌等肝病相关终点事件发生，提示 HBsAg 清除者预后较好。但鉴于本研究入组患者均相对年轻，且均为无肝硬化基础的慢性 HBV 感染者，故更长期的预后有待进一步观察。

7.5　专家点评

随着抗病毒治疗经验的积累和治疗策略的改善，HBsAg 清除或转换已经不再是可遇不可求的"金牌"指标，近年来我国慢性乙型肝炎防治指南提出治疗慢性乙型肝炎应尽可能追求更高的治疗目标——临床治愈。但是国内外慢性乙型肝炎防治指南同时指出，治疗的终极目标是改善预后，减少肝硬化及肝癌的发生。那么临床治愈与远期预后是否具有很好的一致性，追求临床治愈的价值何在？这个问题值得深思，然而尚无很好的循证医学证据来回答。原因是目前临床治愈的病例仍为少数，长期随访病例数据罕见，以往报道的均为小样本的数据或回顾性的研究。所以，本研究具有非常重要的意义，利用团队的优势资源，开展回顾 – 前瞻性研究，在一定程度上很好地回答了这个问题。

本研究建立了 HBsAg 转阴 / 转换者长期随访队列，入组 238 例。随访时间 21～597 周，即最长达 11 年，而且随访 3 年的达 53% 以上，随访 5 年以上占 20.6%，失访 20 例（8.4%）。应该说队列的质量还是不错的，一般长期随访失访率不超过 20% 就很好了。在随访过程中共有 18 例出现复发，应用 Kaplan-Meier 分析，累积复发率为 9.66%，而且本研究是以目前最严格的指标（HBsAg > 0.05 IU/ml 即为阳性、HBV DNA > 20 IU/ml 即为阳性）来判断是否复发，在此基础上得出 HBsAg 清除或转换的稳定性在 90% 以上是可靠的。本研究实际复发率为 7.56%（18/238）或更低 6.7%（16/238），因为 18 例中有 2 例（8，9 号）在继续随访中 HBV DNA 又转阴了，而且维持阴性已经 3 年余。这是第一次在前瞻性、较大样本中获得临床治愈稳定性的循证医学证据。

另外，本研究还有新的发现和建议，如报道了新的复发类型——HBsAg 阴性、抗 -HBs 阳性、HBV DNA 阳性，而且证实与 HBV S 区变异相关。为此建议将复发定义为：HBsAg 转阴 / 转换后再次出现 HBsAg 复阳和 / 或 HBV DNA 复阳。根据研究中复发的时间节点，52 周内复发率为 72.2%（13/18），据此建议确定 HBsAg 转阴 / 转换后是否复发的随访节点应以 1 年为限。既往不同文献复发率不具可比性的原因之一就是复发节点不一，如以 24 周为限，可能低估了复发率。根据 1 年内复发率较高的特点，还可以合理安排随访时间：建议 1 年内以每 3 个月随访一次为宜，1 年后可适当延长时间。

对影响复发的因素进行了研究，显示影响复发的因素与基线临床类型有关，HBeAg 阳性状态是复发的高危因素，尤其是耐药转阴者复发率最高，提示耐药者是复发的高危人群，需重点随访。而高水平的抗 -HBs 是防止复发的保护因素，当然需排除 HBV S 区变异者。其他的因素，包括性别、年龄、用药情况均对复发无明显影响。

对获得 HBsAg 转阴 / 转换者远期预后的问题也给出了很好的结论。随访至目前，所有患者均未见肝硬化、肝癌等肝病相关终点事件发生，提示值得追求临床治愈，具有较高的预后改善价值。但作者也客观认为，本研究患者均相对年轻，且均无肝硬化基础，故更长期的预后需要进一步随访观察。

（作者：武亚丽；点评者：陈新月）

参 考 文 献

[1] Tada T, Kumada T, Toyoda H, et al. Long-term prognosis of patients with hepatitis B infection: causes of death and utility of nucleos（t）ide analogue therapy. Journal of Gastroenterology, 2015, 50（7）: 795-804.

[2] Block TM, Gish R, Guo H, et al. Chronic hepatitis B: what should be the goal for new therapies? Antiviral Research, 2013, 98（1）: 27-34.

[3] 中华医学会肝病学分会, 中华医学会传染病学分会. 慢性乙型肝炎防治指南. 中华肝脏病杂志, 2015, 23（12）: 888-905.

[4] Terrault NA, Bzowe JNH, Chang KM, et al. AASLD guidelines for treatment of chronic hepatitis B. Hepatology, 2016, 63: 261-283.

[5] Liu J, Yang H, Lee M, et al. Spontaneous seroclearance of hepatitis B seromarkers and subsequent risk of hepatocellular carcinoma. Gut, 2014, 63（10）: 1648-1657.

[6] Moucari R, Korevaar A, Lada O, et al. High rates of HBsAg seroconversion in HBeAg-positive chronic hepatitis B patients responding to interferon: a long-term follow-up study. Journal of Hepatology, 2009, 50（6）: 1084-1092.

[7] Yip TC, Wong GL, Wong VW, et al. Durability of hepatitis B surface antigen seroclearance in untreated and nucleos（t）ide analogue-treated patients. Journal of Hepatology, 2018, 68（1）: 63-72.

[8] Chen QY, Wang XY, Harrison TJ, et al. HBsAg may reappear following reactivation in individuals with spontaneous HBsAg seroclearance 8 years previously. Epidemiology and Infection, 2017, 145（4）: 728-738.

[9] Lauret E, Gonzalez-Dieguez ML, Rodriguez M, et al. Long-term outcome in caucasian patients with chronic hepatitis B virus infection after HBsAg seroclearance. Liver Int, 2015, 35（1）: 140-147.

[10] Seto W, Cheung K, Wong DK, et al. Hepatitis B surface antigen seroclearance during nucleoside analogue therapy: surface antigen kinetics, outcomes, and durability. Journal of Gastroenterology, 2016, 51（5）: 487-495.

[11] Wong RJ, Nguyen MT, Trinh HN, et al. Hepatitis B surface antigen loss and sustained viral suppression in Asian chronic hepatitis B patients: a community-based real-world study. Journal of Viral Hepatitis, 2017, 24（12）: 1089-1097.

[12] Liaw YF, Sheen IS, Chen TJ, et al. Incidence, determinants and significance of delayed clearance of serum HBsAg in chronic hepatitis B virus infection: a prospective study. Hepatology, 1991, 13（4）: 627-631.

8 干扰素治疗中甲状腺功能异常时该如何在疗效与安全性之间寻求平衡

慢性乙型肝炎是我国的常见病和多发病，是引起肝硬化和肝癌最主要的原因。干扰素（包括普干扰素和聚乙二醇干扰素）作为目前主要的一线治疗药物，具有抗病毒及免疫调节作用，但其引起的不良反应较多，需要在保障患者安全性的基础上追求疗效。其中甲状腺功能异常是干扰素治疗时最常见的内分泌系统不良反应，称为干扰素诱发的甲状腺炎（interferon induced thyroiditis，IIT）。前瞻性研究[1]显示，超过40%的患者在干扰素治疗中产生甲状腺相关抗体，约15%发展为临床型甲状腺疾病。由于干扰素治疗中常见不良反应如食欲减退、乏力与甲状腺功能异常表现类似，甲状腺功能异常的诊断往往被延迟，从而导致严重并发症，使得治疗中断，影响干扰素抗病毒效果。在慢性乙型肝炎患者的抗病毒治疗中，不仅要追求病毒学及血清学应答，而且要兼顾治疗的安全性，因此认识干扰素治疗过程中甲状腺功能异常的临床特点，处理好疗效与安全性的平衡，对临床治疗慢性乙型肝炎获得高应答率至关重要。下文将结合临床病例进行分析。

8.1 病例介绍

患者女性，34岁，因"乙肝表面抗原阳性10余年，肝功能异常1周"入院。患者10余年前体检时发现HBsAg、HBeAg和抗-HBe阳性，肝功能正常，未诊治。五年半前（2014年3月）妊娠28周时就诊于笔者所在医院妇产科，查乙肝五项结果同前，HBV DNA 2.78×10^8 IU/ml，肝功能正常，腹部超声提示慢性弥漫性肝病表现，FibroScan E值为6.2kPa，为行母婴阻断于孕中后期予替比夫定（600 mg/d）抗病毒治疗，治疗12周HBV DNA 6.33×10^3 IU/ml，肝功能持续正常。产后45天（2014年6月底）复查：ALT 354 U/L，AST 149 U/L，HBV DNA 2.66×10^2 IU/ml，乙肝五项、腹部超声检查结果同前，甲状腺功能及相关抗体（包括TSH受体抗体、甲状腺过氧化物酶抗体及甲状腺球蛋白抗体）检测均为正常。患者为进一步治疗入住笔者所在医院。入院体格检查未见阳性体征，既往史、个人史、婚育史无特殊。

8.2 临床诊治思维过程

患者明确诊断为慢性乙型病毒性肝炎。治疗方案为停替比夫定，予恩替卡韦（ETV，5 mg/d）联合聚乙二醇干扰素α（Peg-IFNα，135 μg/周），争取获得HBeAg血清学转换，疗程视效果待定。嘱每3个月左右监测一次血常规、肝肾功能、乙肝五项、HBV DNA、甲状腺功能及其抗体、自身抗体（包括抗核抗体、抗线粒体抗体）及腹部超声等。

8.2.1 基线至 15 个月：联合治疗效果较好

Peg-IFNα 联合 ETV 治疗期间患者耐受性较好，初始 1 个月内有轻微的流感样症状，如乏力、轻微发热及食欲下降，此后有间断的疲乏无力及干扰素注射后低热，其余无明显不适。血常规提示白细胞轻度下降。3 个月时复查肝功能，提示逐渐恢复至正常，病毒学及血清学应答如下：HBV DNA 低于检测限（20 IU/ml），HBsAg 及 HBeAg 滴度均明显下降，但由于未获得 HBeAg 血清学转换，故治疗持续到 15 个月（表 8.1）。

表 8.1　Peg-IFNα 联合 ETV 治疗过程中生化学、病毒学及血清学变化（0～15 个月）

日期 （年-月）	HBsAg （IU/ml）	HBeAg （COI）	HBV DNA （IU/ml）	ALT （U/L）	AST （U/L）
2014-06	4 243	427.8	2.66×10^2	354	149
2014-09	2 207	239.5	＜20	88.7	65.2
2015-01	1 580	116.9	＜20	44.2	29.1
2015-04	907.9	77	＜20	38.5	32.1
2015-07	489.9	39.1	＜20	42.1	27.4
2015-10	272.1	18.9	＜20	37.2	18.9

8.2.2　15～19 个月：联合治疗期间出现 IIT

从联合治疗第 15 个月（2015 年 10 月）起，患者开始出现甲状腺功能异常。常规监测甲状腺相关抗体及甲状腺激素水平（表 8.2）：TSH 受体抗体（TRAb）0.3 IU/ml（参考范围 0～1.75 IU/ml），甲状腺过氧化物酶抗体（TPOAb）203.7 IU/ml（参考范围 0～34 IU/ml），甲状腺球蛋白抗体（TgAb）10.02 IU/ml（参考范围 0～115 IU/ml）。首先考虑患者出现干扰素治疗相关的甲状腺不良反应，但患者甲状腺激素水平正常，且无相关临床症状，故在患者充分知情的情况下未调整治疗方案，继续监测患者症状及甲状腺功能变化，并将监测间隔从 3 个月调整至 2 个月。

表 8.2　Peg-IFNα 联合 ETV 治疗过程中血清学及甲状腺功能变化（15～19 个月）

日期 （年-月）	HBsAg （IU/ml）	HBeAg （COI）	TRAb （IU/ml）	TPOAb （IU/ml）	TgAb （IU/ml）	FT_3 （pmol/L）	FT_4 （pmol/L）	TSH （mIU/L）
2015-10	272.1	18.9	0.3	203.7	10.02	4.05	13.82	1.69
2015-12	185.9	3.21	1.74	447.2	127	4.78	18.76	0.35
2016-02	86.23	0.119	4.67	543.6	177.97	6.75	19.89	0.025

注：TSH. 促甲状腺激素；T_3. 总三碘甲状腺原氨酸；FT_3. 游离三碘甲状腺原氨酸；T_4. 总甲状腺素；FT_4. 游离甲状腺素。

治疗 17 个月时（2015 年 12 月）TPOAb 水平较前明显升高，且 TgAb 水平开始高于检测限，但甲状腺激素水平仍然正常，TRAb 依然阴性，且患者仍然无甲状腺毒症和甲状腺肿大，也不存在甲状腺相关性眼病，故首先考虑诊断为无临床症状的甲状腺自身抗体阳性，因患者HBeAg滴度较低，接近转阴，故暂时未调整干扰素剂量。

治疗19个月时（2016年2月）出现HBeAg血清学转换，且HBsAg滴度也明显下降至100 IU/ml以下，根据既往的经验判断，这种低水平的HBsAg经过进一步的治疗具有较大的转阴或转换的可能性。但此时患者TPOAb及TgAb水平较前明显升高，TRAb开始变为阳性，经检测提示甲状腺功能亢进，甲状腺超声提示弥漫性低回声区，呈蜂窝状改变；甲状腺摄^{131}I率检查提示正常。虽然患者甲状腺毒症不明显，无TAO表现，甲状腺肿大不明显，存在轻度的疲乏无力及干扰素注射后出现低热，且上述症状在19个月的治疗期始终存在，但因出现TRAb阳性，考虑诊断为干扰素所致的桥本甲状腺炎，但不排除发展为Graves病的可能。基于患者安全性考虑，经与患者沟通，暂时停用干扰素，保留核苷（酸）类似物（NA）控制HBV复制。

考虑到患者甲状腺功能异常为干扰素诱发的甲状腺炎，首先需要停止干扰素治疗，选择保留NA抗病毒治疗。治疗方案的调整是基于以下考虑：①在停用干扰素后使用ETV可确保对HBV DNA的抑制，避免病毒学反弹造成严重的不良反应；②患者在治疗第19个月时出现HBeAg血清学转换，若立即全部停药（同时停干扰素和NA）容易出现复发，使得前期获得的较好疗效全部丧失；③由于患者对干扰素反应性较好，根据既往的临床经验，在确保已经获得HBeAg血清学转换、HBsAg滴度明显下降的基础上继续给予NA治疗，有机会获得HBsAg血清学转换，进而达到临床治愈的目标。另外，在干扰素治疗中出现IIT在一定程度上也反映了干扰素已上调宿主的免疫功能。故有必要在稳定甲状腺功能的基础上以NA作为基础药物控制HBV DNA，以争取再次干扰素治疗的机会。如何取得疗效和安全性的平衡，是争取获得更高的治疗目标的关键。

8.2.3 19～41个月：单用恩替卡韦，甲状腺功能恢复正常后再次加用干扰素获得HBsAg血清学转换

联合治疗19个月后（2016年2月）因IIT停用干扰素，开始ETV单药抗病毒治疗，HBV DNA始终低于检测限，肝功能正常，HBeAg始终阴性，HBsAg及甲状腺功能如下（表8.3）。

表8.3 ETV单药治疗血清学及甲状腺功能变化（19～33个月）

日期 （年-月）	HBsAg （IU/ml）	HBeAg （COI）	TRAb （IU/ml）	TPOAb （IU/ml）	TgAb （IU/ml）	FT_3 （pmol/L）	FT_4 （pmol/L）	TSH （mIU/L）
2016-02	86.23	0.119	4.67	543.6	177.97	6.75	19.89	0.025
2016-04	27.88	0.095	2.09	512.2	128.6	5.31	17.56	0.28
2016-06	11.25	0.087	4.77	423.19	110.23	7.21	21.22	0.01
2016-8	10.88	0.119	1.73	237.56	76.33	5.45	18.72	0.31
2016-10	6.73	0.095	1.12	110.56	34.21	4.46	12.33	0.67
2016-12	7.23	0.08	1.33	90.78	23.56	3.32	10.98	0.73
2017-02	6.56	0.076	1.33	42.54	19.33	2.99	14.21	1.45
2017-04	10.76	0.33	0.88	38.13	101.02	4.05	13.85	1.69

患者在停止干扰素治疗 2 个月后低热、体重下降的症状明显好转，6 个月后（2016 年 8 月）TRAb 及 TgAb 降至低于检测限，甲状腺功能也恢复正常，TPOAb 水平虽然较前明显下降，但是仍为阳性。值得注意的是，在停用干扰素后患者始终保持 HBeAg 血清学转换，且 HBsAg 始终维持在低水平。

在甲状腺功能恢复正常后 8 个月（2017 年 4 月）且稳定的前提下，由于 HBsAg 低水平波动，故在与患者充分沟通后，决定再次尝试联合干扰素治疗，由于患者 TPOAb 仍保持阳性，为避免甲状腺免疫功能损害加重，调整 Peg-IFN-α 为 135 μg/10 d。干扰素再治疗后血清学变化及甲状腺功能检测结果（表 8.4）：在基线 HBsAg 低水平的基础上，再次联合治疗 4 个月（2017 年 8 月）即出现 HBsAg 转换，且抗 -HBs 滴度较高；继续巩固治疗 4 个月，抗 -HBs 达到 789 IU/L，但 TPOAb 水平开始显著升高，故在获得慢性乙型肝炎临床治愈但尚未出现 IIT 临床表现的情况下同时停用干扰素和 ETV，进入停药后随访观察期（2017 年 12 月）。停药后随访了 1 年，患者仍然保持 HBsAg 转换状态，甲状腺功能正常，TPOAb 水平较干扰素治疗期间逐渐回落，在停药后 1 年恢复至正常。

表 8.4 再次联合治疗过程中血清学及甲状腺功能变化（33～41 个月及停药后随访 1 年）

日期 （年 - 月）	HBsAg （IU/ml）	抗 -HBs （IU/L）	TRAb （IU/ml）	TPOAb （IU/ml）	TgAb （IU/ml）	FT$_3$ （pmol/L）	FT$_4$ （pmol/L）	TSH （mIU/L）
2017-04	10.76	0.33	0.88	38.13	101.02	4.05	13.85	1.69
2017-06	2.19	240.5	0.3	49.7	41.23	4.37	13.86	2.28
2017-08	< 0.05	375.4	0.73	51.2	33.89	4.56	12.11	3.31
2017-10	< 0.05	612.9	0.88	78.9	56.3	4.89	11.23	3.78
2017-12	< 0.05	789.3	0.68	112.33	12.09	3.32	11.09	2.67
2018-03	< 0.05	672.6	0.78	123.62	18.98	4.34	11.23	0.65
2018-06	< 0.05	543.9	1.23	109.7	34.62	3.45	13.45	0.88
2018-09	< 0.05	389.8	1.13	65.3	28.92	4.32	17.23	0.91
2018-12	< 0.05	402.1	1.65	32.1	35.6	4.44	14.53	2.21

8.3 诊疗体会

HBV 感染本身与甲状腺功能异常并无明确相关性。干扰素作为慢性乙型肝炎抗病毒治疗的药物之一，具有免疫调节作用，可通过促进免疫细胞分泌细胞因子，抑制 Th2 细胞和升高 Th1 细胞等机制来维持和提高免疫应答。其诱发的甲状腺功能异常是治疗过程中产生的最主要的不良应，据 Friedrich 等[3] 报道，IIT 的发生率为 3.9%～27.2%，平均发生率为 11.02%，年轻女性更易出现。严重的 IIT 可以迫使干扰素治疗中断，也可能导致疾病的延迟诊断，从而产生一些更严重的并发症，最终影响干扰素的疗效，故了解 IIT 的分型及处理原则具有重要意义。

8.3.1 干扰素诱发甲状腺炎的分型

IIT 从临床表现上可以分为甲状腺功能亢进（简称甲亢）和甲状腺功能减退（简称甲减），

从发生机制上 IIT 可分为自身免疫性和非自身免疫性甲状腺疾病。自身免疫性甲状腺疾病（AITD）表现为桥本甲状腺炎、Graves 病及无临床症状的甲状腺抗体阳性。非自身免疫性甲状腺疾病表现为破坏性甲状腺炎、非自身免疫性甲状腺功能减退。

8.3.1.1 自身免疫性甲状腺疾病

免疫机制在 IIT 中发挥重要作用。干扰素可激活相关信号转导及转录催化通路，导致大量的干扰素刺激基因的转录，如细胞因子和黏附分子的基因，发生甲状腺的自身免疫应答，从而诱发甲状腺炎。一方面，干扰素与细胞膜上的特异性受体结合后形成抗病毒蛋白，同时激活中性粒细胞和单核细胞，并且刺激自然杀伤细胞、树突状细胞和 T 细胞的成熟与增殖，抑制 T 细胞凋亡，导致甲状腺自身抗体水平的增加，从而引发 IIT。另一方面，干扰素增加主要组织相容性复合物（MHC-Ⅰ）抗原在甲状腺上皮细胞的过度表达，引起 T 细胞活化，导致组织破坏和炎性反应。

（1）Graves 病（GD）：GD 通常有明显的甲亢症状，甲状腺肿大，伴或不伴眼病；实验室检查为 TSH 减低，FT_3、FT_4 升高，TRAb 阳性，甲状腺超声提示甲状腺血流信号明显增多，呈"火焰状"，且甲状腺摄 ^{131}I 率显著增加。病情较轻的患者可继续干扰素治疗，并予抗甲状腺药物治疗；但是病情严重者应该立即停用干扰素，直至甲状腺功能恢复正常，并酌情予抗甲状腺药物或者 ^{131}I 放射性治疗。

（2）桥本甲状腺炎（HT）：HT 是临床上常见的 AITD，临床特点是出现针对甲状腺组织的自身抗体——TPOAb 和 TgAb，临床症状多样，可以是甲亢，也可以是甲减，甚至二者交替，可伴或不伴甲状腺肿大。由于 HT 和 GD 具有类似的免疫遗传因素，都是以甲状腺反应性 T 细胞生成、浸润甲状腺腺体为特征，故当 HT 表现为甲亢时二者需要谨慎鉴别，因为其处理方法完全不同。HT 以其特异性抗体 TPOAb 或 TgAb（尤其是前者）升高为显著特点。而 GD 在干扰素所致的 AITD 相对少见，其 TRAb 阳性是重要特点。TRAb 与甲状腺滤泡上皮细胞的 TSH 受体结合，激活腺苷酸环化酶信号系统，引起甲状腺细胞增生和甲状腺激素合成、分泌增加，导致临床甲亢。

但是，这三种抗体通常会同时出现在 GD 及 HT 患者中（虽然 TRAb 在 GD 升高更明显，而 TPOAb 及 TgAb 在 HT 更显著），因此还需要借助甲状腺超声及甲状腺摄 ^{131}I 率进行鉴别：GD 患者超声提示甲状腺血流信号明显增多，呈"火焰状"，且甲状腺摄 ^{131}I 率显著增多；HT 患者超声提示甲状腺有弥漫性多发低回声区，呈"蜂窝状"改变，甲状腺摄 ^{131}I 率可升高、降低或者正常[4]。本例患者同时出现三种抗体，虽然 TPOAb 及 TgAb 升高水平明显大于 TRAb 升高水平，但因出现 TRAb 阳性，还需进一步鉴别。查体提示甲状腺Ⅱ度肿大，触诊质韧、无压痛，双手向前平举时有细颤；甲状腺超声提示弥漫性低回声区，呈"蜂窝状"改变；甲状腺摄 ^{131}I 率检查提示正常，故考虑患者甲亢原因为 HT，可以予 β 受体阻滞剂治疗，而不需要抗甲状腺药物或者 ^{131}I 放射性治疗，也不必停止干扰素治疗。

（3）无临床症状的甲状腺自身抗体阳性：AITD 最常见的形式是无临床症状的甲状腺自身抗体阳性。甲状腺自身抗体包括 TPOAb 和 TgAb，可能一个或两个自身抗体同时阳性。甲状腺自身抗体的产生，尤其是 TPOAb 的出现，经常预示着处于 AITD 的临床前期（如本病例首先出现 TPOAb 阳性，而甲状腺功能正常，且无相关临床症状），研究表明其发展为临床甲状腺疾病的风险显著升高。究其原因，可能是干扰素通过干扰机体的免疫调节功能使得 TPOAb 和 / 或 TgAb 水平升高，导致甲状腺免疫损伤，表现为 HT。同时，甲状腺的炎症致甲状腺细胞破坏，进一步释放自身抗原，通过直接及间接方式诱导 Th 细胞分化为 Th2 细胞，激活 B 细胞产生 TRAb，促使甲状腺细胞增生和甲状腺激素合成与分泌增加，进展为 GD[5]。故在本病例中，患者首先是无临床症状的甲状腺自身抗体阳性，此后出现 HT，随着 TRAb 滴度升高，有进展为 GD 的风险，故出于治疗的安全性考虑，建议患者暂时停用干扰素，以 NA 作为基础药物控制 HBV DNA，待甲状腺功能稳定后，分阶段联合干扰素治疗，取得疗效和安全性的平衡，争取获得更高的血清学应答。

但是值得注意的是，对于这部分患者再次予干扰素治疗的确也存在一定的风险。研究发现，在干扰素治疗中直接形成甲状腺自身免疫性抗体的大部分个体在治疗结束后仍为阳性，那么此后再次暴露于干扰素仍会出现甲状腺功能异常。一项长期随访（随访 5.5～8.4 年，平均 6.2 年）研究[6]显示，在干扰素治疗中出现甲状腺自身抗体阳性的患者，治疗结束时仍有 72.2%（26/36）存在甲状腺自身抗体，其中 44.4%（16/36）在整个治疗及随访过程中甲状腺自身抗体持续阳性，部分患者虽然停药后滴度下降，但仍保持低水平波动，27.8%（10/36）在治疗后 6 个月甲状腺自身抗体转为阴性。因此，在干扰素治疗期间或治疗结束后产生甲状腺自身抗体的患者仍然需要密切监测，因为这部分患者日后仍有可能发展为临床自身免疫性甲状腺疾病。

对于在治疗过程中出现甲状腺抗体阳性的患者，如何在保障患者安全性的基础上，把握住甲状腺功能正常的时间间隙，评估短期应用干扰素即可达到血清学转换的获益，采用"短、平、快"的干扰素治疗策略，兼顾疗效与安全呢？在临床病例中，出现 HT 后即使立即停止干扰素治疗，即使甲状腺功能已经完全正常，但仍遗留 TPOAb 阳性，意味着该患者此后出现临床甲亢或甲减的风险较大。故在此后的治疗中当 HBsAg 滴度极低，在向患者充分告知的情况下，再次尝试联合干扰素治疗更需要密切监测甲状腺功能。所幸的是治疗 4 个月患者即出现 HBsAg 血清学转换，且抗 -HBs 滴度很高。这表明干扰素虽然在遗传易感个体中触发了甲状腺自身免疫性抗体的产生，但也同时上调了机体的免疫功能，使得患者获得了血清学转换。因此，在慢性乙型肝炎患者的抗病毒治疗中，不能一味地追求病毒学及血清学应答，首先需要评估治疗的安全性，充分认识甲状腺功能异常的临床特点并根据具体情况给予对症处理。本例患者在出现严重不良反应后随时停用干扰素而保留 NA 治疗，待不良反应得到有效控制后再次进行联合治疗，以期取得疗效和安全性的平衡。

8.3.1.2 非自身免疫性甲状腺炎

接受干扰素治疗期间发生甲状腺功能不全的患者有 50% 并不产生甲状腺自身抗体，提示甲状腺功能不全可能是由于干扰素对甲状腺细胞功能的直接效应所介导，而非免疫介导的效应。Monzani 等[7]研究发现，当干扰素在人甲状腺滤泡细胞聚集时，可抑制 TSH 诱导基因，如 TG、TPO 及碘钠同向转运子的表达，从而导致碘摄取减少和甲状腺分泌减少。干扰素能模拟促肾上腺皮质激素的作用，促进肾上腺皮质产生类固醇激素，也能模拟甲状腺刺激因子，促进甲状腺细胞对碘的吸收，直接抑制甲状腺激素的合成和释放。干扰素介导的非自身免疫性甲状腺炎有两种形式：破坏性甲状腺炎和非自身免疫性甲状腺功能减退。

（1）破坏性甲状腺炎：破坏性甲状腺炎是一种自限性的甲状腺腺体炎症。这种疾病是以三个阶段为特征：突发甲亢，有时伴有颈部压痛和发热，继而出现甲减，最终甲状腺功能在数周至数月内恢复正常。不到 5% 的病例可发展为永久性甲减。接受干扰素治疗的破坏性甲状腺炎的诊断是以 TRAb 阴性和甲状腺摄 ^{131}I 率减少为依据。这种干扰素诱导的甲状腺炎，有研究者推测是继发于非自身免疫性甲状腺炎症。因为许多继发于干扰素治疗的破坏性甲状腺炎的病例，表现为轻微的症状或亚临床症状，或者由于亚急性甲状腺炎的症状可能被干扰素的不良反应所掩盖，许多病例可能被漏诊，有可能临床实践中亚急性甲状腺炎比所报道的发生得更为频繁。此外，这种疾病通常在停止干扰素治疗后自然恢复，然而对于干扰素再治疗的患者可能偶尔再发甲状腺炎。

（2）非自身免疫性甲状腺功能减退：非自身免疫性甲状腺功能减退的患者体内甲状腺抗体常为阴性，并且甲状腺功能减退通常是一过性的，在干扰素治疗结束后，甲状腺功能会逐渐恢复。

8.3.2 干扰素诱发甲状腺炎的监测及处理

IIT 是接受干扰素治疗患者的常见不良反应，正确处理此类问题是保证干扰素治疗应答及避免严重甲状腺功能疾病的基础。

8.3.2.1 筛查

无论有无症状，所有的患者在干扰素治疗前均应做甲状腺疾病相关筛查。IIT 可发生在干扰素治疗的任何阶段，可发生于治疗的初始阶段，也可发生于治疗结束后，故治疗期间应常规监测甲状腺功能（FT_3、FT_4、TSH）和甲状腺自身抗体（TPOAb、TgAb、TRAb）。如果甲状腺激素水平是正常的，且甲状腺自身抗体阴性，则推荐每 3 个月检查一次上述指标来监测可能发生的甲状腺功能不全。当甲状腺激素水平是正常的，而甲状腺自身抗体阳性时，患者有发生临床甲状腺功能不全的高风险，需要缩短监测间隔为每 2 个月一次，直至治疗结束。如果患者发生甲亢或甲减，无论甲状腺自身抗体是否阳性，都需要进一步明确甲状腺功能异常的原因并进行针对性治疗。尤其对于女性患者，更应注意监测甲状腺功能。

8.3.2.2 治疗

如果患者仅出现甲状腺抗体阳性，可继续用药，但应密切监测甲状腺功能；如有轻度甲状腺功能异常，无明显的临床症状，可继续应用干扰素或减少干扰素的剂量，并应酌情使用药物干预；如出现严重的甲状腺功能异常，应立即停用干扰素，并给予相应的药物治疗（图 8.1）。

值得注意的是，对于慢性乙型肝炎患者而言，在未达到停药标准而需要停止干扰素治疗的同时可以继续予 NA 治疗，保证 HBV DNA 的持续控制，避免影响抗病毒治疗效果，待甲状腺功能稳定后酌情考虑是否能再次联合干扰素治疗。但是需要密切监测患者甲状腺功能，并且在咨询内分泌医生意见后，才能再次进行干扰素治疗。

（1）甲亢：血清 TSH 降低，FT_3 和 FT_4 增高，符合甲亢的诊断，需要进一步检测 TPOAb、TgAb、TRAb，或进行甲状腺摄 ^{131}I 率和甲状腺超声检查，以明确临床分型及原因。当甲亢的原因不明确时，对 GD 病情较轻的患者可予抗甲状腺药物治疗，同时继续干扰素治疗；病情较重的患者可采用放射性碘或抗甲状腺药物治疗，停用干扰素直至甲状腺功能恢复正常。但是值得注意的是，由于抗甲状腺药物可能导致肝功能异常及粒细胞减少，应

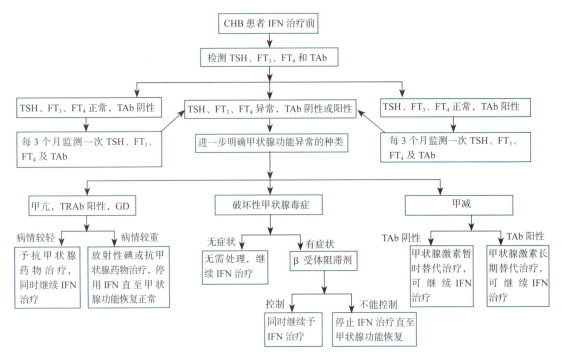

图 8.1　慢性乙型肝炎干扰素治疗时的甲状腺功能监测和治疗流程

加强血常规及肝肾功能监测。

如果检查结果和破坏性甲状腺炎相一致，且有症状，患者应用 β 受体阻滞剂治疗。破坏性甲状腺炎患者应密切监测甲减的发生，因为经常在数周内先表现为甲亢而后出现甲减。皮质类固醇在亚急性甲状腺炎治疗中有效，但对于 HBV DNA 尚未控制的患者是禁忌的，故在使用时应同时予 NA 控制病毒。

（2）甲减：血清 TSH 升高，FT_3 和 FT_4 降低，符合甲减的诊断，需要进一步检测 TPOAb、TgAb、TRAb 以明确病因。若甲状腺自身抗体阴性，主要考虑破坏性甲状腺炎后期，其甲减是可逆的，需要甲状腺激素短期替代治疗，通常可以不停用干扰素。若甲状腺自身抗体阳性，要警惕 HT 的发生，甲减一般不可逆，需要甲状腺激素长期替代治疗。在替代治疗的同时也可以继续用干扰素治疗，在治疗期间监测间隔需要调整为每 2 个月一次。

8.3.2.3　预后

IIT 通常具有一过性和可逆性的，因此通常在停用干扰素 4～6 周后症状消失[8]。IIT 轻者仅为激素水平异常，重者有明显的临床表现，无论停用干扰素与否，约 60% 的患者可以自行缓解。但是，干扰素治疗结束时甲状腺自身抗体阳性是发生甲状腺功能异常的独立预测因素，则提示有发生持续性甲状腺疾病的危险。约 2% 的合并甲减的患者，需要甲状腺激素终身替代治疗。

总之，使用干扰素治疗可能会导致 IIT，因此在治疗前、治疗期间甚至部分患者在停药随访时都应该监测甲状腺激素水平及甲状腺抗体，甚至需要进行甲状腺超声及摄 ^{131}I 率检查进行病因鉴别。

鉴于 IIT 在干扰素治疗慢性乙型肝炎患者中的高发病率，临床医生应了解 IIT 的临床疾病谱和处理原则。值得注意的是，对于慢性乙型肝炎患者而言，干扰素治疗并非一蹴而就，而是可以分阶段逐步进行。所以，在出现严重的 IIT 时，可以首先停用导致 IIT 的药物——干扰素，以确保患者安全性；同时继续予 NA 治疗，保证持续抑制 HBV DNA，在稳定甲状腺功能的基础上分阶段联合干扰素治疗，取得疗效和安全性的平衡，争取获得更高的血清学应答。

8.4 专家点评

在慢性乙型肝炎患者的抗病毒治疗中，干扰素是目前主要的一线治疗药物，其引起的不良反应虽然较多，但获得血清学应答、能够停药的终点主要依赖于干扰素的治疗。因此，需要在疗效与安全性之间寻求平衡，从而追求更高的治疗目标。随着抗病毒治疗经验的积累，干扰素的一般不良反应临床医生均能恰当处理。因而，干扰素相关的甲状腺功能异常已成为追求更高应答终点的障碍。本文通过具体病例作相关阐述，具有非常重要的意义。

甲状腺功能异常的分型比较复杂，从临床表现上可以分甲亢和甲减，从发生机制上可分为自身免疫性甲状腺疾病和非自身免疫性甲状腺疾病，前者包括桥本甲状腺炎、Graves 病及无症状的甲状腺抗体阳性，后者包括破坏性甲状腺炎和非自身免疫性甲状腺功能减退。对于肝病科医生而言，要熟知 ITT 的诊断及处理尚有难度，但是一旦出现甲状腺功能异常就找内分泌科医生会诊，通常会被要求停药，干扰素的使用毕竟不是内分泌科医生的强项。因此，肝病科医生非常有必要学习并熟悉甲状腺功能异常的临床表现，立足于正确鉴别诊断和处置得当，必要时再请内分泌科医生会诊、指导。

本例患者在治疗中虽然发生了甲状腺功能异常，但最终还是获得了临床治愈，其在几个关键点掌控得比较好。

基线时，具有抗病毒治疗的指征，而且对甲状腺功能及其抗体、自身抗体等进行了筛查，没有抗病毒治疗的禁忌证。

治疗期间定期检测甲状腺功能及其抗体。其中第一阶段，由于疗效未达到可以停药的指征——HBeAg 血清学转换，因而延长治疗时间。此期检测甲状腺功能及其抗体未见异常。第二阶段，延长期治疗有效，可见 HBeAg 水平进行性下降，然而患者出现 TPOAb 阳性，但甲状腺激素水平正常，且无相关临床症状，属于 IIT 中较轻的一种情况，故可以不停止治疗，在患者充分知情同意下加强监测。患者终于在疗程的第 19 个月时出现 HBeAg 血清学转换，但此时 HBsAg 滴度明显下降，同时 TPOAb 及 TgAb 水平较前明显升高，TRAb 转为阳性。是否要追求 HBsAg 血清学转换，治疗是停止还是继续，如何在疗效与安全性方面取得平衡？这些是在以干扰素为基础的治疗方案中最令临床医生纠结的问题。作者首先停用了干扰素以避免过强的免疫反应；以 ETV 维持对 HBV DNA 的抑制，避免病毒学反弹；6 个月后 TRAb 及 TgAb 降至低于检测限，甲状腺功能也恢复正常，再次启动干扰素低剂量（180～135 μg/周）治疗，4 个月就获得了 HBsAg 血清学转换，实现了"短、平、快"的效果。

取得疗效和安全性的平衡，是争取获得更高的治疗目标的关键。这除了依赖于医生自身的临床经验,还需要对干扰素抗病毒机制的充分认知。干扰素不仅具有抗病毒的作用,还具有调节免疫功能的作用。但被上调的机体免疫反应可能是不够精准的,针对病毒的免疫清除是需要的,但同时难免带来针对甲状腺的免疫损伤。所以在干扰素治疗中出现 IIT 在一定程度上反映了宿主免疫功能的上调,即 IIT 的发生可能是获得较好疗效的预测因子。在慢性乙型肝炎的抗病毒治疗中,认识到干扰素治疗过程中甲状腺功能异常的临床特点也很重要,不是所有的甲状腺功能异常均有机会再次启动干扰素治疗以追求更高治疗目标。本例属于 IIT 中较轻的临床类型,作者采用了"停止强攻、保存实力、伺机再战"的策略,最终获得了乙肝临床治愈。

(作者:任 姗;点评者:陈新月)

参 考 文 献

[1] Nair KC, Haamann F, Nienhaus A. Frequency of thyroid dysfunctions during interferon alpha treatment of single and combination therapy in hepatitis C virus-infected patients: a systematic review based analysis. PLoS One, 2013, 8(2): e55364.

[2] Rico MA, Quiroga JA, Subirá D, et al. Hepatitis B virus-specific T-cell proliferation and cytokine secretion in chronic hepatitis B e antibody-positive patients treated with ribavirin and interferon alpha. Hepatology, 2001, 33(1):295-300.

[3] Friedrich-Rust M, Theobald J, Zeuzem S, et al. Thyroid function and changes in ultrasound morphology during antiviral therapy with pegylated interferon and ribavirin in patients with chronic hepatitis C. J Viral Hepat, 2009, 16: 168-177.

[4] Yan Z, Fan K, Fan Y, et al. Thyroid dysfunction in chinese patients with chronic hepatitis C treated with interferon alpha: incidence, longterm outcome and predictive factors. Hepat Mon, 2012, 12(9):e6390.

[5] Davies TF, Latif R, Yin XM. New genetic insights from autoimmune thyroid disease. Thyroid Res, 2012, 2012: 1-6.

[6] Indolfi G, Stagi G, Bartolini E, et al. Thyroid function and anti-thyroid autoantibodies in untreated children with vertically acquired chronic hepatitis C virus infection. Clin Endocrinol, 2008, 68: 117-121.

[7] Monzani F, Caraccio N, Dardano A, et al.Thyroid autoimmunity and dysfunction associated with type I interferon therapy.Clin Exp Med, 2004, 3: 199-210.

[8] Tran HA, Jones TL, Ianna EA, et al. The natural history of interferon-α induced thyroiditis in chronic hepatitis C patients: a long term study. Thyroid Res, 2011, 4:2.

9 干扰素治疗慢性肝炎罕见不良反应观察及处理

干扰素具有抗病毒和免疫调节双重作用,是治疗慢性乙型肝炎和曾经治疗慢性丙型肝炎的重要手段。但在治疗中也暴露了一些安全性问题,正确认识及适当的处理,对提高疗效、保证安全性具有重要意义。现将笔者所在科室2002~2015年在应用干扰素(包括普通干扰素及聚乙二醇干扰素)治疗慢性乙型肝炎、慢性丙型肝炎过程中出现的几种罕见临床不良反应的表现、处理及转归情况做一总结,以供同行借鉴。

9.1 病例介绍

9.1.1 病例1:脂肪凹陷

患者女性,51岁,慢性丙型肝炎。2007年给予Peg-IFNα-2a 135 μg/周联合利巴韦林0.9 g/d抗病毒治疗。治疗2个月时HCV RNA转阴(<50拷贝/ml),继续治疗至5个月时,双侧股外侧出现对称性脂肪凹陷,大小约6 cm×10 cm,局部无红肿及疼痛,皮肤温痛觉及肌力无异常(图9.1)。患者既往无类似情况,近期无其他用药史和毒物接触史,也无过量运动等。于神经外科就诊,未给出明确诊断,只是描述性地诊断为:双侧股外侧对称性脂肪凹陷,建议观察。鉴于丙肝治疗有效,我们未停止治疗,仅降低干扰素剂量(Peg-IFNα-2a 135 μg/10 d),继续治疗过程中未见症状加重,48周后停药。随访半年,丙肝治愈,脂肪凹陷逐渐消失。

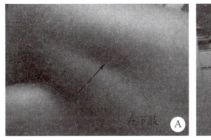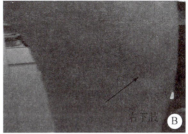

图9.1 双下肢对称性脂肪凹陷

9.1.2 病例2:颈项部包块

患者男性,32岁,HBeAg阳性慢性乙型肝炎。予Peg-IFNα-2b 100 μg/周抗病毒治疗。治疗3个月时颈项部出现色红包块,逐渐增大,大小约4 cm×5 cm×2 cm,质韧、皮温正常,自觉局部僵硬,无疼痛等不适(图9.2)。患者治疗9个月时乏力明显,停用Peg-IFNα-2b,

换用恩替卡韦治疗。之后颈项部包块逐渐消失。

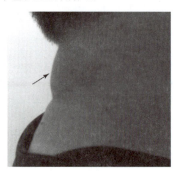

图 9.2　颈项部包块

9.1.3　病例 3：突发性耳聋

患者女性，52 岁，慢性丙型肝炎。予 IFNα-2a（500 万 U，皮下注射，隔日一次）联合利巴韦林 0.9 mg/d 抗病毒治疗。疗程 20 天时，患者自觉右耳听力下降，未予重视仍继续治疗，至 1 个月时 HCV RNA 转阴，但右耳听力下降逐渐加重，且左耳受累，治疗至 45 天时右耳听力完全丧失，左耳听力下降。耳鼻喉科诊断为突发性耳聋。遂停用 IFNα-2a 及利巴韦林，患者听力逐渐好转。停药 1 个月余，听力基本恢复正常。

9.1.4　病例 4：视物双重影

患者女性，35 岁，HBeAg 阳性慢性乙型肝炎。予 IFNα-1b（500 万 U，皮下注射，隔日一次）抗病毒治疗。治疗 3 个月时 HBV DNA 转阴，5 个月时自觉视物双重影。眼底检查提示视乳头轻度水肿，未予治疗，建议观察。患者既往无眼部疾病、无高血压及糖尿病病史，考虑可能与 IFNα-1b 有关，将剂量降低为 300 万 U 继续治疗，症状有所缓解，治疗 9 个月获得 HBeAg 转换，巩固治疗至 12 个月停药，1 个月后视物双重影症状完全消失。

9.1.5　病例 5：间质性肺炎

患者男性，54 岁，HBeAg 阳性慢性乙型肝炎。予 Peg-IFNα-2b 80 μg/ 周抗病毒治疗。治疗 2 个月后出现干咳、无痰、不发热，阵发性加重，服止咳药无效，尤以夜间为甚，有时咳嗽喘憋直至呕吐后方能缓解。疗程 3 个月余拍胸部 X 线片，提示双肺纹理增多，右肺下野斑片状模糊影；胸部 CT 提示双肺弥漫性渗出性病变，伴下叶膨胀不全。诊断为间质性肺炎，考虑可能与干扰素有关。故停用 Peg-IFNα-2b，给予恩替卡韦治疗，2 周后症状缓解，4 周后复查胸片提示明显好转。患者为追求 HBeAg 血清学转换，又试用干扰素治疗，4 周后再次出现咳嗽症状，停药后好转。因此，医生建议患者勿再使用干扰素。

9.1.6　病例 6：唇炎

患者男性，30 岁，HBeAg 阳性慢性乙型肝炎。予 Peg-IFNα-2a 180 μg/ 周抗病毒治疗。治疗 6 个月时，下嘴唇出现白色黏膜斑，伴皮损、结痂、轻度疼痛。口腔科诊断为唇炎。

使用油性护唇膏，症状可耐受，故能坚持干扰素治疗。治疗中白细胞 3.6×10^9/L ～ 3.3×10^9/L，治疗 12 个月获得 HBeAg 血清学转换，停用干扰素后 3 个月余唇炎消失。

9.2 诊疗体会

干扰素注射局部最常见的不良反应是皮肤红肿，另有报道干扰素治疗丙型肝炎可出现以重症肌无力为主要表现的肌肉病变及周围神经病变[1, 2]。而病例 1 出现的单纯性双下肢对称性脂肪凹陷，以及腹正中线及左上臂出现的线状色素沉着目前还未见报道。

干扰素引起的眼部不良反应可表现为视力下降、视物模糊、动眼神经麻痹等，眼底检查可发现视网膜出血、雪团状渗出点和视乳头水肿，机制可能是血管痉挛、免疫复合物沉积引起视网膜毛细血管闭塞所致。这些症状可以是短暂的，但亦可引起严重的眼压升高及不可逆的失明[3]。病例 4 出现的眼部不良反应表现为独特的视物双重影，此种症状还未见报道，机制也不清楚。

国内外均有干扰素治疗中出现间质性肺炎的报道[4]，其发病机制目前尚不清楚，可能与干扰素生物特性及制剂纯度有关，或是触发了肺部免疫介导的反应。病例 5 间质性肺炎患者在干扰素治疗中出现干咳，停用则可缓解，重新治疗后又加重，提示间质性肺炎可能是干扰素引发的不良反应。

干扰素治疗过程中罕见并发唇炎，可能机制为 IFN-α 导致白细胞减少，尤其是中性粒细胞的减少致使患者易继发感染[5]。但病例 6 患者白细胞减少并不十分明显，难以用上述机制解释唇炎的发生。

干扰素引起的不良反应较多，一般是轻微的、可逆的，最常见的有发热、肌痛等流感样症状及血小板及白细胞减少等，但本文所发现的不良反应较为少见，脂肪凹陷、色素沉着、颈项部包块、视物双重影目前还未见报道。我们提出了安全监测及预警措施，并调整了治疗策略。这对于提高疗效、保证安全具有重要意义，最终获得疗效与安全性"双赢"。

9.3 专家点评

干扰素引起的不良反应较多，这与干扰素具有抗病毒和免疫调节双重作用分不开，在免疫清除的同时难免会带来免疫损伤，而且不良反应因人而异，不同个体对干扰素的反应性及耐受性是不一样的，临床上常常因为不良反应制约了抗病毒治疗的继续进行。因此，对治疗中暴露的一些安全性问题，正确认识及适当的处理，对提高疗效、保证安全性具有重要意义。

一般的不良反应是轻微的、可逆的，如常见的发热、肌痛等流感样症状及血小板和白细胞减少等。随着干扰素使用经验的积累，处理这些不良反应一般临床医师已经驾轻就熟。但干扰素的不良反应远不止在三期临床试验所见到的或产品说明书中所表述的那些。本文所涉及的不良反应，是作者在长期的临床实践中碰到的罕见不良反应，并经过系统观察、追踪转归结果，且融入了作者切身的临床体会。具体哪些不良反应可以在观察、处理的同时继续治疗，哪些必须及时停止治疗，对这些罕见不良反应的处理及转归为临床医师提供了前车之鉴。本文旨在报道不良反应的现象及表现与转归，重在看了能懂、懂了能避免，虽然对这些罕见不良反应发生的机制也结合文献进行了分析和推测，但深度不够、多数原因不清楚，尽管如此，上述病例对同行仍有很好的借鉴意义。

"安全"和"有效"双轨制是干扰素治疗过程中一直提倡的两大重要原则，缺一不可。只有在安全的前提下，才可以继续进行治疗，争取获得更好的疗效。

（作者：曹振环；点评者：陈新月）

参 考 文 献

[1] Mase G, Zorzon M, Biasutti E, et al. Development of myasthenia gravis during interferon-alpha treatment for anti-HCV positive chronic hepatitis. J Neurol Neurosurg Psychiatry, 1996, 60（3）:348.

[2] Malaguarnera M, Pistone G, Trovato B, et al. Impaired thermal and tactile sensitivity during interferon-alpha treatment. Clin Drug Investigation, 1996, 12（12）:271.

[3] Hironori Y. Acute onset of ocular complications with interferon. Lancet, 1994, 343（890）:941.

[4] Anderson P, Hoglund M, Rodjer S. Pulmonary side effects of interferon-alpha therapy in patients with hematological malignancies. American Journal of Hematology, 2003, 73（5）:54-58.

[5] 赵利斌. 干扰素诱发唇炎三例. 肝脏, 2003, 8（2）: 12.

10 核苷（酸）类似物联合干扰素治疗失代偿期逆转为代偿期肝硬化患者的临床探索

乙型肝炎肝硬化一旦进入失代偿期，不予抗病毒治疗等干预患者的 5 年生存率仅为 14%～20%，其中近 1/3 可发展成肝癌。目前公认有效的抗病毒药物是干扰素（IFN）与核苷（酸）类似物（NA）。IFN 具有免疫增强作用，故存在诱发免疫病理损伤过度的风险，对肝硬化 Child-Pugh 分级为 B、C 级的患者可能引起肝衰竭等不良事件。因此，国内外慢性乙型肝炎防治指南均提出失代偿期肝病患者禁用 IFN，而 NA 成为肝硬化失代偿期患者抗病毒治疗的唯一选择。但是，相对于 NA，IFN 具有明显的抗纤维化作用，可稳定或延缓甚至逆转肝硬化的病理进程，改善肝炎后肝硬化患者的预后，并减少肝癌发生的可能性。因此，为了追求更好的临床预后，对于那些病情相对较轻、仅有少量腹水的失代偿期肝硬化患者，可否通过首先应用 NA 抗病毒治疗，使得腹水消失、肝功能由失代偿逆转为代偿，此时再进一步联合 IFN 治疗，以期最大程度改善患者病理组织学，从而延长生存期，提高患者的生活质量。

下文介绍一例长达 10 余年诊疗过程的病例，在一定程度上展示了 NA 联合 IFN 治疗失代偿期肝硬化，最终逆转为代偿期肝硬化。表明不仅在短期内可迅速抑制病毒复制，甚至获得 HBsAg 清除的理想血清学应答，而且长期治疗可改善预后，减轻肝细胞炎症坏死及纤维化，延缓和减少肝癌及其他并发症发生。

10.1 病例介绍

患者男性，48 岁，因"HBsAg 阳性 30 余年，食欲减低、乏力 1 个月"入院。患者 30 余年前体检时发现 HBsAg 阳性，未诊治。1 个月前无明显诱因出现食欲减低、乏力，就诊于当地医院，查 ALT 63 U/L，AST 45 U/L，Tbil 25.4 μmol/L，Alb 33.6 g/L，B 超提示肝硬化、腹水。遂就诊于笔者所在医院门诊。进一步检查提示 HBsAg 810 IU/ml，抗 -HBe 阳性，抗 -HBc 阳性；HBV DNA 1.8×10^3 拷贝 /ml；PTA 75%；腹部 B 超：肝硬化，脾大，门静脉增宽，少量腹水。患者既往体健，父亲病故，死于乙肝相关肝癌；母亲体健；兄 1 个，妹 1 个，均为乙肝肝硬化患者。查体提示肝掌阳性，其余未见阳性体征。

入院后化验检查，血常规：WBC 3.1×10^9/L，Hb 122 g/L，PLT 102×10^9/L。肝功能：ALT 63 U/L，AST 45 U/L，Tbil 25.4 μmol/L，Alb 33.6 g/L。PTA 75%。乙肝血清学标志：HBsAg 810 IU/ml，抗 -HBs 阴性，抗 -HBe 阳性，抗 -HBc 阳性；HBV DNA 1.8×10^3 拷贝 /ml；AFP 5.6 μg /L。甲状腺功能正常。甲状腺球蛋白抗体阴性，促甲状腺激素受体抗体阴性，甲状腺微粒体抗体阴性，ANA 阴性，AMA 阴性。腹部 B 超：肝硬化，脾大，门静脉增宽，

少量腹水。

10.2 临床诊治思维过程

该患者肝硬化失代偿期诊断明确，存在少量腹水，Child-Pugh 评分为 8 分。对于失代偿期肝硬化患者若能正确进行抗病毒治疗，不仅可使肝功能和临床症状改善，而且可望逆转肝硬化的进程，因此对肝炎后肝硬化患者给予抗病毒治疗是非常必要的。我国《慢性乙型肝炎防治指南》（2015 年版）指出：只要检测到 HBV DNA 阳性，不论 HBeAg 阳性与否，不论转氨酶水平是否升高，均应该尽快进行抗病毒治疗。由于 IFN 禁用于失代偿期肝硬化患者，所以在当时恩替卡韦（ETV）及替诺福韦（TDF）未上市的情况下，我们选择阿德福韦酯（ADV）抗病毒治疗，在治疗过程中密切观察治疗效果，并警惕耐药及肾毒性的发生。患者治疗 12 周后 HBV DNA 检测不到，而且在治疗 24 周时腹水消失，之后维持 ADV 治疗半年，腹水未再出现。

此时，我们考虑患者在 ADV 治疗下，已经从肝硬化失代偿转变为代偿期，如果长期应用 ADV，担心相关耐药发生，而对于失代偿期肝硬化患者，耐药一旦发生可能就会造成肝衰竭而危及生命。另外，相对于 ADV，IFN 具有更加明显的抗纤维化作用，可稳定或延缓甚至逆转肝硬化的病理进程，改善肝炎后肝硬化患者的预后，并减少肝细胞癌发生的可能性。有研究显示，对肝纤维化和早期肝硬化患者长期用 IFN 治疗，可使病情稳定。另有研究报道[1]，490 例慢性丙型肝炎或丙型肝炎后肝硬化患者中，411 例患者接受 IFN 治疗，证实 IFN 可有效降低肝癌发生的风险，并且经 IFN 治疗后无一例患者进展到失代偿期肝硬化。IFN 治疗肝硬化，一般建议以小剂量较为安全。一项研究[2]采用小剂量 IFN 治疗乙肝后肝硬化患者（Child 分级 A 级），治疗 12 周，随访 48 周，46.6% 的患者获得病毒学持续应答，即 HBV DNA 检测不到，血清中 ALT 正常和肝组织学改善；在未获得持续病毒学应答组，也可观察到 HBV DNA 水平下降，以及肝组织学改善，无一例患者因不良反应而终止研究。数项回顾性队列研究[3]显示，将患者基线年龄进行匹配后分析，与 NA 相比，Peg-IFN 治疗能够更显著地降低慢性乙型肝炎患者肝癌发生的风险。

因此，为了追求更好的临床预后，我们在与患者充分沟通、完全知情同意的情况下，在 ADV 基础上联合应用了小剂量 IFN（300 万 IU，隔天一次）治疗，以期最大程度改善患者病理组织学及减少耐药发生。

患者在 ADV 联合 IFN 治疗后，HBV DNA 保持不可检测水平，肝功能稳定，同时观察到 HBsAg 水平进行性下降，在联合治疗 72 周时，实现了 HBsAg 清除。众所周知，HBsAg 清除是乙肝抗病毒治疗的理想终点，提示更好的预后改善。Moucari 等[4]分析了 HBsAg 清除与慢性乙型肝炎患者远期预后的关系，结果表明 HBsAg 清除者与未清除者相比，其肝癌发生率降低，为其 1/60，生存率明显升高（随访 5 年、10 年分别为 100%、62%）；而且获得 HBsAg 清除者中 70% 的患者肝脏组织病理学改善，而未清除者中只有 30% 获得肝脏组织病理学改善。另外，近期研究已经证实，血清 HBsAg 水平的下降与肝内 cccDNA 水平的下降呈平行关系，cccDNA 被认为是乙肝复发的根源，因此 HBsAg 的清除可被作为判断疗效的最好临床指标。

另外，患者在联合治疗过程中，腹部 B 超提示门静脉宽度及脾大程度都在明显改善，虽然未行肝脏穿刺活检，但也在一定程度上反映出患者的肝脏组织病理学得到了改善。本例患者肝硬化诊断明确，而且曾经为失代偿期，所以需要长期甚至终身抗病毒治疗。在患者实现 HBsAg 清除后巩固治疗了 36 周，停用 IFN 及 ADV，换用已经上市的、高基因屏障、耐药率相对较低的 ETV 维持治疗（表 10.1）。

表 10.1 治疗过程中各项指标的变化

	ADV					ADV+IFN							ETV
	基线	12周	24周	36周	48周	12周	24周	36周	48周	72周	96周	108周	10年
ALT（U/L）	63	58	42	35	26	35	32	29	33	36	36	26	28
Tbil（μmol/L）	25.4	21.6	20.9	26.4	25.7	23.2	21.6	22.4	21.1	19.8	22.4	24.3	20.8
Alb（g/L）	33.6	35.3	36.2	35.4	37.5	36.9	37.2	3738	38.0	37.9	37.8	37.6	37.4
HBsAg（IU/ml）	810	35.7	798.8	615.4	546.2	403.4	106.8	58.4	48.3	0.02	0.02	0.03	0.01
抗-HBs（IU/L）	0	0	4	8	8	6	8	12	12	16	14	16	18
HBV DNA（拷贝/ml）	1.8×10^3	<500	<500	<500	<500	<500	<500	<500	<500	<500	<500	<500	<20
腹部B超													
腹水	少量	微量	无	无	无	无	无	无	无	无	无	无	无
门静脉宽度（cm）	1.3	1.3	1.3	1.3	1.3	1.3	1.2	1.2	1.2	1.2	1.1	1.1	1.1
脾脏大小（cm×cm）	14×4.8	14×4.6	13×4.7	14×4.8	14×4.6	14×4.5	14×4.4	13×4.3	13×4.3	13×4.2	13×4.0	13×4.0	13×3.9

目前该患者已经 ETV 维持治疗 10 年，从长期的随访观察可见，患者预后良好。始终保持肝功能正常，HBV DNA 检测不出，HBsAg 呈清除状态。更值得指出的是，该患者长期处于肝硬化代偿期，未再出现腹水及其他并发症等失代偿表现，而且门静脉宽度及脾脏大小较治疗前明显改善。

10.3 诊疗体会

从本例患者的临床治疗体会到，IFN 不适用于失代偿期肝硬化治疗，但可以用于逆转为代偿期的肝硬化治疗，可以充分利用 IFN 的免疫调节剂抗增殖的作用来改善肝硬化患者预后。但鉴于患者毕竟有肝硬化的基础，应该在有 IFN 治疗经验的专家指导下，从小剂量开始，密切观察不良反应，实施个体化治疗。

受到本例患者治疗的启发，对临床中伴有少量腹水的失代偿期肝硬化患者进行了 IFN 联合 NA 治疗方法的探索。研究对象为 22 例于 2003 年 6 月至 2006 年 5 月在笔者所在医院国际医疗部住院的乙型肝炎肝硬化失代偿期患者，符合仅有少量腹水（经 B 超确认）一项并发症，且 Child-Pugh 评分为 8～11 分（中位数 9 分）。男性 21 例，女性 1 例；年龄平均（40±9）岁。血清 ALT 水平（63±11）IU/L；Tbil 平均（26±13）μmol/L；Alb 平均（33±4）g/L；血清 HBV DNA 均阳性，为 2.1×10^3～6.8×10^6 拷贝/ml（平均为 3.36×10^4 拷贝/ml）。HBeAg 阳性 8 例，HBeAg 阴性 14 例；初治 16 例，复治 6 例（NA 耐药 2 例，停药反跳 4 例）。排除合并大量腹水、消化道出血、肝性脑病、肝肾综合征等并发症的失代偿期肝硬化，排除肝癌或疑似肝癌，排除自身免疫性肝病、酒精性肝病及合并 HCV 等嗜肝病毒感染者。

治疗方案：所有患者均先予以 NA 抗病毒治疗及抗感染、保肝、利尿、补充白蛋白等对症处理，当失代偿期肝硬化转变为代偿期后，依据患者情况选择小剂量 IFN 开始联合治疗。具体情况如下：①初治者中 11 例 HBV DNA $> 2 \times 10^5$ 拷贝/ml 者选用 LAM，5 例 HBV DNA $\leqslant 2 \times 10^5$ 拷贝/ml 者选用 ADV。复治或停药病毒学反跳者选择与初治方案不同的 NA，其中 1 例 LAM 停药患者选用 ADV；1 例 ADV 停药患者选用 LAM；2 例 IFN 停药患者选用 ADV；2 例 LAM 耐药者根据测序结果选择无交叉耐药的 ADV。②腹水消退，肝功能好转，肝硬化由失代偿期转变为代偿期 6～9 个月后，依据患者情况选择小剂量 IFN 开始联合治疗；13 例初始应用 IFN 300×10^4 U，另 9 例初始应用 IFN 500×10^4 U。③以 NA 为基础，IFN 疗程不定，根据白细胞、血小板、肝功能等情况调整 IFN 剂量，其中 5 例可耐受聚乙醇干扰素（Peg-IFN）。

监测方法：治疗初期每 1～2 周检测一次血常规、肝功能、PTA，病情稳定后每 3 个月检测一次血常规、肝功能、PTA、HBV 标志物（HBV-M）、HBV DNA、AFP，每 6 个月检查一次 B 超，必要时行 CT 检查，以评估患者的肝功能代偿情况，有无其他并发症及生物化学、病毒学应答情况。对患者进行长期随访（不低于 4 年）以判断疾病是否进展。疾病进展定义为首次出现下列任何情况：Child-Pugh 评分较基础升高 2 分，反复发生自发性细菌性腹膜炎、肾功能不全、胃或食管静脉曲张破裂出血，发生肝癌或与肝脏疾病相关的死亡。

10.3.1 结果

10.3.1.1 疗程及疾病转归

本组联合治疗的时间均长于 2 年，总观察时间均大于 4 年。22 例肝硬化者应用 NA 抗病毒及对症处理 1 个月后腹水均消退，3～9 个月后肝硬化 Child-Pugh 分级由 B 级升为 A 级，肝硬化从失代偿期转变为代偿期。19 例（86.4%；其中 HBeAg 阳性 7 例，HBeAg 阴性 12 例）一般情况良好；3 例（13.6%；1 例 HBeAg 阳性，2 例 HBeAg 阴性）在治疗的 2～3 年出现疾病进展，其中 2 例发展为肝癌（1 例行肝移植术，1 例死亡），另 1 例在应用 IFN 1 个月时再次出现腹水，黄疸加重，停用 IFN，单用 NA 维持治疗，腹水消退，肝功能好转。

10.3.1.2 病毒学应答及血清学转换情况

本组 22 例患者应用 NA 3 个月后 HBV DNA 均低于检测值下限（500 拷贝/ml），在整个疗程中未见病毒学突破和临床耐药情况。7 例 HBeAg 阳性患者 5 例发生 HBeAg 转阴，其中 4 例出现 HBeAg 血清学转换，1 例发生 HBsAg 血清学转换；12 例 HBeAg 阴性患者中

3 例发生 HBsAg 血清学转换；HBeAg 及 HBsAg 转换的平均疗程为 26.5 个月及 33.7 个月，抗 -HBs 水平在 10～480 IU/L（中位数为 87 IU/L），在 NA 的维持治疗中未见 HBeAg 或 HBsAg 复阳。

10.3.1.3 抗病毒治疗对 AFP 的影响

11 例治疗前 AFP 有不同程度的升高，为 10.6～366.0 μg/L，平均 108.5 μg/L，其中 10 例同时伴随 ALT 升高，但 B 超、CT 等影像学不支持肝癌的诊断。在 NA 基础上加用 IFN，12～18 个月后 AFP 均降至正常。之后每 3 个月检查一次，AFP 未见再次升高。2 例（9.1%）在治疗的 2～3 年中发生肝癌，但未见 AFP 升高。1 例行肝移植术，至今已存活 3 年；另 1 例行肝癌切除术后 9 个月因肝癌复发而死亡，此例患者在治疗前 AFP 增高而 ALT 正常。

本研究中 22 例患者经过 NA 抗病毒治疗及对症治疗 6～9 个月后，肝功能均由失代偿期转变为代偿期，这可能与本组选择的失代偿肝硬化患者病情相对轻（仅有腹水一项并发症且肝硬化 Child-Pugh 评分为 8～11 分）有关。86.4% 的患者长期随访预后好，仅 2 例（9.1%）发生肝癌（其中 1 例死亡，1 例行肝移植后存活）。21 例（95.45%）患者对不同剂量 IFN 能耐受，仅 1 例出现肝功能再次失代偿，停用 IFN 后肝功能又恢复至代偿期。提示 IFN 可能诱发代偿期肝硬化出现失代偿现象，但及时停用 IFN 可恢复。另外，本研究观察了 22 例患者达 4 年以上，最长 8 年，无论是初治还是复治病例，无一例发生耐药。

另外，由于在 NA 基础上加用 IFN，本研究显示 HBeAg 及 HBsAg 血清学转换现象较高。19 例患者 HBsAg 血清学转换率为 21%（4/19），HBeAg 血清学转换率为 57.1%（4/7），高于文献报道的慢性乙型肝炎的血清学转换率（30%）。分析其原因：①肝硬化患者 HBV DNA 复制能力及 HBeAg 水平较低。文献报道，IFN 治疗 1 年，肝硬化患者的 HBeAg 清除率要高于非肝硬化患者，分别为 50% 与 29%，但尚无肝脏失代偿相关报道。②有 IFN 参与的长期联合治疗可以增加 HBeAg、HBsAg 的血清学转换率，本组患者发生 HBsAg 血清学转换，按照目前的概念即达到了临床治愈，是可以停药的，但并未停用 NA，主要出于以下考虑：虽然 HBsAg 清除甚至出现了保护性抗体，但肝脏组织中病毒复制的模板 DNA——共价闭合环状 DNA（cccDNA）仍部分存在。cccDNA 是乙肝复发的根源，目前任何药物均难以清除 cccDNA。而且由于肝硬化患者病情的特殊性，肝脏合成储备功能下降，停药后一旦复发将会导致病情恶化。但肝硬化患者发生 HBsAg 血清学转换的意义依然重大。慢性乙型肝炎患者，尤其是肝硬化患者的 AFP 持续异常升高，常提示有肝癌的高度危险性。研究显示，NA 和 IFN 可通过抑制病毒复制延缓肝硬化病情进展和减少肝癌的发生，尤其是 IFN，具有抗肿瘤机制。IFN 可抑制肿瘤组织内血管内皮生长因子（VEGF）的表达和新生血管的生成，同时明显抑制残肝癌细胞的生长，并呈剂量 - 效应关系。失代偿期肝硬化患者是肝癌的高发人群，本组 11 例患者治疗前有不同程度的 AFP 升高，经 NA 治疗逆转为代偿期肝硬化，经过 12 个月以上的治疗 AFP 均降到正常，提示 IFN 具有抗增生作用，可在一定程度上抑制肿瘤。由于 IFN 对失代偿期肝硬化患者属相对禁忌，因此使用 NA 治疗，将失代偿期肝硬化逆转为代偿期是 IFN 使用的前提。

综上所述，失代偿期肝硬化患者应用 NA 后如果逆转为代偿期，经过一段时间的巩固治疗可以尝试联合 IFN，经观察绝大多数患者能够耐受 IFN 治疗，这样的长期治疗可以改善预后、减少耐药。

10.4 专家点评

  IFN能否用于失代偿期肝硬化是个极具挑战性的问题。国内外慢性乙型肝炎防治指南均提出失代偿期肝病患者是IFN使用的禁忌证。但是作者先用NA使得失代偿期转变为代偿期，一字之差使得IFN的禁忌证变为适应证。相关的乙肝指南指出，代偿期肝硬化可以在有经验的专家指导下进行IFN治疗。本文几十例患者采用这种治疗方法均收到不同程度的效果，腹水消失、AFP复常、耐药纠正及远期预后改善。这些临床效果均是单一NA治疗所不能及的，而其恰恰是IFN作用机制所在。作者将NA及IFN的优势结合，使得这些终末期肝病患者有可能获得更好的预后。

  作者指出失代偿期逆转为代偿期的肝硬化患者即使经IFN治疗获得HBsAg清除，可以停用IFN但不建议停用NA。这点非常重要，毕竟曾经有过肝功能失代偿，一旦停用NA导致复发，后果会比较严重。而且作者还指出，应该在有IFN治疗经验的专家指导下进行，原则是知情同意、小剂量开始、密切观察、个体化治疗。确实IFN治疗的个体化差异非常大，通常免疫清除伴随着免疫损伤，故有人称会用IFN的治成"花"，不会用IFN的治成"疤"。

  因此，对于逆转为代偿期肝硬化的患者，初学者、IFN治疗经验不足的医生，患者不能很好理解和依从的，均不建议使用此方法。

  由于本研究时段上市的药物种类有限，其中不少病例使用的还是ADV，而目前已经有ETV、TDF及TAF。肝硬化患者特别是失代偿期肝硬化患者需要关注肾功能，治疗过程中应尽可能避免对肾功能的损伤。

（作者：马丽娜　柳雅立；点评者：陈新月）

参 考 文 献

[1] Fujiyama S, Tanaka M. Hepatitis C: epidemiology and therapy—with special reference to long-term prognosis after IFN therapy. Rinsho Byori, 2000, 48（1）: 5-13.

[2] Simon K, Gladysz A, Rotter K, et al. Therapeutic efficacy of low-dose alpha interferon therapy in liver cirrhosis associated with HBV. Pol Arch Med Wewn, 1998, 99（6）: 487-492.

[3] Liang KH, Hsu CW, Chang ML, et al. Peginterferon is superior to nucleos（t）ide analogues for prevention of hepatocellular carcinoma in chronic hepatitis B. J Infect Dis, 2016, 213（6）: 966-974.

[4] Moucari R, Marcellin P. HBsAg seroclearance: prognostic value for the response to treatment and the long-term outcome. Gastroenterol Clin Biol, 2010, 34（Suppl 2）: S119-S125.

第二部分 核苷（酸）类似物经治慢性乙型肝炎患者的再治疗策略

宁琴教授团队经验谈

11 长效干扰素、核苷（酸）类似物与 GM-CSF 联合序贯方案治疗慢性乙型肝炎的中期分析

随着抗病毒治疗特别是核苷（酸）类似物（NA）的广泛使用，目前临床上出现了大量 NA 经治的患者，这些患者的共同特征是 HBV DNA 得到抑制，但是 HBsAg 却很难下降或转阴，需要长期口服 NA 治疗。如何进一步提高这部分患者的疗效，如何使这部分患者实现安全停药，是目前肝病和感染学界的难题。笔者所在医院的 Anchor A 临床研究探讨了采用长效干扰素（Peg-IFN）、NA 与粒细胞－巨噬细胞集落刺激因子（GM-CSF）联合序贯治疗 NA 经治慢性乙型肝炎患者的临床疗效，目前该研究进行了中期分析，数据在 2017 年 AASLD 会议上做了交流。下文将介绍 Anchor A 研究中获得 HBsAg 转阴的一例患者的情况，并进行分析。

11.1 病例介绍

患者男性，25 岁，因"发现乙肝表面标志物阳性 20 余年"入院。患者 20 余年前因体检发现乙肝表面标志物阳性，为"大三阳"，肝功能正常，HBV DNA 不详，之后不定期复查肝功能均提示正常，其间无任何不适症状，未服用肝病药物。4 年前（2012 年）于笔者所在医院检查，肝功能示 ALT 92 U/L；HBV DNA 3.74×10^7 拷贝 /ml。当时无特殊不适，予恩替卡韦（ETV）0.5 mg 每日一次长期抗病毒治疗，此后患者多次复查 HBV DNA 均阴性，肝功能正常，但 HBsAg 持续阳性。2014 年 6 月检查乙肝标志物提示为"小三阳"，此后长期 HBeAg 阴性，HBV DNA 阴性。2015 年 3 月 26 日门诊复查，ALT 15 U/L，AST 16 U/L，Tbil 10.8 μmol/L，HBV DNA $< 5.0 \times 10^2$ 拷贝 /ml，HBsAg 1002 IU/ml，FibroScan E 值 4.9 kPa，腹部 B 超提示正常，并于当日参加 Anchor 药物临床研究。后被随机化分到第三组，即长效干扰素、NA 与 GM-CSF 联合序贯治疗组（Anchor A 方案见图 11.1）。采用 Peg-IFNα-2b

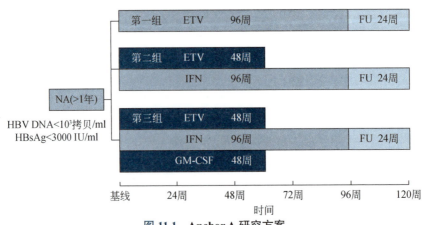

图 11.1 Anchor A 研究方案

180 μg/周，皮下注射，治疗96周；ETV 0.5 mg/d 每日一次，口服，治疗48周；GM-CSF 间断使用治疗48周（每个月的前5天，每天75 μg，肌内注射），96周治疗结束后停药观察24周。参加 Anchor 研究期间的各项指标见表11.1。肝脏彩超和肝脏硬度检测（FibroScan）未见明显异常。患者既往体健，否认高血压、糖尿病、哮喘、结核病史，否认手术、外伤史，否认血吸虫病史，1996年8月有输血史（外伤），对青霉素过敏。否认吸烟史，偶尔饮酒。父亲及弟弟有慢性乙型肝炎病史。查体未见明显阳性体征。

表 11.1　Anchor A 治疗期间病毒学和生化学部分检查结果

检查项目	基线	12周	24周	36周	48周	60周	72周	84周	96周	108周	120周
HBsAg（IU/ml）	691.8	17.85	<0.05	<0.05	<0.05	<0.05	<0.05	<0.05	<0.05	<0.05	<0.05
抗-HBs（IU/ml）	<2.0	—	4.28	—	27.08	—	361.4	—	547.4	—	983.4
HBV DNA（IU/ml）	<20	<20	<20	<20	<20	<20	<20	<20	<20	<20	<20
ALT（U/L）	20	29	33	32	31	23	24	27	12	17
AST（U/L）	20	34	35	34	39	28	25	23	28	16	20
Tbil（μmol/L）	8.1	10.3	7.5	6.2	8.0	9.5	7.5	7.6	7.2	10.5	20.5

注："—"表示未查。

11.2　临床诊治思维过程

患者经过 Anchor A 研究新方案治疗后获得了理想的治疗效果，不仅 HBsAg 转阴，还出现了抗-HBs，且停药后24周仍保持较高的水平。在 IFN 和 NA 联用24周后 HBsAg 转阴，出现抗-HBs，此后抗-HBs 滴度逐渐上升，96周治疗结束时抗-HBs 547 IU/ml，停药随访24周时抗-HBs 983 IU/ml。患者的 HBV DNA 持续保持阴性，即使在48周后停用 NA、单用 IFN 期间，患者也能保持 HBV DNA 持续阴性，没有出现 HBV DNA 病毒学突破。肝功能在 IFN 治疗期间也一直保持正常。

11.3　诊疗体会

慢性乙型肝炎是由于 HBV 感染引起的肝脏慢性炎症性疾病，其中与 HBV 相关的终末期肝病，如重型肝炎、肝硬化和肝癌是严重危害人类健康的全球性问题。目前治疗慢性乙型肝炎的抗病毒药物主要有 NA 和 IFN，其各有优缺点。NA 治疗具有较高的安全性和耐受性，但由于 cccDNA 的持续存在，导致停药后复发率高，且疗程较长，甚至需要终身服药；Peg-IFN 具有疗程确定、应答更持久、低耐药率等优点，但副作用稍大，有些患者不能耐受。

两种抗病毒药物的作用机制不同。NA 主要是通过与 HBV 聚合酶的天然底物（dNTP）竞争性抑制 HBV 聚合酶的活性，从而达到抑制 HBV 复制的作用，但由于其不能彻底清除肝细胞内 HBV cccDNA，停药后 HBV DNA 可再度复制，甚至可能导致重型肝炎的发生，因此停药需慎重，必要时需要长期使用；长期 NA 治疗过程中发生的病毒变异对治疗效果影响较大，会产生耐药现象。IFN 则主要是通过作用于肝细胞的 IFN 受体，经细胞内信号转导等一系列生化过程，激活多种抗病毒蛋白的产生，实现对病毒的抑制作用，同时调节机体免疫应答，但不能直接灭活 HBV。研究发现 IFN 可通过增强 HBV 前基因组 RNA 和核心颗粒的降解或通过对 cccDNA 的表观遗传修饰来抑制 HBV 转录并减少病毒抗原的产生[1]。针对目前大量存在的 NA 经治患者，如何提高疗效是很多肝病学者关心的问题。

2015 年亚太地区 HBV 感染治疗指南指出，NA 和 Peg-IFN 联合使用可以作为慢性乙型肝炎的理想治疗方案；我国指南也建议，经过长期 NA 治疗获得病毒学应答的患者，换用 Peg-IFN 联合治疗可获得更高的 HBeAg 血清转换和更大程度的 HBsAg 降低[2, 3]。最近有一项关于 Peg-IFN 和 NA 从头联合治疗的研究，发现 TDF 与 Peg-IFN 联合治疗 48 周的患者，在疗程结束后 24 周 HBsAg 转阴率相比于任何一种单药治疗均要高，但总的 HBsAg 转阴率仍然很低，其中感染基因 A 型的患者 HBsAg 转阴率最高[2, 3]。

而关于长期 NA 治疗后序贯使用 Peg-IFN 的相关研究中（如 OSST 研究、NEW SWITCH 研究、Endeavor 研究等），均显示与 IFN 治疗或继续 ETV 治疗相比，序贯联合治疗能显著提高 HBeAg 和 HBsAg 血清学转换[5]；其次，基于稳定的 NA 治疗方案中加用 Peg-IFN 的研究（如 ARES 研究等），也显示 NA 和 IFN 的联合治疗可实现持续的 HBsAg 血清学清除和 NA 安全停药[1]。由此可见，使用 NA 和 Peg-IFN 序贯联合治疗比给予任一单药治疗获得了更好的疗效。但欧洲指南等尚未推荐使用 NA 和 IFN 联合治疗[6]。

以往的研究还发现延长 IFN 治疗时间可使部分慢性乙型肝炎患者获得更高的 HBsAg 转阴率。相关研究显示，经过 Peg-IFNα-2a 治疗 60 周后，13 例患者中有 5 例 HBsAg 水平下降 > 90%[7]。对于 HBeAg 阴性慢性乙型肝炎患者，延长 IFN 治疗至 96 周，其病毒学应答率较治疗 48 周组明显提高（29% 比 12%），HBsAg 转阴率也显著提高（6% 比 0），且通过该研究证实 IFN 治疗 96 周患者耐受性良好，安全性与治疗 48 周相当，并未导致更严重的不良反应[8]。因此，延长 IFN 治疗时间有可能为进一步提高 HBsAg 转阴率治疗方案的制定提供新的思路。但长期使用 IFN 又会加重患者的经济负担，也会增加不良反应发生的风险。所以近期许多专家学者考虑采用 NA 与 IFN 联合治疗。有研究报道，Peg-IFN 与替诺福韦（TDF）联用 48 周，随访 72 周时 HBsAg 转阴率达 9.1%[9]，提示 Peg-IFN 与 NA 联合治疗安全性良好。

注射用重组人粒细胞 – 巨噬细胞集落刺激因子（rhGM-CSF）是基因重组蛋白类药物，可促进造血祖细胞的增殖和分化，诱导粒细胞和单核/巨噬细胞成熟并向外周血释放，并增强其活性，GM-CSF 对树突状细胞、内皮细胞、角质细胞等多种细胞均有促进作用，与干扰素联用不仅可提高白细胞数量，同时有激活免疫细胞功能的作用，包括单核细胞、巨噬细胞功能，提高抗病毒效果[10]。有研究将慢性乙型肝炎患者分为两组，一组采用 IFN 和 GM-CSF 治疗，另一组采用 IFN 和拉米夫定（LAM）治疗，15 个月治疗结束时显示采用 IFN 和 GM-CSF 治疗组比 IFN 和 LAM 治疗组的持续病毒学应答率明显要高（40% 比 28%），提示 GM-CSF 能增强 IFN 抗病毒治疗作用[11]。另外，有多篇文献报道 GM-CSF 可作为免疫佐剂增强乙肝疫苗对 HBV 的免疫应答作用[12]。然而，IFN 和 GM-CSF 联合抗病毒治疗仅限于临床经验和小样本报道，如何规范治疗，采用何种指标能更好地指导临床抗病毒实践，以及对 IFN 抗病毒治疗的增强作用究竟如何，尚缺乏大样本、多中心规范性临床研究数据。

因此，我们设计了在病毒得到有效抑制的情况下，延长 IFN 疗程，多靶点联合治疗的慢性乙型肝炎 NA 经治患者的临床研究方案（即联合序贯使用 ETV、IFN 和 GM-CSF 的

Anchor A 方案，见图 11.1）。入组标准：NA 治疗超过一年，HBV DNA ＜ 1000 拷贝 /ml、血清 HBsAg ＜ 3000 IU/ml 的慢性乙型肝炎患者，随机分成三组进行抗病毒治疗。目前，Anchor A 研究已进行中期数据分析。中期分析数据显示三个治疗组的基线特征相当。在第 72 周，接受联合 NA、Peg-IFNα-2b 和 GM-CSF（第三组）序贯治疗的患者和联合 NA 和 Peg-IFNα-2b（第二组）序贯治疗的患者获得了更高水平的 HBsAg 转阴率（第三组与第一组，21.21% 比 0，$P = 0.006$；Ⅱ组与Ⅰ组，27.78% 比 0，$P = 0.001$）。第三组和第二组抗 -HBs 阳性率无显著差异（21.21% 比 27.78%，$P = 0.527$），其中仅在第三组（21.21%）和第二组（19.44%）中观察到抗 -HBs 的出现（图 11.2）。联合 NA、Peg-IFNα-2b 和 GM-CSF 的序贯治疗在所有患者中均表现出良好的耐受性。第三组患者不良反应出现的比例和第二组类似，两组间无统计学差异。说明第三组多靶点联合治疗组采用 NA、Peg-IFNα-2b 和 GM-CSF 治疗并没有增加不良反应。对于已获得 NA 病毒学抑制的患者，联合 NA、Peg-IFNα-2b 和 GM-CSF 的序贯治疗可以显著增加 HBsAg 转阴率和抗 -HBs 阳性率。

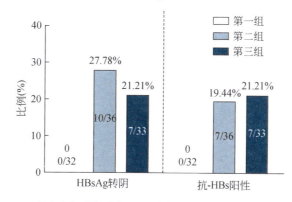

图 11.2 Anchor A 研究中期分析数据显示联合序贯组可明显提高慢性乙型肝炎患者 **HBsAg 转阴率和抗 -HBs 阳性率**

针对该患者选用 ETV、Peg-IFNα-2b、rhGM-CSF 的联合治疗不仅获得了较高的 HBsAg 转阴率，还出现了较高的抗 -HBs 阳性率，实现了 CHB 患者的理想治愈，是慢性乙型肝炎患者非常成功的治愈案例。目前，慢性丙型肝炎的抗病毒治疗取得了长足的进步，而慢性乙型肝炎的抗病毒治疗仍任重道远，探索新的有效的治疗方案尤其是如何提高 HBsAg 转阴率是临床治疗急需解决的一个问题。HBsAg 转阴标志着机体对病毒的免疫控制，能有效清除病毒，接近临床治愈，能最大限度减少肝脏失代偿、肝硬化及肝癌的发生，因此被国内外指南公认为是理想的抗病毒治疗目标。HBsAg 转阴是广大患者和医务工作者在治疗慢性乙型肝炎方面所希望达到的理想目标，其意义重大。

针对此理想目标，NA 和 IFN 联合治疗将成为慢性乙型肝炎治疗的一种新的趋势，但仍缺乏循证医学证据。如何联合治疗、采取何种方式、选取何种时机联合治疗等都是需要思考和临床研究来验证的。目前而言，在治疗前仍需综合评估患者情况，包括患者基础疾病、基本状况、用药的依从性、安全性、不良反应的发生概率，抗病毒疗效预测等，从而选择合适的抗病毒药物治疗。令人可喜的是，无论是基于打破免疫耐受的 NA 与免疫制剂多靶点联合或序贯治疗新方案（如 OSST 研究、Endeavor 研究和 Anchor 研究），还是新的免疫治疗及分子靶向治疗，均有了令人欣喜的结果。随着国家"十一五"直至"十三五"科技重大专项病毒性肝炎课题的实施和开展，我国在国际病毒性肝炎研究领域的影响也越来越大。在不久的将来，这些多靶点联合治疗新方案和新免疫治疗方法都有望造福于广大慢性乙型肝炎患者。

11.4 专家点评

对于 NA 初治患者，某些 NA 和 IFN 联用显示了一定的优势，可获得较好的病毒学应答率，如 ADV 或 TDF 和 IFN 联用。近期有研究显示 Peg-IFN 与 TDF 联用 48 周，随访 72 周时 HBsAg 转阴率达 9.1%，提示 TDF 和 Peg-IFN 联用或可提高 HBsAg 转阴率。而对于 NA 经治患者，联合治疗的优势尚缺乏大样本循证医学证据。有研究显示，Peg-IFN 联合 LAM 或联合 ADV 治疗 96 周，可获得比 48 周标准疗程更高的 HBeAg 血清学转换率及 HBsAg 血清学转换率，且安全性与 48 周类似，该研究提示延长疗程有一定的优势，但延长疗程可能给患者带来较长时间的不良反应和经济负担。因此，国内外对 IFN 治疗是否需要延长疗程的观点并不一致。

为验证延长疗程及 NA 和 IFN、GM-CSF 等多靶点联合治疗是否能提高 NA 经治患者疗效，同济医院感染科牵头开展了 Anchor A 研究，这是一项全国多中心随机对照临床研究，采用 NA、Peg-IFN、GM-CSF 联合序贯抗病毒治疗新方案，延长疗程至 96 周。新的中期分析数据显示，12 周 ALT ＜ 2 ULN 患者三药联合（IFN、GM-CSF、ETV）HBsAg 转阴率明显优于两药联合（IFN 和 ETV），96 周 HBsAg 转阴率分别为 48.3% 比 28.3%，而 ALT ＜ 2 ULN 的患者占绝大多数，该研究数据被 2019 年美国肝病年会接受并以口头报告形式展示。该研究提示，对于 12 周 ALT ＜ 2 ULN 患者三药联合具有良好的临床治愈效果。针对 NA 经治慢性乙型肝炎患者如何提高临床治愈率的难题，宁琴团队提出了深度抑制病毒基础上协同免疫调节治疗提高慢性乙型肝炎临床治愈率的重要研究方向。Anchor A 研究数据进一步验证了该观点，并为慢性乙型肝炎患者的临床治愈提出了新方案和新探索。

当前研发与应用处于临床前和早期临床评估阶段的抗 HBV 新药可分为直接抗病毒药物和免疫调节性药物。前者包括 HBV 入胞抑制剂（mycludex-B），降低或沉默 cccDNA 的药物（淋巴毒素 -β、锌指核酸酶），靶向性抑制 HBV mRNA 的小干扰 RNA 或反义寡核苷酸（如 ARC-520），核衣壳组装调节剂（HAPs、NVR3-778），减少血清中 HBsAg 释放的制剂（核酸聚合物 REP2139 等）、双重抗病毒作用的新药 inarigivir（RIG-Ⅰ激活剂且抑制 HBV pgRNA 和复制复合物）、聚合酶抑制剂（amdoxovir、MIV-20，besifovir）及其他潜在的病毒靶点制剂等。免疫调节性药物包括激活原发性或特异性免疫应答等方法如 TLR 激活剂、PD-1 受体阻滞剂、治疗性疫苗、细胞因子（白介素等）等。上述抗 HBV 新药大多处于临床Ⅰ期或Ⅱ期，研究显示它们能有效抑制 HBV 复制，并降低 HBsAg 水平，与 NA 或 IFN 联用，将有可能达到临床治愈的目标。

在全球范围内慢性乙型肝炎的抗病毒治疗均存在临床治愈率低下的问题，世界各国均在积极研究提高慢性乙型肝炎临床治愈率的治疗手段和策略。尽管我国在重大专项等国家计划项目支持下，在慢性乙型肝炎临床抗病毒治疗新方案方面取得了骄人的进步，但在提高临床治愈率方面具有自主知识产权的抗病毒治疗新药、新方案和新策略仍不多，众多乙肝患者仍然很难实现临床治愈。目前在乙肝治疗中已经广泛使用了联合治疗的策略，如何使NA、IFN及其他免疫调节剂优势互补，发挥更好的抗病毒作用，还需要更多的循证医学证据支持。

（作者：韩梅芳；点评者：宁　琴）

参 考 文 献

[1] Wu D，Ning Q. Toward a cure for hepatitis B virus infection: combination therapy involving viral suppression and immune modulation and long-term outcome. The Journal of Infectious Diseases，2017，216（Suppl 8）：S771-S777.

[2] 中华医学会肝病学分会，中华医学会感染病学分会. 慢性乙型肝炎防治指南（2015年版）. 临床肝胆病杂志，2015，31（12）：1941-1960.

[3] Sarin SK，Kumar M，Lau GK，et al. Asian-Pacific clinical practice guidelines on the management of hepatitis B: a 2015 update. Hepatology International，2016，10（1）：1-98.

[4] Marcellin P，Ahn SH，Ma X，et al. Combination of tenofovir disoproxil fumarate and peginterferon α-2a increases loss of hepatitis B surface antigen in patients with chronic hepatitis B. Gastroenterology，2016，150（1）：134-144.

[5] Han M，Jiang J，Hou J，et al. Sustained immune control in HBeAg-positive patients who switched from entecavir therapy to pegylated interferon-α2a: 1-year follow-up of the OSST study. Antiviral Therapy，2016，21（4）：337-344.

[6] Pietro，Lampertico，Kosh，et al. EASL 2017 Clinical practice guidelines on the management of hepatitis B virus infection. Journal of Hepatology，2017，2（67）：370-398.

[7] Gish RG，Lau TY，Schmid P，et al. A pilot study of extended duration peginterferon alfa-2a for patients with hepatitis B e antigen-negative chronic hepatitis B. The American Journal of Gastroenterology，2007，102（12）：2718-2723.

[8] Zhu YY，Dong J，Chen YT，et al. 913 extending the treatment duration of peg-inteferon alfa-2a therapy to 72 weeks increases the rate of HBeAg seroconversion in patients with HBeAg-positive. Journal of Hepatology，2009，（50）：913.

[9] Marcellin P，Ahn SH，Ma XL，et al. Combination of tenofovir disoproxil fumarate and peginterferon alfa-2a increases loss of hepatitis B surface antigen in patients with chronic hepatitis B. Gastroenterology，2015，15：134-144.

[10] Francisco-Cruz A，Aguilar-Santelises M，Ramos-Espinosa O，et al. Granulocyte-macrophage colony-stimulating factor: not just another haematopoietic growth factor. Med Oncol，2014，31（1）：774.

[11] Thiel DH，Friedlander L，Kania RJ，et al. A preliminary experience with GM-CSF plus interferon in patients with HBV and HCV resistant to interferon therapy. J Viral Hepat，1997，1：101-106.

[12] Cruciani M，Mengoli C，Serpelloni G，et al. Granulocyte macrophage colony-stimulating factor as an adjuvant for hepatitis B vaccination: a meta-analysis. Vaccine，2007，25（4）：709-718.

12 既往核苷（酸）类似物耐药的慢性乙型肝炎联合/序贯长效干扰素治疗获临床治愈

慢性乙型肝炎是严重危害我国人民健康的传染性疾病，我国《慢性乙型肝炎防治指南》（2015 年版）提出慢性乙型肝炎治疗的目标是最大限度地长期抑制 HBV 复制，抗病毒治疗的理想终点是达到慢性乙型肝炎的临床治愈，即 HBsAg 转阴和/或实现 HBsAg/抗-HBs 血清学转换，但目前的治疗现状显示 HBsAg 的转阴率低。目前用于治疗慢性乙型肝炎的药物主要为干扰素（IFN）和核苷（酸）类似物（NA），NA 是口服的抗病毒药物，抑制病毒有效而服用方便，但大多数患者在停药后很难实现持续应答，必须接受长期抗病毒治疗，HBV 耐药就成为 NA 长期治疗慢性乙型肝炎所面临的主要问题之一。因此，指南推荐应用 NA 治疗慢性乙型肝炎，强调首选高基因耐药屏障的药物；如果应用低基因耐药屏障的药物，应该进行优化治疗或联合治疗。但由于经济原因、基层医院药物限制、部分医务人员对 NA 药物应用不规范等多方面问题，导致目前临床实际应用并非如此。因此，NA 单药或多药耐药病例在临床并不鲜见，也增加了临床治疗的难度。

临床上经常会遇到在使用 NA 过程中出现耐药的病例，当患者出现病毒学突破时，尽管按照指南的要求对 NA 耐药进行挽救治疗后患者可以出现 HBV DNA 转阴，但要达到 HBeAg 转阴或 HBeAg 血清学转换很困难，能实现 HBsAg 消失或达到临床治愈就更少了。为了进一步加强对既往 NA 耐药慢性乙型肝炎患者抗病毒治疗的管理，以及探究 NA 联合或序贯长效干扰素（Peg-IFN）治疗达到临床治愈的效果及可行性，下面分享一例拉米夫定（LAM）耐药的慢性乙型肝炎患者联合/序贯 Peg-IFN 治疗达到临床治愈的病例。

12.1 病例介绍

患者男性，22 岁，2008 年体检发现乙肝"大三阳"，当时查肝功能正常，未行任何特殊治疗。2010 年 6 月开始出现肝功能轻度不良，护肝治疗效果不佳。2010 年 10 月复查 ALT 91 U/L、AST 56 U/L，HBsAg、HBeAg、抗-HBc 均为阳性，HBV DNA 定量 3.17×10^5 拷贝/ml，在外院给予 LAM 0.1 g 每日一次抗病毒治疗。1 个月后复查 HBV DNA 定量 7.32×10^3 拷贝/ml，3 个月后 HBV DNA < 500 拷贝/ml。一直规律性服用 LAM 抗病毒治疗，每 3 个月复查肝功能一次，均提示正常，且 HBV DNA 持续低于检测下限，但 HBeAg 仍然阳性。2012 年 6 月来笔者所在医院常规随访，查肝功能正常，HBV DNA 定量 1.17×10^5 拷贝/ml，提示病毒学突破，分析患者可能存在 HBV 耐药变异，行 HBV 耐药基因检测，结果显示 rtL180（+）、rtM204（+），证实存在 LAM 耐药位点变异，基因型耐药。

12.2 临床诊治思维过程

按照当时我国指南的推荐予以 LAM（0.1 g 每日一次）+ 阿德福韦酯（ADV，10 mg 每日一次）联合抗病毒治疗，2012 年 11 月复查肝功能提示正常，HBsAg > 16 500 ng/ml、HBeAg 14.89 Ncu/ml、抗 -HBc 34.66 Ncu/ml，HBV DNA 阴性，彩超提示肝胆脾无异常。此后每 3～6 个月复查一次，HBV DNA 一直低于检测下限，但 HBeAg 仍未转阴，2015 年 3 月 HBsAg 1659 ng/ml、HBeAg 8.9 Ncu/ml、抗 -HBc 34.66 Ncu/ml，HBV DNA 阴性（表 12.1）。

表 12.1　联合 Peg-IFN-α 之前的各项检测指标及治疗方案

时间 （年 - 月）	HBsAg （ng/ml）	HBeAg （Ncu/ml）	HBV DNA （拷贝 /ml）	ALT （U/L）	AST （U/L）	抗 HBV 方案
2010-10	+	+	6.09×10^5	91	56	LAM
2010-11	+	+	7.32×10^3	34	22	LAM
2012-01	+	+	＜ 500	36	20	LAM
2012-06	643.49 ↑	4.09 ↑	1.17×10^5	39	34	LAM+ADV
2012-11	＞ 16 500 ↑	14.89 ↑	＜ 500	40.2	29	LAM+ADV
2015-3	1 659 ↑	8.9 ↑	＜ 500	25	21	LAM+ADV

因患者使用 NA 抗病毒总疗程将近 5 年，其间因病毒耐药，联合 NA 抗病毒治疗也将近 3 年，但患者一直未出现 HBeAg 转阴，很难达到 HBeAg 血清学转换，为进一步提高患者的治疗效果，自 2015 年 4 月来笔者所在医院门诊调整抗病毒药物。采用 NA 和 Peg-IFN 联合抗病毒，具体方案如下：恩替卡韦（ETV 0.5 mg 每日一次）+ADV（10 mg 每日一次）+ Peg-IFNα-2b（180 μg，每周一次，皮下注射），总疗程 96 周。前 48 周三药联合，第 52～96 周停用 ETV+ADV，单用 Peg-IFNα-2b（180 μg，每周一次，皮下注射）。患者于治疗的第 2 周、第 4 周及以后每 4 周一次随访，直至 96 周，停药后随访 24 周。从表 12.2 可见，三药联合治疗第 24 周患者 HBsAg 滴度明显下降，同期产生了抗 -HBs，至第 36 周 HBsAg 低于检测下限，提示表面抗原消失，第 48 周停用 ETV+ADV，单用 Peg-IFNα-2b 直至 96 周治疗结束，患者 HBsAg 滴度均低于检测下限，且抗 -HBs 持续存在；停药后随访 24 周，患者仍能保持 HBsAg 滴度均低于检测下限，且抗 -HBs 持续阳性，达到了临床治愈的标准（表 12.2）。

表 12.2　联合 Peg-IFNα-2b 之后的各项检测指标

检查项目	ETV+ADV+Peg-IFNα-2b （Peg-IFNα-2b 180 μg/ 周）					Peg-IFNα-2b （Peg-IFNα-2b 180 μg/ 周）				停药随访	
	0 周	12 周	24 周	36 周	48 周	52 周	72 周	84 周	96 周	108 周	120 周
ALT（U/L）	14	36	38	38	34	39	52	48	35	24	28
HBsAg（IU/ml）	277.9	32.1	0.39	＜ 0.05	＜ 0.05	＜ 0.05	＜ 0.05	＜ 0.05	＜ 0.05	＜ 0.05	＜ 0.05
抗 -HBs（mIU/L）	—		174.8		36.9		495		144.2	449.3	59.26
HBeAg（Ncu/ml）	+	+	+	+	+	+	+	1.46 ↑	1.65 ↑	0.75 ↑	
HBV DNA（IU/ml）	＜ 20	22.4	＜ 20	＜ 20	＜ 20	＜ 20	20.2	＜ 20	＜ 20	＜ 20	＜ 20

12.3 诊疗体会

IFN 和 NA 在抑制 HBV 复制、延缓疾病进展及提高患者生活质量方面起到了重要作用。LAM 由于抑制病毒复制作用较快、服用方便、副作用小而广泛用于临床治疗，虽然在一定程度阻止了疾病的进展，取得了一定疗效，但长期使用可导致较多患者出现 HBV 耐药变异，最终导致抗病毒治疗失败[1-3]。因此我国及国际上慢性乙型肝炎防治指南均指出[4-6]，为提高疗效并降低耐药的发生率，在选择初治药物时，应选择一线高效低耐药的 NA 如 ETV、TDF 或 TAF，避免采用耐药率高的 NA，可极大地减少耐药的发生，但由于新药的普及推广尚有一段时间，患者的认知差异，药物可及性不同等多种因素导致目前临床上 NA 耐药的病例并不少见，也极大地增加了临床治疗的难度。

目前 NA 抗病毒药物和各种优化治疗方案能在一定程度上抑制病毒复制和 cccDNA 的产生，但不能进入细胞核内彻底清除 cccDNA，这也是目前 NA 抗病毒效果不佳及治疗后容易复发的根源。NA 作用机制是通过抑制病毒聚合酶活性达到抑制病毒复制目的，而 IFN 的药理机制除具有直接抗病毒作用外，还可通过提高特异性 T 细胞功能调节宿主自身免疫力来抑制 HBV DNA 复制。研究显示，对于 HBeAg 阳性慢性乙型肝炎患者，血清 HBsAg 与肝内 cccDNA 量密切关联，HBsAg 转阴标志着机体对病毒的免疫控制，能有效清除病毒，接近临床治愈[7-9]。在 IFN 治疗过程中，HBsAg 下降标志着肝内 cccDNA 的降低并预示着持久的治疗后持续应答。

无论是 IFN 还是 NA 其在慢性乙型肝炎抗病毒治疗中单独应用各有其优缺点。NA 一旦耐药，后期抗病毒药物的选择也会更困难，疗效也会受影响。因此，基于 NA 与 IFN 的作用机制各不相同，联合 IFN 干预治疗的 OSST 方案，主要是针对长期使用 ETV 而迟迟不能实现 HBeAg 转换的慢性乙型肝炎患者，以提高 HBeAg 血清学转换率/HBsAg 转阴率为目标的 ETV/IFN 个体化联合治疗方案，显示试验组患者表现出较高的 HBeAg 血清学转换率（14.9% 比 6.1%，$P=0.0476$），在 HBsAg 转阴方面更为突出（8.5% 比 0，$P=0.0028$）[7-9]。对临床上既往 NA 耐药挽救治疗后病毒得到抑制，但长期不能实现 HBeAg 转换或临床治愈的这类患者，将 NA 和 Peg-IFN 联合/序贯使用，能否使之出现 HBsAg 转阴甚至 HBsAg 血清学转换及 HBeAg 血清学转换，目前报道的病例尚少。目前笔者所在中心进行的 Anchor A 研究纳入了这部分服用 NA 耐药，后经过调整抗病毒治疗方案使耐药得到控制，复查 HBV DNA 定量 < 1000 拷贝/ml 的患者，再进行 NA 和 IFN 联合/序贯治疗方案。该患者就是其中的一例，取得了良好的效果，最终实现了临床治愈。目前该研究尚在进行中，这部分耐药患者通过 IFN 等免疫调节治疗是否能够进一步提高疗效，我们拭目以待[10]。

本病例在服用 LAM 不到 2 年就发生了病毒学突破，检测证实 rtL180+rtM204 位点发生了耐药变异，采用 LAM+ADV 挽救治疗方案后不到半年患者 HBV DNA 转阴。但联合治疗 3 年患者依然未实现 HBeAg 血清学转换，何时停药也是个未知数，这无形中增加了患者的心理和经济负担。在和患者充分沟通后，进入 Anchor 研究，治疗方案为前 48 周 ETV+ADV+Peg-IFNα 联合治疗，后 48 周仅注射 Peg-IFNα，数据显示患者第 24 周出现抗-HBs，第 36 周 HBsAg 消失，第 48 周停用 ETV+ADV，单用 Peg-IFNα 直至治疗结束，停药后 24 周患者依然保持 HBsAg 阴性 / 抗 -HBs 阳性。我国《慢性乙型肝炎防治指南》（2015 年版）首次提出"临床治愈"，即持续病毒学应答且 HBsAg 转阴或伴有抗 -HBs 阳性、ALT 正常、肝脏组织学轻微病变或无病变。该病例成功地实现了临床治愈的最终目标，NA 和 Peg-IFN 联合 / 序贯长疗程治疗对既往 NA 耐药长期不能实现停药的这类患者提供了新的治疗思路。

尽管该患者通过积极治疗达到了临床治愈，目前也已实现停药，但在整个治疗过程中持续监测显示患者 HBeAg 一直是阳性，后期采用定量方法检测 HBeAg 滴度虽有所降低，但依然高于检测上限，甚至 HBsAg 转阴后，直至停药 24 周随访，患者仍未实现 HBeAg 血清学转换，这种现象在以往的病例中很少见，具体原因尚不清楚，需要进一步深入研究。

12.4 专家点评

长期 NA 治疗，尤其是耐药率较高的药物，容易产生 HBV 耐药，一旦产生耐药，可致前期所获得的疗效丧失，有时可导致肝脏炎症活动，甚至死亡。而该例患者通过挽救治疗控制了病毒复制，达到基本的抗病毒目标，即 HBV DNA 的抑制，但迟迟不能实现 HBeAg 转阴或表面抗原转阴。采用 NA、Peg-IFN 联合 / 序贯治疗的新方案（Anchor A 研究），给这例原本耐药的患者带来了新的希望，不仅有效控制了病毒，而且实现了临床治愈，带来了停药的可能。

慢性乙型肝炎患者多靶点延长疗程抗病毒治疗新方案（Anchor A 研究）是由同济医院牵头开展的一项全国多中心随机对照临床研究。试验组采用 NA、Peg-IFN、GM-CSF 联合 / 序贯抗病毒治疗新方案，并延长疗程至 96 周，常规对照组为口服 NA 抗病毒。中期分析结果显示，该方案将慢性乙型肝炎患者 HBsAg 转阴率由常规对照组 0 提高到 21.2%，抗 -HBs 阳性率由对照组 0 提高至 18%，且多靶点联合治疗组安全性良好。由于慢性乙型肝炎患者的发病机制及迁延不愈与免疫耐受或部分耐受有关，有研究显示 HBsAg 在一定程度上可抑制机体免疫应答，而机体免疫功能增强到一定程度，又可以降低 HBsAg。

对于以往 NA 耐药的部分患者，在病毒控制的基础上联合 Peg-IFN 治疗，有可能激活机体免疫应答。慢性乙型肝炎患者免疫细胞功能低下甚至耗竭，通过 Peg-IFN 抗病毒治疗，可使患者实现免疫功能重建。在 Anchor 研究基础上，发现了与慢性乙型肝炎抗病毒疗效相关的免疫细胞，包括 Treg 细胞、$NKG2C^+NK$ 细胞及 $TLR2^+$ 单核细胞，这些与疗效密切相关的免疫细胞有望成为 IFN 治疗疗效预测的临床免疫学指标。Anchor A 研究进一步证实，在深度抑制病毒基础上协同免疫调节治疗是提高慢性乙型肝炎临床治愈率的重要手段，使部分患者达到临床治愈，深入的免疫学和病毒学机制尚在研究中。该观点和系列临床治愈研究为慢性乙型肝炎的临床治愈提供了新的思路和方法。

（作者：丁红方；点评者：宁　琴）

参 考 文 献

[1] Lok AS，Lai CL，Leung N，et al.Long-term safety of lamivudine treatment in patients with chronic hepatitis B. Gastroenterology，2003，125（6）：1714-1722.

[2] Lai CL, Dienstag J, Schiff E, et al. Prevalence and clinical correlates of YMDD variants during lamivudine therapy for patients with chronic hepatitis B. Clin Infect Dis, 2003, 36（6）: 687-696.

[3] Zoulim F, Locarnini S.Hepatitis B virus resistance to nucleos（t）ide analogues. Gastroenterology, 2009, 137（5）:1593-1608.

[4] 中华医学会肝病学分会，中华医学会感染病学分会. 慢性乙型肝炎防治指南（2015年版）. 中华肝脏病杂志, 2015, 23（12）: 888-905.

[5] Terrault NA, Lok ASF, McMahon BJ, et al. Update on prevention, diagnosis, and treatment of chronic hepatitis B: AASLD 2018 hepatitis B guidance. Hepatology, 2018, 67（4）:1560-1599.

[6] European Association for the Study of the Liver. EASL clinical practice guidelines: management of chronic hepatitis B virus infection. J Hepatol, 2012, 57（1）: 167-185.

[7] Wu D, Ning Q. Toward a cure for hepatitis B virus infection: combination therapy involving viral suppression and immune modulation and long-term outcome. The Journal of Infectious Diseases, 2017. 216（Suppl 8）: S771-S777.

[8] Ning Q, Han MF, Sun YT, et al. Switching from entecavir to Peg IFN alfa-2a in patients with HBeAg positive chronic hepatitis B: a randomised open-label trial （OSST trial）. J Hepatol, 2014, 61（4）: 777-784.

[9] Han MF, Jia JJ, Hou JL, et al.Sustained immune control in HBeAg-positive patients who switched from entecavir therapy to pegylated interferon-α2a: 1-year follow-up of the OSST study. Antiviral Therapy, 2016, 21（4）: 337-344.

[10] Wu D, Wang P, Han MF, et al.Sequential combination therapy with interferon, interleukin-2 and therapeutic vaccine in entecavir-suppressed chronic hepatitis B patients:the Endeavor study. Hepatology Internationa, 2019, 13: 573-586.

13 核苷（酸）类似物联合长效干扰素序贯治疗 HBsAg 转阴的初步探索

慢性乙型肝炎的理想治疗终点是 HBsAg 消失或血清学转换（伴或不伴抗-HBs 出现），如果能达此终点，就可以使肝细胞炎症和坏死减轻或消失，纤维化进展停止甚至逆转，肝硬化和肝癌的发生率明显降低。

恩替卡韦（ETV）等核苷（酸）类似物（NA）可以有效抑制 HBV DNA 的复制，但 NA 治疗期间 HBsAg 消失率低（治疗 1 年达 0～3%），但一旦停用 NA，通常会发生病毒学复发。有研究指出，在接受 NA 治疗的患者中，清除 HBsAg 的治疗时间为 52.2 年。而聚乙二醇干扰素（Peg-IFN）治疗的患者 HBsAg 消失和血清学转换率更高（治疗 1 年达 3%～7%），停药后仍可稍增加。

我国《慢性乙型肝炎防治指南》（2015 年版）指出，在 NA 治疗期间达到 HBeAg 血清学转换的非肝硬化患者，巩固治疗 6～12 个月后可停药。然而，超过一半的患者在巩固治疗后并没有获得持久的应答而需要继续治疗，这增加了病毒耐药的风险并减低了患者依从性。相比之下，Peg-IFNα-2a 治疗后 HBeAg 血清学转换率更持久，治疗结束 6 个月后 HBeAg 血清学转换率增加至 36%，这些转阴患者在 12 个月后仍有 83% 持续转阴。此外，使用 Peg-IFNα-2a 治疗期间发生 HBeAg 血清学转换的患者 HBsAg 消失的发生率增加。尽管如此，更多的患者接受 NA 而不是 Peg-IFN α-2a 治疗。经过 1 年以上强效 NA 治疗后达到 HBV DNA 抑制但未发生 HBeAg 血清学转换的患者，被认为是难治性患者，因为血清学转换失败及需要终身治疗的可能性很高。

据报道，从阿德福韦酯（ADV）或拉米夫定（LAM）转换为 Peg-IFNα-2a 治疗的患者，其持续反应率高于继续使用 NA 单药治疗的患者[1, 2]。OSST 研究[3] 的目的是确定在长期 ETV 治疗中转换为 Peg-IFNα-2a 治疗是否增加了 HBV DNA 复制良好患者的 HBeAg 血清学转换率和 HBsAg 消失率。

13.1 病例介绍

患者男性，25 岁，因"乙肝表面抗原阳性 7 年余，反复肝功能异常 2 年"入院。患者 7 年余前体检时发现 HBsAg、HBeAg、抗-HBc 均为阳性，肝功能正常，未诊治。2 年前（2007 年 9 月）再次体检提示 HBsAg、HBeAg、抗-HBc 均为阳性，ALT 104 U/L，AST 83 U/L，HBV DNA 2.47×10^7 拷贝/ml，予以 ETV 0.5 mg 每日一次单药抗病毒治疗，1 个月后肝功能恢复正常，6 个月时复查 HBV DNA $< 1.0 \times 10^3$ 拷贝/ml，为复查及进一步治疗来笔者所在医院门诊。患者既往体健，查体无阳性体征。入院化验检查，血常规：WBC 7.05×10^9/L，Hb 154 g/L，PLT 163×10^9/L。肝功能：ALT 11 U/L，AST 16 U/L，Tbil 33.0 μmol/L，Alb

51 g/L。PTA 90%。乙肝五项：HBsAg 27.11 kIU/L，HBeAg ＜ 0.2 PEIU/ml，抗 -HBc 阳性。HBV DNA ＜ 1.0×10^3 拷贝 /ml。AFP 1.8 ng/ml。尿常规正常。甲状腺功能正常。ANA 阴性。腹部 B 超：肝、胆、脾未见异常。

13.2 临床诊治思维过程

患者经过两年 ETV 治疗，已经达到较好的效果：肝功能正常、HBV DNA 持续转阴，并出现 HBeAg 转阴。当然，按照指南，患者可继续使用 ETV 巩固治疗 6～12 个月后选择停药，但是停药后容易复发，难以实现持续应答，而且更难达到理想的治疗终点（HBeAg/HBsAg 血清学转换或 HBsAg 清除）。那么患者后续的抗病毒治疗方案将如何调整呢？

针对已采用 ETV 治疗并获得持续病毒学应答的患者，为了实现理想的治疗终点，我们尝试将 ETV 经治且有效的患者转换为 Peg-IFNα-2a 继续治疗 48 周，并随访至 96 周，在 48 周和 96 周观察临床疗效以判断联合 / 序贯抗病毒治疗方案是否能获得更好的疗效。

患者改为 ETV+Peg-IFNα-2a 联合治疗 2 个月，再单用 Peg-IFNα-2a 继续治疗 10 个月，其病毒学应答、血清学及生化学变化情况如表 13.1。

表 13.1　ETV+Peg-IFNα-2a 序贯治疗效果

检查项目	ETV +Peg-IFNα-2a			Peg-IFNα-2a			
	0 周	4 周	8 周	12 周	24 周	36 周	48 周
ALT（U/L）	15	64	99	67	48	22	28
HBsAg（kIU/L）	30.81	—	23.62	12.63	0.04	0.03	0.00
抗 -HBs（IU/L）	—	—	—	—	—	+	+
HBeAg（PEIU/ml）	＜ 0.2	—	＜ 0.2	＜ 0.2	＜ 0.2	＜ 0.2	＜ 0.2
抗 -HBe（COI）	—	—	—	—	—	+	+
HBV DNA（拷贝 /ml）	＜ 1 000	＜ 1 000	＜ 1 000	＜ 1 000	＜ 1 000	＜ 1 000	＜ 1 000

13.3 诊疗体会

患者通过 NA 与 Peg-IFN 联合 / 序贯的治疗方案，在持续抑制 HBV DNA 和 HBeAg 转阴的基础上，达到了理想的治疗终点，获得了 HBeAg 血清学转换及 HBsAg 血清学转换。这就给我们提出一个值得思考的问题：对于 NA 经治并且已经达到 HBeAg 血清学转阴的慢性乙型肝炎患者，是否应该争取 HBeAg 血清学转换和 HBsAg 的血清学转换？

虽然一些慢性乙型肝炎患者经过长期 NA 治疗可以获得 HBeAg 血清学转阴或者转换，但是所获得的血清学应答往往不能持久，且在停药后部分患者仍可发生病毒学反弹，所以这些患者仍需继续长期用药，直到 HBsAg 转阴或者发生血清学转换。Chevaliez 等[4] 的研究显示，NA 持续抗病毒治疗达 52.5 年左右时才可实现 HBsAg 消失。在临床实践中，患者长期用药过程中的依从性及 NA 的副作用将是个难题，而且停药后病毒学反弹甚至出现肝炎重症化的比例高，严重者会危及生命。因此，不少学者开始尝试研究 NA 和 IFN 联合 / 序贯治疗，以期逐渐停用 NA 并获得停药后持续应答。

慢性乙型肝炎患者的免疫学特征：①体内针对病毒特异性应答的效应免疫细胞通常处于耐受或耗竭状态。②即使效应性 T 细胞被主动免疫暂时激活，但特异性免疫和免疫记忆反应也很快恢复到病毒持续性感染时的免疫耐受状态。如何使机体的免疫系统有效且长期激活，能够持续清除 HBV，获得持久的免疫控制，这才是慢性乙型肝炎治疗的关键所在。

HBeAg 和 HBsAg 的血清学转换是慢性乙型肝炎患者免疫控制的重要标志。各国慢性乙型肝炎治疗指南均强调：HBsAg 的血清学转换才是慢性乙型肝炎治疗的理想终点。以此为标准，IFN 无疑是当前慢性乙型肝炎治疗的最佳候选药物，其实现抗原消失和血清学转换的比例要比 NA 高。

基于以上考虑我们设计并实施了一项前瞻性、随机、多中心、开放性研究。入组 ETV 经治 9～36 个月且实现 HBV DNA ≤ 1000 拷贝 /ml 及 HBeAg < 100 PEIU/ml 的慢性乙型肝炎患者，对其继续进行 ETV 治疗或者转换为 Peg-IFNα-2a 治疗，比较两种不同方案的疗效及安全性。研究设计见图 13.1。

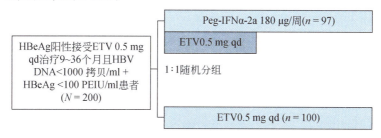

图 13.1　OSST 研究设计

13.3.1　研究对象

2009 年 4 月至 2011 年 9 月来自中国 7 个研究中心的 322 例慢性乙型肝炎患者参加入组筛选，排除不符合入组患者后有 200 例患者被随机分为两组，一组继续服用 ETV 至 48 周，另一组 ETV 联合 Peg-IFNα-2a 治疗 8 周后停用 ETV，继续 Peg-IFNα-2a 单药治疗至 48 周。Peg-IFNα-2a 治疗组有 3 例随访脱落，最终进入分析的 Peg-IFNα-2a 组 94 例，ETV 组 98 例。

排除标准：①感染其他类型（甲、丙、丁、戊）肝炎病毒及人类免疫缺陷病毒或其他类型的病毒性肝炎；②合并肝硬化、肝癌、自身免疫性肝炎等；③妊娠 / 哺乳；④酗酒 / 吸毒；⑤伴有其他严重疾病（严重的心、肺、消化系统疾病，肾脏疾病，精神疾病，甲状腺功能亢进，糖尿病，恶性肿瘤等）；⑥治疗前血常规提示中性粒细胞计数 < 1.0×10^9/L 或血小板计数 < 50×10^9/L。

入组前需评估的项目：常规病史询问与体格检查、血清 HBV 标志物、HBV DNA、血清生化学、血液学指标，育龄妇女必须做妊娠试验。随访检测指标包括：ALT、AST，甲状腺三项，血常规，HBsAg 定量，抗 -HBs 定量，HBeAg 半定量，抗 -HBe 半定量及 HBV DNA 定量。同时严格观察并记录 IFN 治疗过程中的副作用。

本研究主要评价治疗 48 周时病毒学及血清学指标，48 周 HBeAg 转阴（< 1.2 PEIU/ml）及 HBeAg/HBsAg 血清学转换或者 HBsAg 清除。

13.3.2 研究结果

基线时两组患者的血清学、病毒学及生化学指标等无显著差异（表13.2）。

表 13.2　两组患者基线情况

人口及基线特征	修正的意向治疗人群	
	Peg-IFNα-2a（$n=94$）	ETV（$n=98$）
性别 [n（%）]	75（79.8）	85（86.7）
年龄（岁，$\bar{x}\pm s$）	33.4±8.3	33.3±9.0
体重指数（kg/m²，$\bar{x}\pm s$）	22.9±2.7	22.9±2.9
既往 ETV 治疗时间（月，$\bar{x}\pm s$）	19.9±8.1	20.5±8.5
HBsAg（lg IU/ml，$\bar{x}\pm s$）	3.3±0.6	3.3±0.5
HBV DNA 定量（lg 拷贝/ml，$\bar{x}\pm s$）	3.0±0.1	3.0±0
HBV DNA 定量（lg IU/ml，$\bar{x}\pm s$）	1.6±0.4	1.5±0.4
ALT（U/L，$\bar{x}\pm s$）	27.3±21.4	24.2±13.8
HBeAg（PEIU/ml，$\bar{x}\pm s$）	8.5±18.9	5.7±10.6

治疗48周，Peg-IFNα-2a治疗组达到HBeAg血清学转换的主要终点的患者比例明显高于ETV治疗组（14.9%比6.1%；差异度为8.8%；95%CI为0.2～17.4；$P=0.0467$）（表13.3）。

治疗48周，Peg-IFNα-2a组患者8.5%出现HBsAg消失和4.3%出现HBsAg血清学转换，而ETV组患者均未出现HBsAg消失和HBsAg血清学转换（表13.3）。

治疗结束时，HBsAg较低的患者在Peg-IFNα-2a组显著多于ETV组；HBsAg＜1000 IU/ml的患者，分别为52.4%和30.4%（$P=0.0032$），HBsAg＜10 IU/ml的患者分别为15.9%和0%（$P<0.0001$）（表13.3）。

在Peg-IFNα-2a组和ETV组中分别有72.0%和97.8%的患者在第48周保持HBV DNA＜1000拷贝/ml。同样，Peg-IFNα-2a组和ETV组分别有58.5%和91.3%的患者在48周时ALT水平正常（＜1 ULN）（表13.3）。

表 13.3　治疗48周时的应答率

结局	Peg-IFNα-2a		ETV		差异估计	P值
	n/N	%（95%CI）	n/N	%（95%CI）	（95%CI）†	
HBeAg 血清学转换	14/94	14.9（8.4～23.7）	6/98	6.1（2.3～12.9）	8.8（0.2～17.4）	0.0467‡
HBeAg 消失†	16/42	38.1（23.6～54.4）	16/48	33.3（20.4～48.4）	4.8（-15.1～24.6）	0.6378‡
HBV DNA＜1000拷贝/ml*	59/82	72.0（60.9～81.3）	90/92	97.8（92.4～99.7）	-25.9（-36.0～-15.7）	＜0.001‡
HBsAg 消失	8/94	8.5（3.8～16.1）	0/98	0（0～3.7）	8.5（2.9～14.2）	0.0028§
HBsAg 血清学转换	4/94	4.3（1.2～10.5）	0/98	0（0～3.7）	4.3（0.2～8.3）	0.0556§
ALT 复常（＜1 ULN）*	48/82	58.5（47.1～69.3）	84/92	91.3（83.6～96.2）	-32.8（-44.9～-20.7）	＜0.0001‡

续表

结局	Peg-IFNα-2a		ETV		差异估计	P 值
	n/N	%（95% CI）	n/N	%（95% CI）	（95% CI）†	
HBsAg＜10 IU/ml*	13/82	15.9（8.7～25.6）	0/92	0（0～3.9）	15.9（8.0～23.8）	＜0.0001‡
HBsAg＜100 IU/ml*	22/82	26.8（17.6～37.8）	4/92	4.4（1.2～10.8）	22.5（12.0～32.9）	＜0.0001‡
HBsAg＜1000 IU/ml*	43/82	52.4（41.1～63.6）	28/92	30.4（21.3～40.9）	22.0（7.7～36.3）	0.0032‡

注：计算中仅包括 Peg-IFNα-2a 治疗开始时 HBsAg 阳性的患者。
* 18 例缺失数据的患者被排除在外。
† 计算 Peg-IFNα-2a 组与 ETV 组相比的差异估计值。
‡ 卡方检验。
§ Fisher 精确检验。

ROC 分析确定了基线 HBsAg 水平＜1500 IU/ml 作为预测 HBsAg 消失或 HBeAg 血清转换的最佳临界值。基线 HBeAg 阴性和 HBsAg＜1500 IU/ml（$n=18$）的患者 HBeAg 血清学转化率（33.3%）和 HBsAg 消失率（22.2%）最高（表 13.4A）。

HBsAg＜200 IU/ml 的患者第 12 周 HBsAg 消失率（77.8%；PPV＝78%）和 HBeAg 血清学转换率（66.7%；PPV＝67%）高于 HBsAg≥200 IU/ml 的患者（表 13.4B）。相反，HBsAg≥1500 IU/ml 与最低的 HBsAg 消失率（1.7%；NPV＝98%）和 HBeAg 血清学转换率（5.2%；NPV＝95%）相关。这些发现在 Peg-IFNα-2a 治疗开始时按照 HBeAg 状态进行分层的患者中保持一致（表 13.4B）。

表 13.4 Peg-IFNα-2a 治疗应答的预测因素 *

A

基线 HBeAg 状态	基线 HBsAg（IU/ml）	48 周 HBsAg 消失		48 周 HBsAg 血清学转换	
		n/N（%）	P 值†	n/N（%）	P 值†
HBeAg 阴性	＜1 500	4/18（22.2）	0.013 3	6/18（33.3）	0.019 1
	≥1 500	0/32		2/32（6.3）	
HBeAg 阳性	＜1 500	2/12（16.7）	n.s.	2/12（16.7）	n.s.
	≥1 500	1/29（3.5）		3/29（10.3）	

B

基线 HBeAg 状态	12 周 HBsAg（IU/ml）	48 周 HBsAg 消失		48 周 HBsAg 血清学转换	
		n/N（%）	P 值‡	n/N（%）	P 值‡
所有患者	＜200	7/9（77.8）	＜0.000 1	6/9（66.7）	＜0.000 1
	200～1 500	0/25		5/25（20.0）	
	≥1 500	1/58（1.7）		3/58（5.2）	
基线 HBeAg 阴性	＜200	2/2（100.0）	0.002 7	1/2（50.0）	0.074 7
	200～1 500	0/11		2/11（18.2）	
	≥1 500	1/28（3.6）		2/28（7.1）	

续表

基线 HBeAg 状态	12 周 HBsAg（IU/ml）	48 周 HBsAg 消失		48 周 HBsAg 血清学转换	
		n/N（%）	P 值‡	n/N（%）	P 值‡
基线 HBeAg 阳性	<200	5/7（71.4）	<0.0001	5/7（71.4）	<0.0001
	200～1500	0/14		3/14（21.4）	
	≥1500	0/30		1/30（3.3）	

* 只有在基线或第 12 周有数据的患者分别包括在基线和治疗中的预测因子分析中。在第 48 周缺失数据的患者被归类为无应答者。

† Fisher 精确检验。

‡ 卡方检验。

Peg-IFNα-2a 组患者的 ALT 升高似乎与病毒学反弹（HBV DNA ≥1000 拷贝/ml）在时间上相关，因为 ALT 升高在 HBV DNA 水平升高之前几周（图 13.2）。

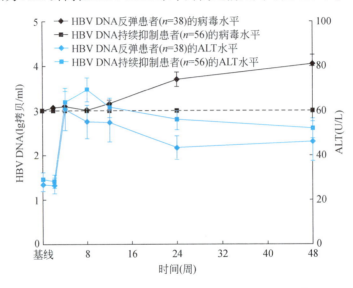

图 13.2 Peg-IFNα-2a 组患者的 HBV DNA 和 ALT 水平

HBV DNA 持续抑制的患者与 HBV DNA 反弹患者相比较，在第 8、12 或 24 周的 ALT 水平无显著差异，$P>0.05$

13.3.3 安全性

Peg-IFNα-2a 组患者相比 ETV 组更多地出现不良反应，并需要进行剂量调整（表 13.5）。Peg-IFNα-2a 组的 8 名患者因安全性停药，ETV 组中无停药患者。在 Peg-IFNα-2a 组 97 例患者中有 10 例发生 ALT 反弹（>5 ULN），其中 9 例在第 48 周时恢复正常。48 周时有 1 例患者 ALT 为 7 ULN，但 HBV DNA 相对较低（1850 拷贝/ml）。ETV 组患者无 ALT 反弹（>5 ULN），Peg-IFNα-2a 组无 ALT >10 ULN。治疗过程中 Peg-IFNα-2a 组大部分患者出现血小板、中性粒细胞和白细胞计数降低；然而，大部分（≥95%）是轻微的，88% 的患者到 48 周时细胞计数恢复正常。

表 13.5　停药情况、剂量调整和不良事件

变量	Peg-IFN α-2a[n=97, n(%)]	ETV[n=100, n(%)]
停药		
安全性原因*	8（8.3）	0
其他原因	4（4.1）	7（7.0）
剂量调整		
总数	13（13.4）	0
不良事件	2（2.1）	0
实验室检查异常	11（11.3）	0
≥1 不良事件	67（69.1）	5（5.0）
≥1 严重不良事件	6（6.2）	0
死亡	0	0
ALT 骤升†	10（10.3）	0
ALT 最高程度		
<1 ULN	15（15.5）	73（73.0）
1～5 ULN	72（74.2）	27（27.0）
5～10 ULN	10（10.3）	0
>10 ULN	0	0
不良事件‡		
AST 升高	7（7.2）	0
ALT 升高	7（7.2）	0
PLT 下降	26（26.8）	0
N 下降	27（27.8）	0
WBC 计数	34（35.1）	0
发热	15（15.5）	0
脱发	5（5.2）	0

　*焦虑/抑郁（n=1）；甲状腺功能亢进（n=1）；鼻出血（n=1）；PLT 下降（n=2）；皮疹（n=1）；甲状腺功能减退（n=1）；病毒性心肌炎/心肌缺血（n=1）。
　†定义为 >5 ULN。ULN 在不同研究中心略有不同。
　‡患者可能有不止一个不良事件，列出的不良事件是由任何治疗组中≥5%的患者报告的不良事件。

在这项研究中，ETV 经治且 HBeAg＜100 PEIU/ml 的患者换用 Peg-IFNα-2a 治疗后 HBeAg 血清学转换率显著高于继续 ETV 治疗的患者。Peg-IFNα-2a 治疗后 HBeAg 血清学转换率（14.9%）低于一项三期临床试验中初治患者的结果（27.0%）[5]。我们招募了长期使用 ETV 治疗但尚未达到 HBeAg 血清学转换的患者。接受长期 NA 治疗的患者

发生 HBeAg 消失和血清学转换的可能性小于 NA 初治患者。例如，Ⅲ 期临床试验 ETV 治疗 52 周后 HBeAg 消失率在 NA 初治患者中为 22%[6]，曾接受过拉米夫定治疗的患者中仅为 10%[7]。因此，经治和初治患者对 Peg-IFNα-2a 的反应不同并不奇怪。本研究结果与以前的一项小型研究一致。而且重要的是，患者基线 HBeAg 水平越低，Peg-IFNα-2a 治疗后 HBeAg 血清学转换率越高。

HBeAg 消失和血清学转换与可能出现的 HBsAg 消失有关，这是理想的治疗终点。更重要的是，HBeAg 血清学转换与肝炎发病率和死亡率降低密切相关。此外，HBeAg 血清学转换与免疫功能恢复相关，可能是 HBsAg 消失和血清学转换的推动因素。目前有很多研究提供了证据来支持这个概念。当长期 ETV 治疗患者改用 Peg-IFNα-2a 治疗而不是继续 ETV 治疗时，我们观察到 HBsAg 消失率显著升高。目前在慢性乙型肝炎患者的长期自然史研究和抗病毒治疗研究中都经常使用血清 HBsAg 定量。这些研究表明，HBeAg 阳性患者血清 HBsAg 水平与肝内 cccDNA 水平相关，Peg-IFN 治疗期间血清 HBsAg 水平降低可能反映了肝内 cccDNA 水平的降低；因此可以用来预测持续应答。在本研究中，我们发现 Peg-IFNα-2a 治疗组 48 周时 HBsAg ＜ 1000 IU/ml 的患者显著多于 ETV 组（52.4% 比 30.4%，$P=0.0032$）；HBsAg ＜ 1000 IU/ml 与 HBsAg 清除率高、长期预后良好密切相关。但 Peg-IFNα-2a 治疗过程中涉及免疫功能恢复的确切机制还需要进一步研究。

部分 ETV 经治患者可能换用 Peg-IFNα-2a 治疗将获得更好的疗效。对 ETV 经治并且已出现 HBeAg 消失和 HBsAg ＜ 1500 IU/ml 的患者换用 Peg-IFNα-2a 治疗，其 HBeAg 血清学转换比例（33.3%）和 HBsAg 消失比例（22.2%）均较高。第 12 周时 HBsAg ＜ 200 IU/ml 的患者对 Peg-IFNα-2a 应答的可能性最高。而 HBsAg ≥ 1500 IU/ml 与低应答相关。这些数据与之前的报道一致，表明早期治疗时 HBsAg 定量结果是预测慢性乙型肝炎患者应答的有效指标。

治疗 48 周后 Peg-IFNα-2a 组发生 HBeAg 血清学转换的患者更易出现 HBsAg 下降，这与干扰素的免疫调节作用有关。

在换用 Peg-IFNα-2a 治疗后有 38 例患者发生了病毒学反弹，其中 15 例在 48 周时 HBV DNA 水平恢复到 ＜ 1000 拷贝 / ml。病毒学反弹患者的疗效降低，但反弹并未阻止患者 HBeAg 血清学转换。

ALT 反弹（＞ 5 ULN）仅发生在 Peg-IFNα-2a 组患者，但与病毒学反弹或突破不相关。已有研究报道 Peg-IFNα 应答患者出现宿主诱发的 ALT 反弹，这种现象反映了 HBV 的免疫清除。在本研究中，Peg-IFNα-2a 的耐受性良好，其不良反应发生率与之前报道的初治患者相似。

在 ETV 开始治疗后，HBV DNA 被迅速抑制。在一项 Ⅲ 期临床试验中，NA 治疗的患者中绝大多数在治疗 24 周后 HBV DNA 水平＜ 3 lg，有 67% 在治疗 48 周后检测不到 HBV DNA[6]。在 ETV 治疗 48 周后，共有 21% 的患者出现 HBeAg 血清学转换。相反，仅有 11% 的患者在 ETV 治疗 48 周和 96 周之间出现 HBeAg 血清学转换。这些结果表明，在治疗的前 6～12 个月对 NA 治疗无应答的患者可能是换用 Peg-IFNα-2a 的合适患者。

本研究结果对接受长期 ETV 治疗的患者具有实际意义，因为结果表明通过换用 Peg-IFNα-2a 治疗，有可能增加 HBeAg 血清学转换和 HBsAg 消失的机会。HBeAg 消失和 HBsAg ＜ 1500 IU/ml 的患者建议转换为 Peg-IFN 治疗，因为他们很有可能出现 HBsAg 消失

（22.2%）和 HBeAg 血清学转换（33.3%）。换药治疗后第 12 周时 HBsAg 水平 < 200 IU/ml 的患者出现 HBsAg 消失（PPV 77.8%）和 HBeAg 血清学转换（PPV 67%）的机会更大。对于 HBsAg 水平 > 1500 IU/ml 的患者，换用 Peg-IFNα-2a 治疗第 12 周时 HBsAg 消失和 HBeAg 血清学转换的可能性不大。这些患者应考虑停用 Peg-IFNα-2a 治疗。这些结果是否适用于代偿性良好的肝硬化患者还不清楚，因为这些患者被排除在试验之外。

这项研究有一定的局限性。由于基线时 HBV DNA 水平低，不可能确定 HBV 基因型，因此基因型对应答的影响无法确定。对基线和治疗反应的预测因素的探索性分析，患者的样本量较小，因此应谨慎解读。

综上所述，对长期接受强效 NA（ETV）治疗持续 HBV DNA 抑制但尚未发生血清学转换的患者换用 Peg-IFNα-2a 治疗，显著提高了 HBeAg 血清学转换率和 HBsAg 消失率。这是 NA 长期治疗的患者可能获取更好疗效的另一方案。

13.4 专家点评

HBV 复制的模板是 cccDNA，理想化的乙肝治疗必须彻底清除 cccDNA，从 NA 的作用机制来看，它不能阻断 cccDNA 的转录，因此它对 HBsAg 的作用是有限的，很难达到持续的免疫控制。但 IFN 不仅通过非细胞毒作用清除肝细胞内病毒，还可以上调 HepRG 细胞中 APOBEC3 家族（A3）嘧啶胞苷脱氨酶 3A 和 3G 的表达导致 cccDNA 负链中的 C 和 U 碱基发生转位，进一步诱使 cccDNA 序列突变并发生降解。也有报道表明 HBsAg 和 cccDNA 相关。这些研究能从一定程度上解释 IFN 治疗可以使血清 HBsAg 持续下降并获得高血清学转换率和高 HBsAg 清除率，以临床治愈的标准来看，这无疑是慢性乙型肝炎最为理想的治疗结局。

有些研究表明，NA 对 HBV 感染的有效抑制有利于恢复某些 HBV 特异性 T 细胞反应性。还有学者发现，NA 经治患者联合 Peg-IFNα 治疗后，能显著增加 HBV 特异性 T 细胞相关反应性。一部分患者出现 HBsAg 血清学转换，正好体现其可能的分子机制。因此，NA 和 IFN 对先天和后天免疫反应可能具有各自不同的作用，在慢性 HBV 感染治疗中可能有其重要的临床意义，这也可能是联合/序贯治疗可以利用的理论基础之一。

在 NA 治疗过程中联合/序贯 IFN 治疗可能取得更好的疗效，同时时机的选择也非常重要。根据该研究，一定时间的 NA 治疗可以强效抑制病毒，从而有助于恢复 HBV 特异性 CD8$^+$ T 细胞的功能，同时有利于最大限度地减少病毒载量以减弱病毒对 IFN 相关信号分子的抵抗作用。之后联合/序贯 IFN 治疗，借助此时体内相对有利的免疫状态，导致外周及肝内病毒相关抗原降解，同时充分活化 NK 细胞，改善免疫功能。此外，由 IFN 介导的 NK 细胞活性的增强也可以一定程度上诱导细胞损伤和肝细胞代偿性增生，进一步导致感染细胞被破坏，促进病毒抗原和 cccDNA 降解。

（作者：马　科；点评者：宁　琴）

参考文献

[1] Moucari R，Boyer N，Ripault MP，et al. Sequential therapy with adefovir dipivoxil and pegylated interferon

alfa-2a for HBeAg-negative patients. J Viral Hepat, 2011, 18（8）:580-586.

[2] Sarin SK, Kumar M, Kumar R, et al. Higher efficacy of sequential therapy with interferon-alpha and lamivudine combination compared to lamivudine monotherapy in HBeAg positive chronic hepatitis B patients. Am J Gastroenterol, 2005, 100（11）:2463-2471.

[3] Ning Q, Han M, Sun Y, et al. Switching from entecavir to PegIFN alfa-2a in patients with HBeAg-positive chronic hepatitis B: a randomised open-label trial（OSST trial）. J Hepatol, 2014, 61（4）:777-784.

[4] Chevaliez S, Hézode C, Bahrami S, et al. Long-term hepatitis B surface antigen（HBsAg）kinetics during nucleoside/nucleotide analogue therapy: finite treatment duration unlikely. J Hepatol, 2013, 58（4）:676-683.

[5] Lau GK, Piratvisuth T, Luo KX, et al. Peginterferon alfa-2a HBeAg-positive chronic hepatitis B study group. Peginterferon alfa-2a, lamivudine, and the combination for HBeAg-positive chronic hepatitis B. N Engl J Med, 2005, 352（26）:2682-2695.

[6] Chang TT, Gish RG, de Man R, et al. BEHoLD AI463022 study group. A comparison of entecavir and lamivudine for HBeAg-positive chronic hepatitis B. N Engl J Med, 2006, 354（10）:1001-1010.

[7] Sherman M, Yurdaydin C, Sollano J, et al. AI463026 BEHoLD Study Group. Entecavir for treatment of lamivudine-refractory, HBeAg-positive chronic hepatitis B. Gastroenterology, 2006, 130（7）:2039-2049.

14 核苷（酸）类似物长期治疗的慢性乙型肝炎患者如何获得理想的治疗终点

14.1 病例介绍

患者男性，42岁，因"发现乙肝表面抗原阳性20余年"入院。20余年前体检时发现乙肝表面抗原阳性，肝功能正常，未诊治。8年前再次体检查HBsAg、HBeAg、抗-HBc均为阳性，ALT升高，HBV DNA阳性（具体不详），符合抗病毒治疗指征，予恩替卡韦（ETV，0.5 mg口服，每日一次）抗病毒治疗，规律服药。此后每3～6个月复查一次，肝功能正常，HBV DNA持续低于检测下限。2012年复查HBsAg、抗-HBc为阳性，HBeAg阴性。患者既往体健，查体未见异常。入院化验检查，血常规：WBC 5.44×10^9/L，Hb 140 g/L，PLT 213×10^9/L。肝功能：ALT 15 U/L，AST 18U/L，Tbil 11.1 μmol/L，Alb 46.6 g/L。PTA 106%。乙肝五项：HBsAg 147.5 IU/ml，HBeAg 0.01 NCU/ml，抗-HBe 1.95 COI，抗-HBc阳性。HBV DNA ＜ 500拷贝/ml。AFP 0.9 ng/ml。甲状腺功能正常。ANA阴性。腹部B超检查未见明显异常。

14.2 临床诊治思维过程

患者行正规ETV抗病毒治疗已8年，病毒抑制可，HBV DNA保持在500拷贝/ml以下，且患者已出现HBeAg转阴，但尚未出现HBeAg血清学转换。是继续口服核苷（酸）类似物（NA）维持抗病毒治疗，还是选择其他可能提高抗病毒疗效的方案？考虑到患者目前HBsAg为147.5 IU/ml，处于较低水平，说明对HBV有一定的免疫抑制能力，选择联合/序贯IFN治疗12个月，ETV重叠治疗8周后停用，同时联合使用免疫调节剂（IL-2，治疗12周，乙肝疫苗治疗48周），其病毒学应答、血清学及生化学变化见表14.1。

表 14.1 ETV+IFN+IL-2+乙肝疫苗治疗效果

检查项目	治疗期					随访期
	0 周	12 周	24 周	36 周	48 周	72 周
ALT（U/L）	15	17	53	23	30	15
HBsAg（IU/ml）	111.1	45.18	0.05	0.06	0.05	0.05
抗-HBs（IU/L）	—	—	—	—	+	+
HBeAg（NCU/ml）	0.01	0.01	0.01	0.01	0.01	0.01
抗-HBe（COI）						
HBV DNA（拷贝/ml）	＜ 500	＜ 500	＜ 500	＜ 500	＜ 500	＜ 500

由表 14.1 可见，在改用 ETV 联合／序贯 IFN+ 免疫调节剂（IL-2、乙肝疫苗）治疗后，患者 HBV DNA 持续低于检测下限（500 拷贝/ml），同时出现 HBsAg 逐渐降低，24 周时低于检测下限（0.05 IU/ml），并持续到停用 IFN 后的 24 周，实现了临床持续的 HBsAg 转阴。

14.3 诊疗体会

目前的抗病毒药物和各种优化治疗方案能在一定程度上控制病毒复制和 cccDNA 的产生，但不能进入细胞核内彻底清除 cccDNA，这也是目前抗病毒药物疗效不佳，以及治疗后容易复发的根源。如果不能清除细胞核内 cccDNA，即使通过抗病毒药物达到对 HBV DNA 的抑制并实现 HBeAg 转阴，仍然有相当一部分患者将会面临慢性乙型肝炎复发的危险，从而导致治疗失败。

与 HBeAg 转阴不同，HBsAg 转阴标志着机体对病毒的免疫控制，能有效清除病毒，接近临床治愈[1-4]。而 HBsAg 转阴常常发生在 HBsAg 下降之后，HBsAg 定量下降常常预示抗病毒有效。研究显示，对于 HBeAg 阳性慢性乙型肝炎患者，血清 HBsAg 与肝内 cccDNA 量密切相关。在 IFN 治疗过程中，HBsAg 下降标志着肝内 cccDNA 的降低并预示着持久的治疗后持续应答[5,6]。有临床研究采用 Peg-IFN 和 ADV 联合抗病毒，表明联合治疗可以降低病毒载量和细胞核内 cccDNA，并与 HBsAg 定量减少密切相关[5]。对于 HBeAg 阴性基因 D 型的慢性乙型肝炎患者，采用 IFN 治疗 12 周时如果没有出现 HBsAg 下降者且 HBV DNA 未下降 2 lg，预示着 IFN 治疗效果不佳，建议停药[7]。鉴于 IFN 与 NA 的作用机制及优势各不相同，二者的适时联合／序贯使用可望打破免疫耐受，提高抗 HBV 疗效。目前，一系列以提高 HBeAg 血清学转换率/HBsAg 转阴率为目标的 ETV/IFN 个体化联合治疗方案（OSST 方案）已完成队列建设，相关临床研究亦进展顺利。对已完成 48 周疗程的患者进行中期分析，显示了令人鼓舞的结果，即与现有标准治疗方案组相比，试验组患者表现出较高的 HBeAg 血清学转换率（15.09% 比 6.12%），在 HBsAg 转阴率上更为突出（13.21% 比 0）[8,9]。

近十来年的临床研究荟萃分析表明，单一抗病毒治疗或单一免疫制剂治疗均难以彻底清除 HBV。故围绕打破免疫耐受、提高 HBsAg 转阴率这一中心目标，针对我国慢性乙型肝炎患者代表性人群，结合现有我国 IFN、NA 和免疫调节剂各自的特征和作用机制，以模拟 HBV 感染后个体自然清除病毒的自然史规律为技术指导，建立多靶点联合的个体化临床综合治疗新策略和新方案，是慢性乙型肝炎患者临床治愈的希望所在[10-13]。

基于以上考虑我们设计并实施了一项多中心、前瞻性、随机对照小样本探索性研究。针对长期 NA 抗病毒治疗获得病毒学应答 HBeAg 转阴的 HBeAg 阳性慢性乙型肝炎患者，对其进行 NA 单药治疗、序贯／联合 IFN 治疗或者序贯／联合 IFN+ 免疫调节剂治疗的方案，评价三者的疗效及安全性。

14.3.1 研究对象和方法

该研究为前瞻性研究，研究对象为 2013 年 7 月至 2014 年 12 月在 12 家中心接受长期 NA 抗病毒治疗获得病毒学抑制和 HBeAg 转阴的 HBeAg 阳性慢性乙型肝炎患者 94 例，其中男性 50 例，女性 44 例，年龄 18～65 岁，并符合本研究入组标准：经 ETV 抗病毒治疗至少 1 年 [ETV 治疗前 HBV DNA ＞ 10^5 拷贝 /ml、HBeAg 阳性且 ALT ≥ 2 ULN] 后，符合入选及排除标准且 HBV DNA ＜ 10^3 拷贝 /ml、HBeAg 阴性的患者，其按随机（1∶1∶1）分配原则进入三个治疗组：Ⅰ组患者继续 ETV 治疗 48 周；Ⅱ组患者使用 IFN 治疗 48 周，联用 ETV 自开始到第 8 周结束；Ⅲ组患者使用 IFN 治疗 48 周，联用 ETV 自开始到第 8 周结束，同时接受 IL-2 治疗自开始至 12 周结束，并联用乙肝疫苗治疗自开始至 48 周结束。所有患者的疗程均为 48 周，且随访 48 周。Ⅰ组随访期间继续使用 ETV。

14.3.2 治疗方案和疗程

Ⅰ组：ETV 治疗至 48 周，治疗后随访 48 周。随访期间继续使用 ETV。

Ⅱ组：IFN 治疗 48 周，联用 ETV 自开始到第 8 周结束，治疗后随访 48 周。

Ⅲ组：IFN 治疗 48 周，联用 ETV 自开始到第 8 周结束，同时接受 IL-2 治疗自开始至 12 周结束，并联用乙肝疫苗治疗自开始至 48 周结束，治疗后随访 48 周。

本研究主要评价指标：治疗结束和随访结束时的 HBsAg 转阴率。次要评价指标：治疗结束和随访结束时评估以下 6 项指标——① 抗 -HBs 血清学转换的患者比例；② HBsAg 水平和 HBsAg 水平下降幅度；③ 抗 -HBe 血清学转换的患者比例（抗 -HBe 阴性患者）；④ HBV DNA ＜ 1000 拷贝 /ml 的患者比例；⑤ ALT 正常的患者比例；⑥ 肝硬化、肝癌的发生率。

14.3.3 结果

14.3.3.1 治疗结束时 HBsAg 转阴率

入组患者 94 名，纳入意向性分析共 92 名患者，其中Ⅰ组 27 名，Ⅱ组 33 名，Ⅲ组 32 名。如图 14.1 所示，治疗结束时（即治疗 48 周）三组患者 HBsAg 转阴的比例分别为 3.70%（1/27）、3.03%（1/33）和 9.38%（3/32）。

14.3.3.2 HBsAg 水平变化

多靶点联合治疗组（Ⅲ组）和双靶点联合治疗组（Ⅱ组）HBsAg 滴度随疗程延长呈进行性下降，基线到治疗 48 周时下降幅度均明显高于 ETV 治疗组（Ⅰ组），分别为（0.85±1.12）lg IU/ml、（0.72±1.06）lg IU/ml、（0.12±0.43）lg IU/ml，NA 组 HBsAg 滴度下降不明显。Ⅲ组和Ⅰ组、Ⅱ组和Ⅰ组之间差异有统计学意义（$P=0.005$，$P=0.008$）；Ⅲ组和Ⅱ组之间差异无统计学意义（图 14.2）。

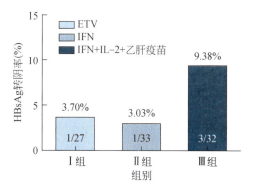

图 14.1 三组治疗结束时 HBsAg 转阴率

14.3.3.3 基线 HBsAg 水平分层

如图 14.3 和图 14.4 所示，多靶点联合治疗组 28 例完成 48 周治疗的患者，根据基线 HBsAg 水平分层：若基线 HBsAg ＜ 3 lg IU/ml，30% 的患者治疗结束时 HBsAg 转阴，而基线 HBsAg ≥ 3 lg IU/ml 者，无一例治疗结束时获得 HBsAg 转阴，两者间差异有统计学意义

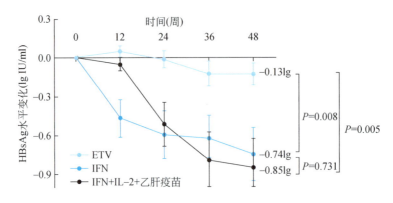

图 14.2 两组治疗期间 HBsAg 水平下降幅度变化

（P=0.03）。同样，基线 HBsAg＜3 lg IU/ml 者 HBsAg 水平下降较基线 HBsAg≥3 lg IU/ml 者更为显著，0～48 周 HBsAg 水平下降值分别为（1.69±1.54）lg IU/ml、（0.38±0.56）lg IU/ml，两者间差异有统计学意义（P=0.026）。因此，我们认为对于基线 HBsAg 低水平优势人群应尝试多靶点联合治疗以争取获得理想的治疗终点。

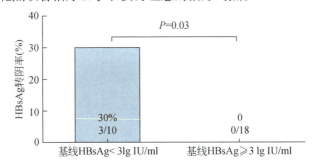

图 14.3 基线 HBsAg 水平分层多靶点联合治疗组 HBsAg 转阴率

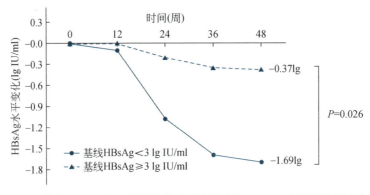

图 14.4 基线 HBsAg 水平分层多靶点联合治疗组 HBsAg 水平下降幅度变化

14.3.3.4 安全性

本研究中 ETV 治疗组、双靶点联合治疗组和多靶点联合治疗组的耐受性良好，联合治疗组不良反应发生率较 ETV 治疗组高。双靶点联合治疗组和多靶点联合治疗组相比，不良反应发生率相当。

综上 ETV 联合 / 序贯 IFN+ 免疫调节剂（IL-2、乙肝疫苗）治疗对于 HBsAg 低水平优势人群有望实现临床治愈，是一种安全、有效的治疗方法，值得进一步扩大验证和推广。

14.4 专家点评

近年来的临床实践表明，HBeAg 阴性慢性乙型肝炎在慢性乙型肝炎患者人群中的比例逐年增加。欧美国家 5 年前 HBeAg 阴性慢性乙型肝炎患者已是主要患者人群，在意大利和希腊等国家，其比例甚至高达 90% 左右。我国目前 HBeAg 阴性患者占 37%～50%，且有逐年上升的趋势。根据 HBV 感染自然史的规律，今后的 5～10 年 HBeAg 阴性患者将必然成为我国慢性乙型肝炎的主要人群，是不容忽视的患者群体，他们具有不同于 HBeAg 阳性慢性乙型肝炎患者的临床特征和抗病毒治疗应答反应，如何提高这些患者的 HBsAg 转阴率也将是我们面临的重大科技攻关问题。

针对 NA 经治大量 HBeAg 阴性的慢性乙型肝炎患者，笔者所在医院感染科主持开展了一项全国多中心前瞻性随机对照研究，采用包括 IFN、IL-2、乙肝疫苗等免疫调节剂的多靶点联合干预抗病毒治疗新方案。研究结果显示，多靶点联合干预组 HBsAg 转阴率为 9.38%，对照组 IFN 治疗组和 ETV 治疗组 HBsAg 转阴率仅分别为 3.03% 和 3.7%，联合治疗组 HBsAg 下降显著高于 ETV 治疗组。该研究虽然是一个小样本研究，但 IFN、IL-2 和乙肝疫苗的多靶点联合治疗新方案为今后乙肝的免疫治疗提供了有力的创新性探索的循证医学证据。当然，目前还需要更大样本的临床研究来验证该结果。在使用该新方案时，还需要注意多种药物联合治疗所致药物之间相互作用，需要密切观察不良反应。当前各种抗病毒免疫调节剂的研究如火如荼，除了经典的 IFN 制剂，以及上述 IL-2、乙肝疫苗等，其他新型免疫分子，包括 TLR 激动剂、PD-1/PD-L1 阻滞剂、IFN 信号分子 RIG-Ⅰ的激活剂、CTL 细胞免疫治疗等，都在进行Ⅰ期或Ⅱ期临床试验，联合治疗是否能发挥协同作用尚未知，期待更多更好的乙肝治愈新方案造福于广大患者。

（作者：郭　威　吴　迪；点评者：宁　琴）

参 考 文 献

[1] Sarin SK, Kumar M, Lau GK, et al. Asian-Pacific clinical practice guidelines on the management of hepatitis B: a 2015 update. Hepatol Int, 2016, 10:1-98.

[2] Terrault NA, Lok ASF, McMahon BJ, et al. Update on prevention, diagnosis, and treatment of chronic hepatitis B: AASLD 2018 hepatitis B guidance. Hepatology, 2018, 67:1560-1599.

[3] European Association for the Study of the Liver. Electronic address eee, European Association for the Study of the L. EASL 2017 Clinical Practice Guidelines on the management of hepatitis B virus infection. J Hepatol, 2017, 67:370-398.

[4] Hou J, Wang G, Wang F, et al. Guideline of prevention and treatment for chronic hepatitis B (2015 update). J Clin Transl Hepatol, 2015, 5:297-318.

[5] Wursthorn K, Lutgehetmann M, Dandri M, et al. Peginterferon alpha-2b plus adefovir induce strong cccDNA decline and HBsAg reduction in patients with chronic hepatitis B. Hepatology, 2006, 44:675-684.

[6] Sonneveld MJ, Rijckborst V, Boucher CA, et al. Prediction of sustained response to peginterferon alfa-2b for hepatitis B e antigen-positive chronic hepatitis B using on-treatment hepatitis B surface antigen decline.

Hepatology, 2010, 52:1251-1257.

[7] Rijckborst VHB, Ferenci P, Brunetto MR, et al. Validation of a stopping rule at week 12 using HBsAg and HBV DNA for HBeAg-negative patients treated with peginterferon alfa-2a. J Hepatol, 2012, 56:1006-1011.

[8] Ning Q, Han M, Sun Y, et al. Switching from entecavir to PegIFN alfa-2a in patients with HBeAg-positive chronic hepatitis B: a randomised open-label trial (OSST trial). J Hepatol, 2014, 61:777-784.

[9] Wu D, Wang P, Han M, et al. Sequential combination therapy with interferon, interleukin-2 and therapeutic vaccine in entecavir-suppressed chronic hepatitis B patients: the Endeavor study. Hepatol Int, 2019.13:573-586.

[10] Ning Q, Wu D, Wang GQ, et al. Roadmap to functional cure of chronic hepatitis B: an expert consensus. J Viral Hepat, 2019, 26:1146-1155.

[11] Wu D, Han M, Ning Q. An integration of deep viral suppression with sequential immune modulation (cocktail therapy) to restore antiviral capacity: the future of chronic hepatitis B? J Hepatol, 2015, 62:240-241.

[12] Wu D, Ning Q. Toward a cure for hepatitis B virus infection: combination therapy involving viral suppression and immune modulation and long-term outcome. J Infect Dis, 2017, 216:S771-S777.

[13] Yang HC, Kao JH. Viral hepatitis. HBV cure—can we pin our hopes on immunotherapy? Nat Rev Gastroenterol Hepatol, 2015, 12:129-231.

15 核苷（酸）类似物经治慢性乙型肝炎患者停药后复发再治疗

抗病毒治疗是阻止慢性乙型肝炎病情进展的根本策略。抗病毒治疗后，多数慢性乙型肝炎患者的远期预后可获得显著改善。随着越来越多的核苷（酸）类似物（NA）的应用，在取得疗效的同时，如何处理NA经治患者停药后的复发问题成为临床医生需要面对的新问题，经治患者复发的判定、治疗效果的评估及再治疗方案的选择等都成为亟须解决的热点问题。

经治患者是指曾经接受过NA治疗且治疗时间＞3个月的患者[1]，经治复发按照APASL指南（2015）[2]的标准定义：病毒学复发为获得病毒学应答停止治疗后血清HBV DNA＞2000 IU/ml，临床复发为获得病毒学应答停止治疗后血清HBV DNA＞2000 IU/ml且ALT＞2 ULN。经治复发患者可以分为两类：治疗有效达到停药标准规范停药复发的患者；治疗有效未达到停药标准不规范停药复发的患者。

未达到停药标准不规范停药的患者情况相对复杂：①医生没有明确告知患者要长期服药；②患者不了解停药标准而自行停药；③患者依从性差而自行停药；④治疗过程中发生耐药或疗效差不能满足患者的需求而停药。

停药导致复发的因素很多，涉及病毒、宿主及药物各个环节。病毒因素包括被感染的肝细胞清除不完全，或cccDNA长期残留；宿主因素包括患者感染HBV的时间长，而免疫应答不完全；药物本身因素包括NA靶位单一，只作用于DNA多聚酶这一环节，仅能抑制病毒复制等。

停药后复发导致病情持续进展，故应及早进行再次治疗。复发再治疗的指征：在随访过程中，如连续2次检测血清出现HBeAg和/或HBV DNA阳性，且肝功能异常，即需要再次治疗[3]。治疗前应对既往的治疗效果进行评估后区别对待。既往治疗为完全应答达到停药标准的患者，再次治疗时可继续应用原有药物单药治疗，但应注意评估治疗效果，强调优化治疗策略；而既往治疗过程中治疗有效未达到停药标准而停药复发的患者需要再次治疗时，可以参照完全应答达到停药标准的患者，但是考虑到再治疗疗程较长，单药治疗耐药概率增加，故建议联合治疗策略。

15.1 病例介绍

患者男性，29岁，因"发现乙肝表面抗原阳性16年，反复肝功能异常2年余"入院。患者16年前体检时发现HBsAg、HBeAg、抗-HBc均为阳性，肝功能正常，未诊治。2008年11月3日再次体检时发现HBsAg、HBeAg、抗-HBc均为阳性，ALT 126 U/L，AST 73 U/L，HBV DNA 2.66×10^8 拷贝/ml，开始予恩替卡韦（ETV）0.5 mg每日一次单药抗病毒治疗，

1个月后肝功能恢复正常,3个月时复查HBV DNA＜$5.0×10^2$拷贝/ml。此后患者规律服药,定期检查,病情稳定。直至2010年8月初,患者由于更换居住地,自行停用ETV。停药后1个月检查乙肝全套: HBsAg、抗-HBc阳性,ALT 26 U/L,AST 24 U/L,HBV DNA＜$5.0×10^2$拷贝/ml,此后未再复查。2011年5月15日,单位体检时发现ALT 201 U/L,AST 94 U/L,遂来笔者所在医院就诊,查HBsAg、HBeAg、抗-HBc均为阳性,HBV DNA $5.99×10^6$ IU/ml。患者既往体健,查体未见异常。入院化验检查,血常规: WBC $5.12×10^9$/L,Hb 161 g/L,PLT $224×10^9$/L。肝功能: ALT 245 U/L,AST 84 U/L,Tbil 24.8 μmol/L,Alb 51.4 g/L。PT 12.3 s,APTT 32.4 s,PTA 75%。乙肝五项: HBsAg 8936.34 IU/ml,HBeAg 699.12 S/CO,抗-HBc阴性。HBV DNA $5.99×10^6$ IU/ml。AFP 4.6 ng/ml。尿常规正常。腹部B超提示肝胆脾未见异常。

15.2 临床诊治思维过程

患者经过21个月ETV治疗,已经达到较好的治疗效果,患者肝功能正常、HBV DNA阴性、HBeAg转阴。我国《慢性乙型肝炎防治指南》(2015年版)[4]指出,对于HBeAg阳性患者治疗停药标准为: NA的总疗程建议至少4年,在达到HBV DNA低于检测下限、ALT复常、HBeAg血清学转换后,再巩固治疗至少3年(每隔6个月复查一次)仍保持不变者,可考虑停药,但延长疗程可减少复发。按照指南要求,患者应该继续使用ETV巩固治疗,总疗程至少4年,HBeAg血清学转换后,再巩固治疗至少3年。该患者由于居住地改变,未继续在原治疗医院就诊,自行停药,属于治疗有效未达到停药标准不规范停药复发的患者。

根据指南要求,初治时治疗有效且达到停药标准的复发患者一般建议继续选用初治药物治疗。但是,国内外多项研究结果[5-9]提示,达到停药标准仍然复发的患者再治疗疗程较长,耐药风险增加,推荐首选强效低耐药药物ETV或TDF长期治疗。治疗有效未达到停药标准复发的患者,治疗方案选择可参考治疗有效达到停药标准的复发患者。但有证据显示[10],LAM经治即使未发生耐药的患者,改用ETV治疗后的远期耐药率明显增高,此类患者建议联合TDF或ADV治疗。

患者选择ETV 0.5 mg、ADV 10 mg联合治疗,均为每日一次口服。其病毒学应答、血清学及生化学变化见表15.1。

表15.1 ETV+ADV联合治疗过程中各项指标的变化

检查项目	0周	12周	24周	36周	52周	64周	76周	88周	104周
ALT (U/L)	245	74	24	14	17	25	34	22	15
AST (U/L)	84	35	21	18	19	21	25	21	21
Scr (μmol/L)	79	85	88	75	76	84	71	80	84
HBsAg (IU/ml)	8 936.34	NA	1 902.06	NA	1 091.14	NA	1 154.5	NA	1 001
抗-HBs (mIU/ml)	0.53	NA	7.78	NA	6.65	NA	4.08	NA	4.08
HBeAg (S/CO)	699.12	536.72	240.81	210.87	326.22	20.66	30.72	73.88	66.69
抗-HBe (S/CO)	34.95	31.49	18.19	19.61	14.5	1.55	1.97	4.14	3.76
抗-HBc (S/CO)	NA	NA	NA	NA	NA	NA	NA	NA	NA
HBV DNA (IU/ml)	$5.99×10^6$	$2.07×10^2$	4.40	＜20	3.01	＜20	＜20	＜20	＜20

本例患者慢性乙型肝炎病史多年，诊断明确，完全达到抗病毒治疗标准。初治用药选择恰当，初治效果显著，如果患者严格遵从医嘱，按照指南要求达到停药标准再停药，其复发概率相对较低。患者由于居住地改变，未遵从医嘱继续抗病毒治疗，自行停药，属于治疗有效未达到停药标准不规范停药患者，停药半年后检查明确肝炎复发。

15.3 诊疗体会

根据指南要求，初治有效未达到停药标准复发的患者，治疗方案选择可参考治疗有效达到停药标准的复发患者，原则上可以延续原先治疗方案，一般情况下治疗仍然有效，但有证据显示，单药经治患者即使未发生耐药，延续原来的单药治疗其远期耐药率明显增高，此类患者建议联合 TDF 或 ADV 治疗。

该患者通过 ETV 和 ADV 联合治疗，从随访结果可以看出，虽然患者未能达到 HBeAg 消失及血清学转换，但随着两种药物联合使用的时间延长，患者出现了持续抑制 HBV DNA 复制和肝功能复常，达到了基本的治疗目标。

15.4 专家点评

自 1998 年第一个 NA 拉米夫定获批上市至今，慢性乙型肝炎抗病毒治疗已取得重要进展。抗病毒药物的合理应用可延缓慢性乙型肝炎病情的进展，降低由此带来的病死率及减少并发症的发生。随着越来越多的 NA 的应用，在取得疗效的同时，如何治疗 NA 经治患者已成为临床医生面临的新问题。

对符合抗病毒标准的初治患者，根据指南要求，HBeAg 阳性患者治疗停药标准为：NA 的总疗程建议至少 4 年，在达到 HBV DNA 低于检测下限、ALT 复常、HBeAg 血清学转换后，再巩固治疗至少 3 年（每隔 6 个月复查一次）仍保持不变时，可考虑停药，但延长疗程可减少复发。对于 HBeAg 阴性患者，NA 治疗建议达到 HBsAg 消失且 HBV DNA 检测不到，再巩固治疗一年半（经过至少 3 次复查，每次间隔 6 个月）仍保持不变时，可考虑停药。临床工作中应严格把握上述标准，尽量避免患者未达到停药标准而停药。即使达到停药标准的患者也应尽量督促患者延长疗程，定期严密监测，以免发生严重的停药后肝炎复发。

初治时治疗有效且达到停药标准的复发患者，一般建议继续选用初治药物治疗，但考虑到长期治疗耐药风险，推荐首选强效低耐药药物（ETV 和 TDF）长期治疗，也可采取 NA 联合治疗，选择无交叉耐药位点的两种药物联合治疗。对于复发时病毒载量较高的患者，推荐首选联合治疗，病毒载量较低的患者，可以先换为强效低耐药 NA 单药治疗，24 周时观察病毒水平，若应答不佳（较治疗初 HBV DNA 水平下降 < 2 lg IU/ml），可以考虑优化联合治疗。对于治疗有效未达到停药标准复发的患者，建议继续治疗，治疗方案选择可参考治疗有效达到停药标准的复发患者。考虑到继续单药治疗远期耐药率明显增高，建议此类患者尽早联合 TDF 或 ADV。

（作者：邢铭友；点评者：宁　琴）

参 考 文 献

[1] 窦晓光，张文宏.拉米夫定经治慢性乙型肝炎患者治疗策略专家研讨会纪要.肝脏，2011，16（2）：58-59.

[2] Sarin SK，Kumar M，Lau GK，et al. Asian-Pacific clinical practice guidelines on the management of hepatitis B: a 2015 update. Hepatol Int，2016，10（1）:1-98.

[3] 慢性乙型肝炎核苷（酸）类似物经治患者抗病毒治疗专家委员会.慢性乙型肝炎核苷（酸）类似物经治患者抗病毒治疗专家共识：2016年更新.中华实验和临床感染病杂志（电子版），2016，10（5）：527-533.

[4] 中华医学会肝病学分会，中华医学会感染病学分会.慢性乙型肝炎防治指南（2015年版）.中国肝脏病杂志（电子版），2015，7（3）:1-18.

[5] Reijnders JG，Perquin MJ，Zhang N，et al. Nucleos（t）ide analogues only induce temporary hepatitis B e antigen seroconversion in most patients with chronic hepatitis B. Gastroenterology，2010，139（2）:491-498.

[6] van Nunen AB，Hansen BE，Suh DJ，et al. Durability of HBeAg seroconversion following antiviral therapy for chronic hepatitis B:relation to type of therapy and pretreatment serum hepatitis B virus DNA and alanine aminotransferase. Gut，2003，52（3）:420-424.

[7] Song BC，Suh DJ，Lee HC，et al. Hepatitis B e antigen seroconversion after lamivudine therapy is not durable in patients with chronic hepatitis B in Korea. Hepatology，2000，32（4 Pt 1）:803-806.

[8] Dienstag JL，Cianciara J，Karayalcin S，et al. Durability of serologic response after lamivudine treatment of chronic hepatitis B. Hepatology，2003，37（4）:748-755.

[9] Yoon SK，Jang JW，Kim CW，et al. Long-term results of lamivudine monotherapy in Korean patients with HBeAg-positive chronic hepatitis B: response and relapse rates, and factors related to durability of HBeAg seroconversion. Intervirology，2005，48（6）:341-349.

[10] 万谟彬，翁心华.拉米夫定优化治疗慢性乙型肝炎专家共识.中华传染病杂志，2012，30（7）:387-390.

第三部分 儿童慢性乙型肝炎抗病毒治疗策略

张鸿飞教授团队经验谈

16 核苷（酸）类似物经治的儿童慢性乙型肝炎的治疗

近年来越来越多的慢性乙型肝炎患者接受了核苷（酸）类似物（NA）的抗病毒治疗，一部分患者取得了完全应答，但难以实现停药后持续应答，停药可能导致复发；但有相当一部分患者仅有部分应答而不能停药，只能长期维持治疗；少部分患者甚至出现耐药，导致病情反复甚至加重，需要尽快给予挽救治疗。因此，NA 经治患者的处理已成为全球备受关注的难点与热点问题之一。可喜的是近几年来国内外专家对于 NA 疗效不佳的患者进行了较多的联合或序贯干扰素治疗的临床研究，在临床上取得了较好的疗效。但对服用 NA 抗病毒治疗疗效不佳的儿童患者少有研究，这些特殊患者如何进一步治疗使之能够获得满意的治疗终点，安全停用 NA？下面结合两个具体病例进行分析总结。

16.1 病 例 1

16.1.1 病例介绍

患者男性，13 岁，因"发现乙肝表面抗原阳性 4 年余，服用恩替卡韦（ETV）4 年余"入院。患者于 2011 年 5 月因淋巴瘤住院检查发现 HBsAg、HBeAg、抗 -HBc 阳性，HBV DNA 1.5×10^8 IU/ml，肝功能正常，在淋巴瘤治疗前经会诊予 ETV 0.5 mg 口服，每日一次，抗病毒治疗期间定期复查肝功能、HBV DNA 定量。自服药后肝功能始终正常，HBV DNA 定量下降，2013 年 1 月第一次查 HBV DNA 阴性，其后复查 HBV DNA 仍阴性，继续 ETV 治疗。现患者淋巴瘤治疗结束已 1 年，未再复发，为进一步治疗慢性乙型肝炎而入院。既往治疗淋巴瘤期间多次输血小板、红细胞，具体不详。患者为第一胎第一产，足月顺产，出生后 24 小时内正常接种乙肝疫苗，未注射乙肝免疫球蛋白。患者母亲为 HBV 携带者，平日一起生活，接触密切；家族中无肝硬化、肝癌史。体格检查未见异常。入院后化验检查，血常规：WBC 4.1×10^9/L，N 0.58，RBC 4.23×10^{12}/L，Hb 128 g/L，PLT 207×10^9/L；凝血检查正常。肝功能：Alb 44 g/L，Glob 28 g/L，Tbil 11.3 μmol/L，Dbil 3.8 μmol/L，ALT 23 U/L，AST 14 U/L。ALP 117U/L，GGT 31 U/L，CHE 9847 U/L。肾功能正常。甲状腺功能正常。自身抗体系列阴性。HBV DNA 分型：B 基因型。B 超提示慢性肝损害。肝脏穿刺病理回报：慢性乙型肝炎，G1S0。免疫组化：HBsAg（++）、HBcAg（+）。

16.1.2 临床诊治思维过程

患者明确诊断为慢性乙型病毒性肝炎。该患者初次发现 HBsAg 阳性时（9 岁），HBeAg 亦阳性，HBV DNA 高载量，肝功能正常，不是抗病毒治疗的适宜时期。但患者当时患有淋巴瘤，需用免疫抑制剂和细胞毒性药物治疗，所以经肝病专家会诊、在家长知情同意下用 ETV 抗病毒治疗，以避免患者在淋巴瘤治疗期间 HBV 再激活而导致疾病进展。患者目前淋巴瘤已治愈，用 ETV 抗病毒治疗已 4 年余，肝功能始终正常，HBV DNA 检测不到，取得了病毒学应答，但 HBeAg 阳性，没有达到 HBeAg 血清学转换及免疫控制，因此不能停药。如果继续用 ETV 抗病毒治疗获得 HBeAg 血清学转换的概率较低，即使达到了免疫控制后停药，停药后的复发率也是较高的（50%～90%）。因此，为了患者能达到 HBeAg 血清学转换加用了聚乙二醇干扰素（Peg-IFNα-2a）抗病毒治疗（表 16.1）。患者加用 Peg-IFNα-2a 治疗后 HBV DNA 始终检测不到，至 60 周时，HBsAg 定量已低于 250 IU/ml，因此停用 ETV，单用干扰素继续治疗。HBV DNA 持续检测不到，至 96 周时 HBeAg 才消失，未出现抗 -HBe；至 108 周时抗 -HBe 转阳，即出现了 HBeAg 血清学转换；120 周时复查仍维持 HBeAg 血清学转换。患者 60 周后 HBsAg 定量在 210～250 IU/ml 波动，没有明显下降，因此在 120 周时停用了干扰素。患者停止抗病毒治疗后复查肝功能提示正常，HBV DNA 仍阴性，继续随访监测。

表 16.1 病例 1 加用 Peg-IFNα-2a 治疗过程中各项指标的变化

检查项目	0 周	12 周	24 周	36 周	48 周	60 周	72 周	84 周	96 周	108 周	120 周
ALT（U/L）	18	21	23	22	21	25	35	28	27	21	30
HBsAg（IU/ml）	1 482	1 254	808	369	323	245	211	207	258	249	216
抗 -HBs（IU/L）	—	—	—	—	—	—	—	—	—	—	—
HBeAg（COI）	107	66	47	5.3	3.6	2.4	2.3	1.5	—	—	—
抗 -HBe（COI）	—	—	—	—	—	—	—	—	—	+	+
HBV DNA（IU/ml）	<20	<20	<20	<20	<20	<20	<20	<20	<20	<20	<20

16.2 病 例 2

16.2.1 病例介绍

患者男性，8 岁，因"发现乙肝表面抗原阳性 2 年余，服用拉米夫定（LAM）一年半，再次发现肝功能异常近 1 个月"入院。患者于 2010 年 6 月体检时发现 HBsAg、HBeAg、抗 -HBc 阳性，HBV DNA 阳性，肝功能正常，未治疗。2011 年 3 月于当地医院复查：ALT 72 U/L，HBV DNA 6.3×10^7 拷贝 /L，HBsAg、HBeAg、抗 -HBc 阳性，即予 LAM 75 mg/d 口服治疗至今。治疗 3 个月后复查，ALT 恢复正常，HBV DNA 下降（具体不详）。后间断复查，ALT 正常，HBV DNA 阳性（未出现过阴性，具体值不详）。1 个月前当地复查 ALT 85 U/L，HBV DNA 仍阳性，为进一步治疗而入院。患者既往体健，为第一胎第一产，足月顺产，出生后 24 小时内正常接种乙肝疫苗，未注射乙肝免疫球蛋白。按要求完成了全部疫苗接种。患者母亲为 HBV 携带者，家族中无肝硬化、肝癌史。入院查体未见异常。入院后化验检查，血常规：WBC 6.9×10^9/L，N 0.61，Hb 131 g/L，PLT 254×10^9/L；凝血检查正常。肝功能：

Alb 45 g/L，Glob 23 g/L，Tbil 10.1 μmol/L，Dbil 3.2 μmol/L，ALT 134 U/L，AST 81 U/L。ALP 117 U/L，GGT 66 U/L，CHE 7168 U/L。肾功能正常。甲状腺功能正常。自身抗体系列阴性。HBV DNA1.4×10^7 IU/ml，HBV DNA 分型：C 基因型；HBV-M（化学发光法）、HBsAg 定量等见表 16.2。HBV DNA 测序提示 rtL180M、rtM204I 变异。B 超提示慢性肝损害。肝脏穿刺病理回报：慢性乙型肝炎，轻度，G1～2S1。免疫组化：HBsAg（++）、HBcAg（++）。

16.2.2 临床诊治思维过程

患者慢性乙型肝炎诊断明确。第一次发现患者肝功能异常时，当地医生考虑患者已进入免疫清除期、有炎症活动，予 LAM 口服抗病毒治疗，而且治疗中没有规范监测 HBV DNA，HBV DNA 一直没有转阴，也未进行 HBV DNA 变异的检测，以致患者再次出现生化学反弹时才考虑可能出现了 LAM 耐药。患者目前已明确为 LAM 耐药，肝脏再一次出现活动性炎症，故加用干扰素抗病毒治疗。至治疗 48 周时 HBeAg、HBV DNA 定量均明显下降，72 周时 HBV DNA 第一次检测不到，HBeAg 虽阳性，但抗 -HBe 已转阳，加用干扰素 84 周时第一次出现 HBeAg 血清学转换，HBV DNA 检测不到，即达到了免疫控制，停用 LAM；继续干扰素巩固治疗至 108 周检测，仍维持肝功能正常，HBeAg 血清学转换，HBV DNA 检测不到，即停用干扰素（表 16.2）。因当时未能查乙肝表面抗原定量，所以根据 HBV DNA 定量、是否发生 HBeAg 血清学转换和肝功能状况而决定是否停药。

患者治疗过程中有轻度流感样症状及脱发，经对症治疗后缓解。血常规中 WBC 轻度下降，中性粒细胞也轻度下降，辅以利可君升白细胞治疗后中性粒细胞均维持在 1.5×10^9/L 以上。治疗期间甲状腺功能基本正常，自身抗体系列均阴性。

表 16.2 病例 2 加用干扰素治疗后各项指标的变化

检查项目	0 周	12 周	24 周	36 周	48 周	60 周	72 周	84 周	96 周	108 周	120 周
ALT（U/L）	134	169	71	74	55	49	42	28	22	21	18
HBsAg（COI）	7 748	8 120	8 632	6 354	5 128	3 275	2 117	2 583	3 042	2 649	2 216
HBeAg（COI）	1 276	942	562	413	360	71	5.8	—	—	—	—
抗 -HBe（COI）	—	—	—	—	—	—	+	+	+	+	+
HBV DNA（IU/ml）	1.4×10^7	7.5×10^6	3.2×10^5	4.9×10^3	5.3×10^2	2.7×10^2	<100	<100	<100	<100	<100

16.3 诊疗体会

目前儿童慢性乙型肝炎抗病毒治疗药物包括干扰素和 NA 两大类。干扰素类包括普通干扰素及长效干扰素（Peg-IFN），主要是通过免疫调节和抗病毒治疗两种作用模式抑制病毒，疗程相对固定，发生 HBsAg 清除的概率相对较大，如达停药标准停药后可获持久疗效，无耐药突变，但用药较不方便，有不良反应。NA 包括拉米夫定（LAM）、阿德福韦酯（ADV）、恩替卡韦（ETV）、替比夫定（LdT）和替诺福韦酯（TDF），用药方便，通过持续使用抑制HBV复制，可取得病毒学应答，但需要维持用药，疗程相对较长，长期用药可引起HBV耐药突变，停药可引起复发。我国《慢性乙型肝炎防治指南》（2015年版）建议[1]：首选干扰素抗病毒治疗，但在肝功能迅速恶化、活动性或者失代偿期肝硬化、肝衰竭、接受免疫抑制剂或细胞毒性药物治疗和合并自身免疫现象等特殊儿童却只能选择目前可用的NA而不能使用干扰素治疗。在充分知情同意基础上干扰素可用于1岁以上、ETV可用于2岁以上、TDF可用于12岁以上的慢性乙型肝炎儿童。儿童接受NA治疗的疗程不明确，可以参考成人治疗方案[2]。成人HBeAg阳性慢性乙型肝炎若HBV DNA低于检测下限，ALT复常和HBeAg血清学转换，则还应巩固治疗至少3年以上。HBeAg阴性慢性乙型肝炎患者可能需要更长的疗程，因为停药后复发率高。NA治疗尤其要重视对患者的依从性管理，患者不连续服药或自行停药均可引起病毒学突破、生化学反弹，甚至病情加重或出现肝衰竭。

病例1患者就是这样的特殊人群，因淋巴瘤需接受免疫抑制剂和细胞毒性药物治疗，在淋巴瘤治疗前须快速抑制HBV，以保障化疗期间不出现肝脏炎症活动、维持肝功能正常，因此必须选择强效的抗病毒药物，另外也需要考虑避免长期用药带来的耐药性问题。所以在2011年5月尚无ETV治疗儿童慢性乙型肝炎适应证时，但与家长充分沟通知情同意下给予患者ETV治疗。通过4年余的ETV抗病毒治疗，虽已获得病毒学的完全应答，但未获得HBeAg血清学转换，停药则很可能引起肝炎复发，继续长期治疗又可能引起耐药。针对这个问题我们的经验是可以选择加用Peg-IFNα以期达到免疫控制，有利于安全停药。当然治疗中最好监测HBsAg定量，以预测是否能达到HBsAg清除的理想治疗目标。

国内外对成人慢性乙型肝炎研究显示，先应用NA抗病毒治疗，在取得病毒学应答后再接受Peg-IFNα治疗，可以实现较高的停药后持久应答。Ning等[3]的OSST研究中，纳入了200例接受ETV治疗9~36个月，并实现HBV DNA<1000拷贝/ml且HBeAg<100 PEIU/ml的HBeAg阳性患者序贯Peg-IFNα-2a治疗48周或继续ETV治疗。序贯Peg-IFNα-2a治疗组HBeAg血清学转换率显著高于继续ETV治疗组（14.9%比6.1%，$P=0.0467$），前者HBsAg清除率为9.3%，其中基线HBsAg<1500 IU/L者的HBsAg清除率达16.7%；但继续ETV治疗组无一例实现HBsAg清除。OSST研究也显示，随机分组时HBeAg清除和HBsAg<1500 IU/ml的患者，接受Peg-IFNα-2a转换治疗后，可获得33.3%的HBeAg血清学转换率和22.2%的HBsAg清除率。一项来自越南的研究[4]对NA治疗1年以上、HBV DNA<100拷贝/ml的患者，换用Peg-IFNα-2a治疗，研究结果显示，Peg-IFNα-2a停药后随访1年，HBeAg阳性患者中有46% HBeAg消失或获得血清学转换，23%实现HBsAg清除。而Peg-IFNα-2a治疗前HBsAg定量<1000 IU/ml的患者的HBsAg清除率则达到54%。对于NA经治患者，除了基线HBsAg水平可以预测序贯/联合Peg-IFNα的疗效，Peg-IFNα治疗早期HBsAg定量变化同样可预测应答情况，有利于适时调整治疗方案或延长疗程从而提高持久应答率并节约医疗资源。NEW SWITCH研究[5]证实，若Peg-IFNα序贯治疗24周HBsAg<200 IU/ml或下降≥1 lg IU/ml，则48周或96周治疗后的HBsAg转阴率分别达到47.8%和56.1%；反之，若24周时HBsAg≥200 IU/ml且下降<1 lg IU/ml，则治疗48周和96周HBsAg清除的NPV分别为100%和96.4%。因此，采用Peg-IFNα治疗NA经治病毒学应答者，应争取实现停药后持久的HBeAg血清学转换或HBsAg清除。为避免NA

停用后出现 HBV DNA 反弹，这类患者最好以联合治疗为主。在联合治疗期间可根据患者 HBV DNA、HBsAg 与 HBeAg 的水平变化决定如何停药：如果 HBV DNA 下降至检测水平以下，且 HBeAg 出现血清学转换或 HBsAg 定量接近消失，则可以考虑停用 NA 而继续 Peg-IFNα 治疗；如果 HBV DNA 下降至检测水平以下，但 HBeAg 或 HBsAg 水平下降不明显，则可考虑停用 Peg-IFNα 而继续 NA 长期治疗。

病例 1 患者加用 Peg-IFNα 治疗后 HBV DNA 检测不到，至 60 周时 HBV DNA 阴性，HBsAg 定量已低于 1000 IU/ml，因此停用 ETV，单用 Peg-IFNα 继续治疗，HBV DNA 仍持续检测不到。108 周时出现了 HBeAg 血清学转换，巩固治疗至 120 周时仍维持 HBeAg 血清学转换。患者 60 周后 HBsAg 定量在 210～250 IU/ml 波动，未再明显下降，考虑此次抗病毒治疗达不到 HBsAg 清除的目标，因此在 120 周时停用了 Peg-IFNα。患者停止抗病毒治疗 3 个月后复查肝功能提示正常，HBV DNA 仍阴性，继续随访监测。

LAM 治疗儿童慢性乙型肝炎研究显示有效且安全性好，但耐药率高，治疗 1、2 和 3 年耐药率分别为 19%、49% 和 64%[6]，所以美国 2010 年儿童慢性乙型肝炎治疗专家共识把 LAM 作为二线用药。接受 NA 的慢性乙型肝炎儿童每 3 个月监测肝功能和血清 HBV DNA 水平等以监测疗效及耐药性。一旦发现病毒耐药，应根据病毒变异和肝脏病变组织学严重程度及时给予挽救性治疗。研究表明具有免疫调节及直接抑制 HBV DNA 双重作用的干扰素在 NA 耐药后挽救性治疗中能达到持久免疫控制的作用，并最终停用 NA。

侯金林等[7] 对 LAM 耐药患者的研究结果显示，Peg-IFNα-2a 治疗 LAM 耐药患者 HBeAg 血清学转换率与 HBsAg 清除率高于 ADV 治疗。235 例 LAM 耐药（YMDD 突变）的 HBeAg 阳性慢性乙型肝炎患者分别接受 Peg-IFNα-2a 治疗 48 周或 ADV 治疗 72 周，结果显示，48 周 Peg-IFNα-2a 治疗的 HBeAg 血清学转换率为 9%，停药后 24 周达到 11.6%，但换用 ADV 治疗 72 周 HBeAg 血清学转换率只有 3.8%；48 周 Peg-IFNα-2a 治疗停药后 24 周 HBsAg 清除率为 3.2%，但 ADV 治疗组无一例出现 HBsAg 清除。另外，Peg-IFNα-2a 治疗慢性乙型肝炎Ⅲ期临床研究结果显示，联合治疗可以降低 LAM 耐药的发生率。因此，对于这类患者也可以考虑用 Peg-IFNα 治疗，有助于减少耐药，提高疗效。治疗方案以联合治疗为主。

笔者团队[8] 也报道了 8 例患者出现 NA 多重耐药后加用 Peg-IFNα-2a 治疗，最后安全停用 NA，全部患者肝功能恢复正常，87.5% 的患者 HBV DNA 在检测下限，HBeAg 阳性患者 83.3% 发生了 HBeAg 血清学转换，12.5% 的患者出现了 HBsAg 血清学转换，且在停药后仍能维持，达到了理想疗效。4 例患者通过两次肝脏活组织对照检查提示肝脏病理明显改善。1 例 HBeAg 阳性患者停用了 NA，对干扰素治疗生化学完全应答，肝功能恢复正常，但病毒学及血清学均无明显应答者，在充分评估其肝脏病变的基础上，也安全停用了 NA 和 Peg-IFNα-2a，随访 6 个月，肝功能仍然正常。研究结果提示，慢性乙型肝炎患者出现了 NA 多重耐药后选择加用干扰素进行个体化治疗，可以安全停用 NA，达到持久的免疫控制。

除了成人资料，我们对所在医院青少年肝病中心 2007 年 1 月至 2012 年 12 月 21 例 LAM 耐药儿童的住院临床资料及长期随访资料也进行了统计分析，研究结果：① 21 例 LAM 耐药患者发现耐药时的年龄为 2～15 岁，平均年龄 9 岁，中位年龄 9 岁。男性 15 例（占 71.4%）。所有患者均有乙肝家族史，其中 1 例父亲 HBsAg 阳性，4 例父母亲均为 HBsAg 阳性，其余 16 例为母亲 HBsAg 阳性。HBV DNA 基因分型中 B 型 5 例，C 型 16 例（占

76.2%）。②单用 LAM（至少 6 个月）后发现耐药 13 例，占同期曾单用 LAM 住院儿童（68 例）的 19.1%。平均应用 LAM 10～36 个月，平均 20.3 个月。耐药位点包括 L180M、M204V、M204I 和 L80I。耐药后平均治疗时间 30 个月（13～70 个月）。4 例已停药，其中 1 例为自行停药；还有 9 例仍在治疗中。③ 7 例儿童为干扰素联合或序贯 LAM 治疗时发现 LAM 耐药，占同期干扰素联合或序贯 LAM 治疗儿童（292 例）的 2.4%。7 例中 2 例为严重肝纤维化，1 例为肝硬化。发现耐药时 LAM 已治疗 11～32 个月，平均 18.5 个月。耐药位点包括 L180M、M204V、M204I 和 L80I。耐药后再治疗 13～63 个月，平均 42.3 个月；2 例已停药，1 例出现 HBsAg 血清学转换；未停药中 1 例出现 HBeAg 血清学转换，HBsAg 转阴，HBsAg 尚未出现血清学转换。研究提示，干扰素联合或序贯 LAM 出现 LAM 耐药的概率明显低于单用 LAM 儿童；慢性乙型肝炎儿童一旦出现 LAM 耐药，加用干扰素抗病毒治疗疗效好，但疗程明显延长。

病例 2 患者在明确 LAM 耐药后，加用了干扰素进行挽救性治疗。患者至治疗 72 周时 HBV DNA 第一次检测不到，HBeAg 虽阳性，但抗-HBe 已转阳，84 周时第一次出现 HBeAg 血清学转换，HBV DNA 检测不到，即达到了免疫控制，停用 LAM。继续干扰素巩固治疗至 108 周，复查肝功能仍维持正常，HBeAg 血清学转换，HBV DNA 检测不到，停用干扰素（很遗憾当时未能查乙肝表面抗原定量）。2017 年 6 月（停药 3 年）随访，提示病情稳定，肝功能正常，HBeAg 阴性，HBV DNA 1.6×10^2 IU/ml，B 超提示肝脏回声稍密集。

总之，慢性乙型肝炎儿童服用 NA 出现部分应答不佳甚至耐药可以采取联合或者序贯干扰素，并延长干扰素疗程等个体化抗病毒治疗策略，使之在有限的疗程内最终能达到满意的治疗终点，安全停用 NA。

16.4　专家点评

我国《慢性乙型肝炎防治指南》（2015 年版）建议儿童患者首选干扰素抗病毒治疗，但在肝功能迅速恶化、活动性或者失代偿期肝硬化、肝衰竭、接受免疫抑制剂或细胞毒性药物治疗和合并自身免疫现象等特殊儿童却只能选择目前可用的 NA 而不能使用干扰素治疗。因此，在儿童慢性乙型肝炎患者中有少部分是 NA 经治患者，而且这部分患者曾用 LAM 抗病毒治疗，存在应答不佳甚至发生耐药。对于这部分 NA 经治（伴或不伴有 LAM 耐药）儿童患者，根据目前成人的循证医学证据，联合或者序贯干扰素治疗可以取得较好的疗效，并实现安全停用 NA。本文病例正是选择了联合干扰素治疗，最终不仅解决了 NA 应答不佳及耐药问题、安全停药问题，而且达到了满意的治疗终点。

病例 2 为 NA 经治伴有 LAM 耐药儿童，经治医生并没有按照指南上推荐的加用或换用无交叉耐药的 NA 进行挽救性治疗，而是采取先联合干扰素的治疗策略，治疗目标不仅是要抑制病毒，而且要争取使患者达到 HBeAg 血清学转换。假如加用或换用无交叉耐药的 NA 进行挽救性治疗，可能会获得病毒学应答，但患者需要长期服药以维持疗效，极有可能诱导新的耐药或多药耐药，使得后期治疗更加困难。

两例 NA 经治儿童（1 例伴有 LAM 耐药）都采取了在 NA 治疗的基础上联合干扰素抗病毒治疗，并且在治疗过程中根据应答情况指导治疗策略（RGT 策略），延长了干扰素疗程。对于伴有 LAM 耐药的儿童，后续抗病毒治疗难度增加，使得干扰素疗程更长，但均在有限的疗程内达到了乙肝免疫控制，取得了满意的疗效，并能在停用 NA 后维持免疫应答。

病例 1 在加用干扰素抗病毒治疗过程中，始终监测 HBsAg 定量，在患者成功实现了 HBeAg 血清学转换前后 HBsAg 定量无明显下降的情况下主动放弃追求 HBsAg 转阴的治疗目标，做到了及时停药，作者在临床工作中很好地运用了监测 HBsAg 定量以指导抗病毒治疗的策略。

（作者：朱世殊；点评者：张鸿飞）

参 考 文 献

[1] 中华医学会肝病学分会，中华医学会感染病学分会. 慢性乙型肝炎防治指南（2015 年版）. 中华肝脏病杂志，2015，23（12）:888-905.

[2] Sokal EM, Paganelli M, Wirth S, et al. Management of chronic hepatitis B in childhood: ESPGHAN clinical practice guidelines consensus of an expert panel on behalf of the European Society of Pediatric Gastroenterology, Hepatology and Nutrition. J Hepatology, 2013, 59:814-829.

[3] Ning Q, Han M, Sun Y, et al. Switching from entecavir to Peg- IFN alfa-2a in patients with HBeAg-positive chronic hepatitis B: a randomized open-label trial（OSST trial）. J Hepatol, 2014, 61（4）:777-784.

[4] Trung TB, Phiet PH. Peginterferon alfa-2a monotherapy as a stra-tegy for achieving sustained response in patients switched from long-term nucleos（t）ide analog therapy: the results of 1 year follow up. Hepatology, 2011, 54（Suppl 4）:1026A

[5] Hu P, Dou XG, Xie Q, et al. High HBsAg loss rate in HBeAg loss CHB patients SWITCH from NUC to Peg- IFN alfa-2a（NEW SWITCH study）.Hepatol Int, 2017, 11（Suppl 1）:S1-1093.

[6] Sokal EM, Kelly DA, Mizerski J, et al. Long-term lamivudine treatment in children with HBeAg-positive chronic hepatitis B. Hepatology, 2006, 43: 225-232.

[7] Sun J, Hou JL, Xie Q, et al. Randomised clinical trial: efficacy of peginterferon alfa-2a in HBeAg positive chronic hepatitis B patients with lamivudine resistance. Hepatol, 2011, 34（4）:424-431.

[8] 朱世殊，董漪，甘雨，等. 慢性乙型肝炎患者核苷（核酸）类似物多药耐药后加用聚乙二醇干扰素 α-2a 治疗 8 例临床分析. 中华实验与临床病毒学杂志，2012，26（6）:497-498.

17 儿童慢性乙型肝炎活动期合适的抗病毒治疗可达到理想的治疗终点

国内外慢性乙型肝炎防治指南均明确提出慢性乙型肝炎治疗的理想终点是持久的 HBsAg 清除伴或不伴血清学转换。我国《慢性乙型肝炎防治指南》（2015 年版）首次提出了临床治愈的概念，即停药后 HBV DNA 持续阴性，ALT 复常，HBsAg 消失，肝组织学改善。目前用于慢性乙型肝炎抗病毒治疗的两大类药物干扰素（IFN-α、Peg-IFNα）和核苷（酸）类似物（NA）的总体疗效不是很令人满意，但以干扰素为基础的联合或序贯 NA 治疗的个体化方案显示出了较好的疗效，使一部分患者实现了 HBsAg 清除，使临床治愈成为可能。但是儿童患者在什么时段、通过何种抗病毒治疗方案最终可以获得临床治愈呢？下面就慢性乙型肝炎儿童抗病毒治疗达到理想的治疗终点进行分析探讨。

17.1 病 例 1

17.1.1 病例介绍

患者男性，8 岁，因"乙肝表面抗原阳性 5 年余，反复肝功能异常 6 个月"入院。患者 5 年余前入托体检时发现 HBsAg、HBeAg、抗-HBc 阳性，肝功能正常，无乏力、纳差等不适，未诊治。此后间断复查提示肝功能正常。6 个月前复查肝功能提示异常，ALT 波动于 70～150 U/L。2012 年来笔者所在医院门诊检查，肝功能：ALT 88 U/L，AST 59 U/L；乙肝指标：HBsAg、HBeAg、抗-HBc 阳性；HBV DNA 5.1×10^7 IU/ml。患者既往无特殊病史；为第一胎第一产，足月顺产，出生后 24 小时内注射乙肝免疫球蛋白 100 U/L，正常接种乙肝疫苗。患者母亲为 HBV 携带者，姥爷病故于肝硬化。体格检查未见异常。入院后化验检查，血常规：WBC 7.7×10^9/L，RBC 4.34×10^{12}/L，Hb 132 g/L，PLT 256×10^9/L，N 0.523；肝功能：Alb 44 g/L，Glob 28 g/L，Tbil 11.9μmol/L，Dbil 3.5μmol/L，ALT 95 U/L，AST 78 U/L；ALP 216 U/L，GGT 15 U/L，CHE 6718 U/L；肾功能正常；γ 球蛋白 13.9%；淋巴细胞亚群：CD3 76%，CD4 41%，CD8 34%，B 细胞 16%，NK 细胞 6%；甲状腺功能正常；自身抗体系列阴性；HBV DNA 分型：C 基因型。B 超提示慢性肝损害、脾稍厚。肝脏穿刺病理回报：慢性病毒性肝炎，乙型，G1～2S1～2。免疫组化：HBsAg（++）、HBcAg（++）。

17.1.2 临床诊治思维过程

患者明确诊断为慢性乙型肝炎。2012 年 7 月 21 日给予重组人干扰素注射液抗病毒治疗，逐渐加量至 500 万 IU/支，隔日肌内注射。干扰素治疗后患者体温升高，最高为 38.4℃，可自行降至正常，不伴其他不适。治疗后每 12 周来医院随访一次。随访期间查血常规、肝功能、肾功能、甲状腺功能、HBV-M（化学发光法）、HBsAg 定量和 HBV DNA 定量，结果见表 17.1。治疗过程中患者白细胞轻度下降，中性粒细胞也轻度下降，辅以利可君升白细胞治疗后中性粒细胞均在 1.0×10^9/L 以上。甲状腺功能正常，自身抗体系列均阴性。患者在治疗 24 周时 HBV DNA 下降超过了 2 lg IU/ml，HBeAg 滴度明显下降，HBsAg 定量下降超过了 0.5 lg IU/ml，考虑单用干扰素 48 周约 50% 的病例可达到 HBeAg 清除，因此继续单用干扰素治疗。患者在治疗 48 周时 HBeAg 虽未转阴，但滴度明显降低，HBV DNA 也明显下降至 1.1×10^2 IU/ml，故继续治疗。至治疗 60 周时，HBV DNA 未检出（＜20 IU/ml），HBeAg 转阴，抗-HBe 转阳，即已发生 HBeAg 血清学转换。但此时 HBsAg 定量从 19 658 IU/ml 降至 439 IU/ml，较基线明显下降，且 ALT 又明显升高，考虑为免疫反应所致，预示着疗效较好、有可能发生表面抗原转阴，达到理想的治疗目标，故建议继续干扰素治疗。至治疗 96 周时 HBsAg 转阴出现表面抗体，巩固治疗 24 周，抗-HBs 升高至 761 IU/L，停用干扰素。以后每半年复查一次，抗-HBs 仍维持在 100 IU/L 以上。

表 17.1 病例 1 治疗过程中各项指标的变化

检查项目	0 周	12 周	24 周	36 周	48 周	60 周	72 周	84 周	96 周	108 周	120 周
ALT（U/L）	95	148	87	65	69	189	91	52	27	21	24
HBsAg（IU/ml）	19 658	13 674	8 129	7 564	2 367	439	28	1.54	＜0.05	＜0.05	＜0.05
抗-HBs（IU/L）									56	308	761
HBeAg（COI）	1 589	1 256	687	241	15						
抗-HBe（COI）	—	—	—	—	—	+	+	+	+	+	+
HBV DNA（IU/ml）	2.6×10^7	5.1×10^6	1.7×10^5	9.4×10^3	1.1×10^2	＜20	＜20	＜20	＜20	＜20	＜20

17.2 病 例 2

17.2.1 病例介绍

患者女性，12 岁，因"乙肝表面抗原阳性 10 年余，反复肝功能异常 3 个月"入院。患者 2 岁时发现 HBsAg、HBeAg、抗-HBc 阳性，肝功能正常，无乏力、纳差等不适，未诊治。此后间断复查肝功能提示正常。3 个月前复查肝功能提示异常，ALT 波动于 112～275 U/L，2014 年来笔者所在医院门诊检查，肝功能：ALT 231 U/L，AST 147 U/L；乙肝指标：HBsAg、HBeAg、抗-HBc 阳性；HBV DNA 8.9×10^6 IU/ml。建议患者入院进一步诊治。患者既往无其他疾病史；为第一胎第一产，足月顺产，出生后 24 小时内注射乙肝免疫球蛋白 100 IU，正常接种乙肝疫苗。患者母亲为 HBV 携带者；家族中无肝硬化、肝癌史。体格检查未见异常。入院化验检查，血常规：WBC 4.2×10^9/L，RBC 4.67×10^{12}/L，Hb 135 g/L，PLT 223×10^9/L，N 0.64；肝功能：Alb 41 g/L，Glob 29 g/L，Tbil 13.8 μmol/L，Dbil 4.1 μmol/L，ALT 265 U/L，AST 132 U/L；ALP 142 U/L，GGT 79 U/L，CHE 5513 U/L；肾功能正常；γ 球蛋白 22.9%；甲状腺功能正常；自身抗体系列阴性；HBV DNA 分型：C 基因型。B 超提示慢性肝损害、脾厚。肝脏穿刺病理回报：慢性病毒性肝炎，乙型，G3S2～3。免疫组化：HBsAg（++）、HBcAg（+）。

17.2.2 临床诊治思维过程

患者具有明确的肝脏炎症活动，在肝损害较重的情况下建议先小剂量干扰素抗病毒治疗，适应了再调整剂量。但因患者小学毕业考试在即，家长不同意使用干扰素抗病毒治疗，因此在家长知情同意下于 2014 年 3 月 17 日开始予恩替卡韦 0.5 mg/d 抗病毒治疗。治疗开始后每 12 周来医院随访一次，随访期间查肝功能、肾功能、HBV-M（化学发光法）、HBsAg 定量和 HBV DNA 定量，结果见表 17.2。12 周时患者 ALT 及 HBV DNA 定量明显下降，考试也结束，虽说恩替卡韦目前抗病毒治疗效果好，但考虑到难以停药，停药后高复发率，建议加用干扰素联合抗病毒治疗，但家长拒绝。24 周时 HBV DNA 检测不到，36 周时肝功能恢复正常，48 周时出现 HBeAg 血清学转换。家长因孩子已从"大三阳"转为"小三阳"，拒绝干扰素抗病毒治疗，继续单用恩替卡韦治疗。60 周时患者复查结果同 48 周，再次建议加用干扰素抗病毒治疗以便安全停用恩替卡韦，同时监测 HBsAg 定量预测是否能取得理想的疗效。家长同意后，于 2015 年 5 月开始加用干扰素治疗。治疗前 HBsAg 定量 13 478 IU/ml，48 周时 6572 IU/ml，60 周时 6834 IU/ml，加用干扰素治疗 12 周（总 72 周）后下降至 3211 IU/ml，下降超过了 0.5 lg，联合治疗 24 周继续下降至＜500 IU/ml，48 周时 HBsAg 下降至 1.9 IU/ml，60 周时（总 120 周）HBsAg 转阴，且抗 -HBs 转阳，故停用恩替卡韦，干扰素再巩固治疗 24 周，抗 -HBs 升高至 551 IU/L，于 2017 年 2 月停用干扰素。行第二次肝脏穿刺活检，病理报告：慢性肝损害，G0～1S1。半年后复查，抗 -HBs 仍维持在 317 IU/L。

治疗过程中患者白细胞轻度下降，中性粒细胞也轻度下降，但在安全范围内。甲状腺功能基本正常，自身抗体系列均阴性。

表 17.2 病例 2 治疗过程中各项指标的变化

检查项目	ETV					ETV+IFN					IFN	
	0 周	12 周	24 周	36 周	48 周	60 周	72 周	84 周	96 周	108 周	120 周	144 周
ALT（U/L）	265	78	43	22	21	25	55	48	27	33	31	18
HBsAg（IU/ml）	13 478	11 326	7 843	7 564	6 572	6 834	3 211	513	79	1.6	＜0.05	＜0.05
抗 -HBs（IU/L）	—	—	—	—	—	—	—	—	—	—	18	551
HBeAg（COI）	864	459	167	31	—	—	—	—	—	—	—	—
抗 -HBe（COI）	—	—	—	—	+	+	+	+	+	+	+	+
HBV DNA（IU/ml）	4.9×10^6	8.1×10^2	＜20	＜20	＜20	＜20	＜20	＜20	＜20	＜20	＜20	＜20

17.3 诊疗体会

HBV 感染自然史可分为 4 个阶段：免疫耐受期、免疫清除期、非活动携带期和再活动期。因病毒和宿主持续相互作用导致肝脏损害，无症状或轻度乏力和纳差，伴随 ALT 升高和 HBV DNA 下降，此期称免疫清除期，在此期应积极抗病毒治疗[1]。病例 1 和 2 根据化验结果尤其是病理结果明确处于免疫清除期，应该启动抗病毒治疗。儿童慢性乙型肝炎抗病毒治疗要达到的目标首先是要抑制 HBV DNA 直到血清 HBV DNA 水平检测不到，ALT 恢复正常，这是最基本的目标。其次要取得满意的治疗目标，即 HBeAg 阳性者达到 HBeAg 血清学转换（持续的免疫控制），肝脏炎症坏死和纤维化程度改善。其中部分儿童继续抗病毒治疗最终能达到 HBsAg 转阴和 / 或血清学转换，即临床治愈。这是理想的治疗目标，临床实践中确实有一部分儿童能达到临床治愈。我们的经验是在抗病毒治疗过程中监测 HBsAg 定量等指标，如有清除的可能则一定不能满足于 HBeAg 血清学转换，要继续努力达到更高的治疗目标。

病例 1 首选单用干扰素抗病毒治疗，治疗 48 周时 HBeAg 明显下降，但尚未转阴，HBV DNA 载量已下降至 1.3×10^3 IU/ml，根据应答指导治疗，因此选择单药延长治疗时间，至少要达到持续免疫控制。到 60 周时患者出现了 HBeAg 血清学转换，HBV DNA 检测不到，HBsAg 定量明显下降至 < 1000 IU/ml，伴有 ALT 明显升高，再次根据应答指导治疗，因此继续延长干扰素抗病毒治疗，至 96 周时 HBsAg 清除并伴有抗 -HBs 转阳，干扰素巩固治疗半年后抗 -HBs 达到 761 IU/L，方停用干扰素。随访至今患者仍然维持 HBsAg 阴性伴有抗 -HBs 阳性，达到了理想的治疗终点。Vajro 等[2]曾报道延长干扰素疗程可以增加抗病毒疗效。2010 年我们在亚太肝病年会上报告了 Peg-IFNα-2a 延长疗程（96 周）治疗 45 例儿童 HBeAg 阳性慢性乙型肝炎[3]，结果显示疗程 48 周时 HBeAg 转换率为 23.8%，96 周时达 91.9%；48 周时 HBsAg 无一例转阴，96 周时 HBsAg 清除率达 18.9%。因此，适当延长干扰素疗程可以取得更好的抗病毒治疗效果。2017 年中的《聚乙二醇干扰素 α 治疗慢性乙型肝炎专家共识》[4]中明确建议 48 周时 HBsAg 降至低水平或持续下降的 HBeAg 阳性患者，可考虑延长 Peg-IFNα 治疗至 72 周或者更长。

病例 2 根据家长意愿先选择了恩替卡韦抗病毒治疗，并且在 48 周时肝功能恢复正常，HBeAg 血清学转换和 HBV DNA 检测不到。但 NA 治疗患者即使实现 HBeAg 清除甚至血清学转换，仍难以实现停药后持久应答。Chaung 等[5]在 88 例 HBeAg 阳性慢性乙型肝炎患者中开展的研究显示，接受 NA 治疗的患者即使在出现 HBeAg 血清学转换后停药，仍有 90% 发生病毒学复发（HBV DNA > 100 IU/ml）。2016 年 Kim 等[6, 7]的两项研究报道，无论 HBeAg 状态，达到指南停药标准后继续 NA 巩固治疗 3 年后停药，5 年后累积复发率仍高达 60% 以上。因此，为了达到停药后的持续免疫控制和可能的 HBsAg 清除，在 60 周时加用了干扰素联合治疗，治疗中监测 HBsAg 定量。NEW SWITCH 研究[8]证实，若 Peg-IFN 序贯治疗 24 周 HBsAg < 200 IU/ml 或下降 ≥ 1 lg IU/ml，则 48 周或 96 周治疗后的 HBsAg 转阴率分别达到 47.8% 和 56.1%；反之，若 24 周 HBsAg ≥ 200 IU/ml 且下降 < 1 lg IU/ml，则治疗 48 周和 96 周 HBsAg 清除的 NPV 分别为 100% 和 96.4%。该患者联合治疗后 12 周 HBsAg 定量下降了 0.5 lg IU/ml，24 周时 HBsAg 定量下降超过了 1 lg IU/ml，因此预测该患者可能会取得 HBsAg 的清除，达到理想的治疗终点。在 60 周时患者实现了 HBsAg 清除，停用恩替卡韦，干扰素单药维持 24 周后仍能维持 HBsAg 的清除和血清学转换，达到了理想的治疗终点。停药半年后复查仍能维持这种理想状态。

总之，对于已取得满意疗效的慢性乙型肝炎儿童，通过应答情况来指导治疗，采取延长干扰素疗程、NA 联合或序贯干扰素等个体化治疗策略，部分患儿可以追求理想的治疗终点，从而达到临床治愈，即 HBsAg 阴转和 / 或血清学转换。

17.4 专家点评

无论是 2015 年的我国《慢性乙型肝炎防治指南》还是 2017 年的 EASL 指南，都非常明确地指出慢性乙型肝炎患者抗病毒治疗有三个层次的治疗终点。第一，基本的终点：抗病毒治疗期间长期维持病毒学应答（HBV DNA 检测不到），但无法停药及获得停药后持续应答。第二，满意的终点：HBeAg 阳性患者，停药后获得持续的病毒学应答，ALT 恢复正常，并伴有 HBeAg 血清学转换；HBeAg 阴性患者，停药后获得持续的病毒学应答和 ALT 恢复正常。第三，理想的终点，即临床治愈。HBeAg 阳性与 HBeAg 阴性患者，停药后获得持久的 HBsAg 消失，可伴或不伴 HBsAg 血清学转换。慢性乙型肝炎患者抗病毒治疗要达到理想的治疗终点虽有一定的难度，但在临床实践中确实有部分患者是适合追求临床治愈的，关键是要有追求临床治愈的意识，并及时甄别有可能获得临床治愈的人群。我们的体会是，慢性乙型肝炎患者要达到临床治愈的优势患者需具备以下几点：基线期年龄＜ 30 岁、女性及转氨酶升高 5 倍以上等，即根据患者基线情况指导抗病毒治疗（BGT 策略）。抗病毒治疗过程中根据抗病毒应答（如 HBsAg 水平的进行性下降或伴有 ALT 水平的升高）来进一步指导抗病毒治疗（RGT 策略），如采用延长干扰素疗程，应用 NA 治疗者序贯或联合应用干扰素治疗等策略，最终可以取得更好的治疗效果。上述两个病例在治疗中始终监测抗病毒的疗效，并追求疗效最优化，最终都达到了理想的治疗终点。

两个病例在免疫活动期，即在基线期都是优势患者，并启动了抗病毒治疗。一例是根据应答指导治疗，延长干扰素疗程后达到理想的治疗效果；另一例是 NA 经治儿童，患者已经达到了满意的治疗终点，为了安全停药、摆脱长期治疗而加用干扰素治疗后达到理想的治疗效果。这两例患者都是通过治疗过程中监测 HBsAg 定量和 HBV DNA 定量来预测抗病毒的疗效，从而指导抗病毒治疗（RGT 策略），在有限疗程内不但实现了持久的免疫控制，而且均达到了临床治愈，表明慢性乙型肝炎儿童活动期采用合适的抗病毒治疗可达到理想的治疗终点。

（作者：朱世殊；点评者：张鸿飞）

参 考 文 献

[1] 张鸿飞，朱世殊 . 慢性乙型型肝炎患儿抗病毒治疗进展 . 中华实用儿科临床杂志，2017，32（10）:724-727.
[2] Vajro P, Tedesco M, Fontanella A, et al. Prolonged and high dose recombinant interferon alpha-2b alone or after prednisone priming accelerates termination of active viral replication in children with chronic hepatitis B infection. Pediatr Infect Dis J, 1996, 15:223-231.
[3] Zhu SS, Zhang HF, Dong Yi, et al. Evaluation of safety and efficacy of extended PEG-interferon-α-2a therapy in children with HBeAg-positive chronic hepatitis B. Hepatol Int, 2010, （4）: 163.
[4] 张文宏，张大志，窦晓光，等 . 聚乙二醇干扰素 a 治疗慢性乙型肝炎专家共识 . 中华肝脏病杂志，2017，25（9）:678-686.
[5] Chaung KT, Ha NB, Trinh HN, et al. High frequency of recurrent viremia after HBeAg seroconversion and

consolidation therapy.J Clin Gastroenterol，2012，46（10）：865-870.
[6] Kim JK，Lee KS，Lee JI，et al. Outcome of 3 year consolidation therapy following HBeAg loss in HBeAg-positive chronic hepatitis B patients treated with nucleos（t）ide analogues. J Hepatol，2016，64（2）：S592.
[7] Kim JK，Yu JH，Lee JI，et al.Durability of 3-year consolidation therapy following virologic response in chronic hepatitis B patients treated with nuclios（t）ide analogues.Hepatology，2016，63（Suppl 1）：928A.
[8] Hu P，Dou XG，Xie Q，et al. High HBsAg loss rate in HBeAg loss CHB patients SWITCH from NUC to Peg- IFN alfa-2a（NEW SWITCH study）. Hepatol Int，2017，11（Suppl 1）:S1-1093.

18 儿童慢性乙型肝炎单用干扰素或联合核苷（酸）类似物可达到最佳疗效

处于免疫激活期的儿童慢性乙型肝炎患者必须抗病毒治疗已成共识[1-3]。目前可用于儿童抗乙肝病毒治疗的药物有普通干扰素（IFN-α）、长效干扰素（Peg-IFNα-2a）（2018年美国FDA批准）及部分核苷（酸）类似物（NA）[4-6]。干扰素具有抗病毒、抗增殖和免疫调节作用且疗程有限，不会引起耐药变异等特点，因此儿童患者首先推荐用干扰素治疗。约1/3的儿童慢性乙型肝炎患者单用干扰素治疗能达到免疫控制，甚至可以达到临床治愈的理想目标，但还有一部分患者达不到满意的治疗目标，这些患者加用NA和延长疗程，是否也能获得最佳疗效呢？下文结合两个病例就这些问题进行分析。

18.1 病 例 1

18.1.1 病例介绍

患者男性，2岁5个月，因"发现乙肝表面抗原阳性、肝功能异常近2个月"入院。患者于2013年4月5日体检时发现HBsAg、HBeAg、抗-HBc阳性，肝功能异常（ALT 135 U/L，AST 95 U/L），HBV DNA 2.63×10^7 IU/ml；当时无乏力、呕吐，无腹痛、腹胀等不适，入住当地医院，给予复方甘草酸单铵、岩黄连注射液、复合辅酶等药物保肝、降酶治疗1个月。5月20日复查肝功能：Alb 42 g/L，Tbil 4.89 μmol/L，Dbil 2.37 μmol/L，ALT 134 U/L，AST 97 U/L，CHE 6133 U/L；转氨酶未见明显降低，治疗效果不佳，为进一步诊治入笔者所在医院。自发病以来，患者精神可，食欲正常，睡眠可，大小便正常，体重无明显变化。患者既往体健，按计划预防接种，系第一胎、剖腹产、奶粉喂养。父亲体健，母亲患有乙型肝炎，家族中无遗传病史。体格检查未见异常。入院后化验检查，血常规：WBC 6.75×10^9/L，Hb 118 g/L，PLT 232×10^9/L。肝功能：ALT 124 U/L，AST 87 U/L，Tbil 9.6 μmol/L，Alb 43 g/L，CHE 5644 U/L。PTA 94.6%，AFP 5 ng/ml，铜蓝蛋白0.32 g/L，甲状腺功能正常，ANA阴性。乙肝五项：HBsAg 2470 COI，HBsAg定量 31 828.83 IU/ml，HBeAg 1038 COI，抗-HBc 0.005 COI。HBV DNA 6.02×10^6 IU/ml，HBV DNA基因分型为C型。腹部B超：肝脏回声增粗，脾稍大（肋间厚31 mm，长径95 mm）。肝脏穿刺病理：穿刺组织1块，淡黄色，大小 1.0 cm × 0.1 cm × 0.1 cm。病理诊断：慢性病毒性肝炎，乙型，G1～2S1～2。免疫组化：HBsAg（+），HBcAg（+）；α-SMA（++）；CK7/CK19示胆管未见明显异常。

18.1.2 临床诊治思维过程

患者病史特点：①2岁5个月男性幼儿，起病隐匿，已知病程近2个月；②有乙型肝炎患者密切接触史，母亲为乙型肝炎患者；③主因"发现HBsAg阳性、肝功能异常近2个月"入院；④查体提示全身皮肤黏膜、巩膜无黄染，肝掌、蜘蛛痣阴性，腹软，无压痛、反跳痛，肝脾未触及，移动性浊音阴性，双下肢无水肿；⑤查HBsAg、HBeAg、抗-HBc阳性，HBV DNA阳性，肝功能异常，ALT 124 U/L；⑥肝脏病理提示慢性病毒性肝炎，乙型，G1～2S1～2。本例患者已知病程仅2个月，但因为是查体时发现的，并且母亲为乙型肝炎患者，考虑为母子传播、慢性的可能性大，进一步病理检查证实为慢性，故诊断为慢性活动性乙型肝炎（HBeAg阳性），诊断明确。患者有抗病毒治疗指征，因当时Peg-IFN尚未获批，故于2013年6月3日给予普通干扰素治疗，从小剂量开始，逐渐调整至可耐受的适宜剂量。

患者用普通干扰素治疗共15个月（2013年6月初至2014年9月），其病毒学应答、血清学和生化学变化及随访结果如表18.1。

表18.1 普通干扰素治疗过程中各项指标的变化

时间	HBsAg（IU/ml）	抗-HBs（IU/L）	HBeAg（COI）	抗-HBe（COI）	HBV DNA（IU/ml）	ALT（U/L）	AST（U/L）
基线	31 828.83	＜2	1038	6.6	6.02×10^6	124	87
12周	1511	5.76	1064	5.16	1.67×10^5	29	77
24周	＜0.05	17.2	288.6	2.15	6.69	20	68
36周	＜0.05	608.2	0.127	0.53	＜12	7	29
48周	＜0.05	＞1 000	0.103	0.456	＜12	6	30
60周	＜0.05	640.8	0.105	1.01	＜12	19	34
72周	＜0.05	127	0.161	1.27	＜12	17	31
84周	＜0.05	80.35	0.242	1.18	＜40	14	27
96周	＜0.05	43.64	0.224	1.13	＜40	24	34
108周	＜0.05	33.67	0.236	1.22	＜20	24	32
120周	＜0.05	36.36	0.232	1.17	＜20	34	39
144周	＜0.05	134.4	0.224	1.07	＜20	30	31
168周	＜0.05	373.8	0.16	1.19	＜20	13	30
192周	＜0.05	＞1 000	0.15	1.21	＜20	22	26

18.1.3 诊疗体会

患者于2013年6月初开始给予普通干扰素抗病毒治疗，治疗12周时，病毒学应答不佳，HBV DNA仅下降1 lg IU/ml，HBeAg亦无应答，但生化学和HBsAg应答较好，肝功能接近正常，HBsAg显著下降。继续用干扰素抗病毒治疗至24周时，收到了显著的疗效，病毒学和HBeAg明显下降，HBsAg已转阴。2014年3月疗程36周时，HBV DNA转阴，同时出现 HBsAg、HBeAg 的血清学转换，达到了临床治愈的理想治疗目标。继续巩固治疗，疗程 48 周时抗 -HBs 滴度超过了检测上限，> 1000 IU/L。巩固治疗满 24 周停用干扰素。停用干扰素后，抗 -HBs 滴度逐渐下降，故于 2016 年 2 月开始注射乙肝疫苗 20 μg/月，共 6 次，之后抗 -HBs 滴度逐渐升高。至 2016 年 11 月，停用干扰素 2 年后随访，抗 -HBs 滴度 > 1000 IU/L。

患者在使用干扰素抗病毒治疗过程中除早期有发热反应外（体温最高 38.7℃），耐受性良好，无明显头痛等不适，血象无明显下降，甲状腺功能等均正常。

从本病例可见，儿童（幼儿）即便有乙型肝炎家族史，单用干扰素也可以达到临床治愈的最佳疗效。笔者所在团队的一项干扰素治疗儿童慢性乙型肝炎 506 例的临床研究显示 HBeAg 转阴率为 36.5%，高于同期成人（32.2%）；HBV DNA 检测不到占 15.4%（成人为 15.03%）[7]。随访发现肝脏损害明显减轻。既往有研究表明，儿童慢性乙型肝炎 5 岁以前抗病毒治疗能取得更好的疗效，甚至达到临床治愈[8, 9]。Peg-IFNα-2a 在全球 3 岁以上患者中临床试验结果表明抗病毒治疗应答的主要预测因素有高水平 ALT、低载量 HBV DNA 及较小年龄。本例患者干扰素抗病毒治疗前不到 3 岁，ALT 中度升高，HBV DNA 中等载量，因此及时抗病毒治疗效果好，最终获得了临床治愈。

18.2 病 例 2

18.2.1 病例介绍

患者女性，5 岁，因"乙肝表面抗原阳性、肝功能异常 6 个月"入院。患者于 2010 年 10 月幼儿园体检时发现 HBsAg 阳性，后进一步检查发现 HBsAg、HBeAg、抗 -HBc 阳性，转氨酶轻度异常，Alb 42.6 g/L，Glob 24.1 g/L，Tbil 7.5 μmol/L，ALT 49 U/L，AST 46 U/L，HBV DNA 2.3×10^7 拷贝 /ml，未予特殊治疗。2011 年 4 月 4 日门诊检查：Alb 42 g/L，Glob 28 g/L，Tbil 7.7 μmol/L，ALT 58 U/L，AST 47 U/L，HBV DNA 1.92×10^8 IU/L。腹部彩超：肝脏回声密集、脾稍大。为进一步诊治收住入院。自发病以来，患者无恶心、呕吐，无尿黄，无鼻出血、牙龈出血，无皮肤瘙痒，睡眠良好，体重无明显下降。患者既往体健，否认伤寒、结核等传染病史，无其他慢性病史，无手术、外伤史，无中毒史，无药物过敏史。按国家计划免疫进行预防接种。患者为第二胎，足月顺产，出生时体重 3.2kg，人工喂养，生长发育基本正常。父母亲体健，否认家族性遗传病史。体格检查未见异常。入院化验检查，血常规：WBC 8.8×10^9/L，Hb 116 g/L，PLT 374×10^9/L。肝功能：ALT 39 U/L，AST 32 U/L，Tbil 7.3 μmol/L，Alb 38 g/L，CHE 7450 U/L，PTA 98%，AFP 6 ng/ml。甲状腺功能正常。ANA 阴性。乙肝五项：HBsAg 2154 COI，HBeAg 1098 COI，抗 -HBc 0.006 COI；HBV DNA 1.531×10^8 IU/ml。腹部 B 超：肝脏回声增粗。肝脏病理：穿刺组织 1 块，黄色，2 cm × 0.1 cm × 0.1 cm，慢性病毒性肝炎，乙型，G1 ～ 2S1。免疫组化：HBsAg（+），HBcAg（+++），α-SMA（−）。

18.2.2 临床诊治思维过程

患者病史特点：女性，儿童，5 岁，起病隐匿；主因"乙肝表面抗原阳性、肝功能异常 6 个月"入院。发病前无明确肝炎患者接触史，无输血及血制品使用史。查体未见明显肝病体征。HBsAg、HBeAg、抗-HBc 阳性，HBV DNA 阳性；转氨酶轻度异常，肝脏病理提示慢性病毒性肝炎，G1～2S1。故慢性乙型病毒性肝炎（HBeAg 阳性）诊断明确。患者肝脏病理 G1～2S1，转氨酶稍高，高病毒载量，有活动性炎症，可给予干扰素抗病毒治疗，但治疗有难度，告知家属，家属拒绝应用干扰素，要求出院。2011 年 6 月第二次入院，查肝功能：ALT 57 U/L，AST 48 U/L。考虑肝功能异常与病毒复制造成肝细胞损伤直接相关，继续向患者家属说明抗病毒治疗的必要性，并向其详细介绍应用干扰素的不良反应。患者家属表示理解，于 2011 年 6 月 22 日开始给予普通干扰素治疗，从小剂量开始，逐渐调整至可耐受的适宜剂量。

患者用普通干扰素治疗 6 个月的病毒学应答、血清学和生化学变化情况如表 18.2。

表 18.2　普通干扰素治疗效果

时间 （年-月）	HBsAg （COI）	抗-HBs （IU/L）	HBeAg （COI）	抗-HBe （COI）	HBV DNA （IU/ml）	ALT （U/L）	AST （U/L）
2011-04	2 154	9.98	1 098	7.16	1.531×10^8	39	32
2011-06	2 341	3.97	1 322	7.18	1.49×10^8	57	48
2011-09	4 473	6.43	1 314	2.56	2.24×10^7	35	49
2011-12	4 637	3.5	530.5	6.31	2.12×10^7	14	32

18.2.3　诊疗体会

从表 18.2 可见，用干扰素抗病毒治疗 6 个月，HBsAg、HBeAg、HBV DNA 较前均无明显下降，HBV DNA 仅下降 1 lg IU/ml。该病例开始时单用干扰素治疗半年效果不佳，是停用干扰素还是继续治疗或者联合 NA 治疗呢？ Brouwer 等[10, 11]2009 年启动了首个恩替卡韦（ETV）序贯联合 Peg-IFN 的全球多中心随机研究（ARES），该研究入组了 HBsAg 阳性 > 6 个月、HBeAg 阳性、抗-HBe 阴性、ALT > 1.3 ULN 的代偿性慢性乙型肝炎病例共 175 例。全部病例先用 ETV 治疗 24 周后，按 1:1 随机分为两组，A 组加用 Peg-IFN，B 组继续单用 ETV，再治疗 24 周（即总疗程 48 周）。主要终点：48 周 HBeAg 转阴且 HBV DNA < 200 IU/ml。A 组应答率为 19%，而 B 组应答率仅为 10%。在应答者中，A 组和 B 组均予 ETV 巩固治疗 24 周后停药并随访 24 周，即 96 周时，A 组应答者中仍有 79% 缓解，而 B 组仅有 25% 缓解。由此可见，单用 ETV 后再联合 Peg-IFN 治疗持久应答率更高，可帮助更多 NA 经治患者安全停用 NA。La 等[12]的研究共入组 2～18 岁慢性乙型肝炎儿童 61 例（免疫活动期 36 例、免疫耐受期 25 例），分为 A、B 两组，A 组单用 NA 治疗 8 周后再予 NA+Peg-IFN 治疗 44 周；B 组免疫活动期儿童全程单用 NA、免疫耐受期儿童不用药。结果显示免疫活动期 A、B 组 HBeAg 血清转换率分别为 64.7%、21.05%（$P=0.017$），HBV DNA 清除率分别为 94.12%、52.63%（$P=0.008$）；而在免疫耐受期，序贯联合治疗未见明显获益。该研究提示儿童慢性乙型肝炎通过 NA 序贯联合 Peg-IFN 可以提高疗效，增加 HBeAg 的血清学转换率和 HBV DNA 的清除率。上述研究提示，单一抗病毒治疗难以达

到预期效果或者为了追求更高目标时要考虑联合抗病毒治疗。本病例在干扰素治疗6个月效果不佳时及时加用拉米夫定 0.05 g/d，口服联合抗病毒治疗。患者用普通干扰素联合拉米夫定治疗后的病毒学应答、血清学和生化学变化情况如表 18.3。

表 18.3 普通干扰素联合拉米夫定治疗效果

时间 （年-月）	HBsAg	抗-HBs （IU/L）	HBeAg （COI）	抗-HBe （COI）	HBV DNA （IU/ml）	ALT （U/L）	AST （U/L）
2012-03	6 741 COI	2.0	1 399	5.16	1.16×10^2	32	45
2012-06	7 064 COI	2.0	932.9	3.42	< 40	22	43
2012-09	707.6 COI	5.39	505.6	2.65	< 40	35	46
2012-12	191.5 COI	4.71	260.2	1.84	< 40	43	59
2013-03	< 0.05 IU/ml	6.46	6.43	0.808	< 40	32	45
2013-06	< 0.05 IU/ml	164.3	0.074	0.012	< 40	16	43
2013-09	< 0.05 IU/ml	765.6	0.104	0.004	< 12	37	40
2013-12	< 0.05 IU/ml	> 1 000	0.107	0.005	< 40	26	34
2014-06	< 0.05 IU/ml	> 1 000	0.10	0.005	< 20	14	19
2015-06	< 0.05 IU/ml	> 1 000	0.13	0.003	< 20	12	22
2016-06	< 0.05 IU/ml	323.3	0.11	0.002	< 20	11	18

患者应用干扰素联合拉米夫定抗病毒治疗后3个月余，虽然HBsAg、HBeAg未下降，但HBV DNA下降 5 lg IU/ml，抗病毒治疗效果明确，故继续联合抗病毒治疗。联合抗病毒治疗后6个月余实现了病毒学应答，HBV DNA 转阴，同时HBeAg开启了下行通道，每次复查均较前下降，联合治疗1年时患者HBsAg、HBeAg均明显下降，但是并未出现血清学转换，是停用干扰素呢还是延长疗程呢？一般来说干扰素疗程为1年。2010年笔者所在团队在亚太肝病年会上报告了Peg-IFNα-2a延长疗程（96周）治疗45例儿童HBeAg阳性慢性乙型肝炎的结果：疗程48周HBeAg转换率为23.8%，96周高达91.9%。48周HBsAg无一例转阴，96周达18.9%；而不良反应与普通干扰素相似。从研究结果来看，延长疗程可提高HBeAg和HBsAg转换率。因此本例患者继续联合治疗，1年3个月时实现HBsAg转阴，1年6个月时实现HBsAg、HBeAg血清学转换，至此达到了临床治愈的理想目标。当然获得了理想疗效后也不可过早停药，应适当延长疗程以防止或减少复发，最终本例患者联合治疗2年。停药后随访2年，仍保持抗-HBs、抗-HBe 和抗-HBc 阳性。

患者在使用干扰素抗病毒治疗中早期有轻微发热，体温最高37.5℃，无明显头痛等不适。白细胞无明显下降，但出现甲状腺功能问题。在干扰素联合拉米夫定治疗1年3个月时甲状腺功能检查：促甲状腺激素 13.9 μIU/ml、血清游离三碘甲状腺原氨酸 6.47 pmol/L、游离甲状腺素 12.6 pmol/L、三碘甲状腺原氨酸 2.00 nmol/L、甲状腺素 97.3 nmol/L、甲状腺球蛋白抗体 294.2 IU/ml、促甲状腺激素受体抗体 0.300 IU/ml、抗甲状腺过氧化物酶抗体 13.57 IU/ml，患者无不适，诊断为亚临床甲状腺功能减退，并予左甲状腺素钠口服治疗，甲状腺功能恢复正常。2013年12月停用干扰素后随之停用左甲状腺素钠，随访2年，甲状腺功能正常。

本例患者在单用干扰素6个月后效果不佳，考虑继续单药治疗不能或很难达到预期结果，遂及时加用了拉米夫定联合抗病毒治疗。联合抗病毒治疗1年后，HBV DNA检测不到，HBeAg和HBsAg明显下降，HBsAg定量已下降至10 IU/ml，在这种情况下考虑继续延长治疗，最终患者在联合治疗1年6个月时实现了HBV DNA转阴、HBeAg血清学转换和HBsAg血清学转换，获得了临床治愈的理想目标。

另外，患者在干扰素治疗过程中出现了亚临床甲状腺功能减退，及时加用左甲状腺素保证了治疗的顺利进行，为取得最终的疗效打下了基础。因此，儿童在用药过程中要密切监测药物不良反应，及时对症处理并酌情调整治疗方案以保证治疗顺利进行。

18.3 专家点评

儿童慢性乙型肝炎发病时间相对较短，如果抓住适宜的治疗时机，采取合理的治疗方案，能达到免疫控制甚至临床治愈的理想目标。儿童慢性乙型肝炎抗病毒治疗应答的主要预测因素有高水平ALT、低载量HBV DNA及较小年龄。治疗24周如果HBsAg快速下降，则预示疗效较好。上述病例1就是抗病毒治疗的优势人群，年龄较小，ALT中度升高，HBV DNA非高载量。而且在单用干扰素半年后HBsAg显著下降，因此患者最终实现了临床治愈。病例1提示我们，儿童与成人一样，在基线时应评估患者是否为抗病毒治疗的优势人群，治疗24周时评估疗效，根据基线和治疗应答情况可以预测最终抗病毒治疗的效果。

病例2单用干扰素治疗半年后没有明显应答，果断联合拉米夫定继续治疗，实现了HBeAg血清学转换，并且根据患者的治疗应答情况延长了抗病毒治疗的疗程，最终获得了临床治愈。病例2抗病毒治疗提示，儿童抗病毒治疗应根据患者的病情、对治疗的耐受性、抗病毒疗效及时调整治疗方案，必要时应采取联合治疗，延长疗程，唯有这样的个体化治疗才能保证每位患者获得最好的疗效。

（作者：徐志强；点评者：张鸿飞）

参 考 文 献

[1] Alter MJ, Hadler SC, Margolis HS, et al. The changing epidemiology of hepatitis B in the United States. Need for alternative vaccination strategies. JAMA，1990，263:1218.

[2] Beasley RP, Hwang LY, Lin CC, et al. Incidence of hepatitis B virus infections in preschool children in Taiwan. J Infect Dis，1982，146:198.

[3] 张鸿飞，朱世殊. 儿童慢性乙型肝炎的抗病毒治疗. 中国实用儿科杂志，2015，5（30）：325-328.

[4] Murray KF, Shah U, Mohan N, et al. Chronic hepatitis. J Pediatr Gastroenterol Nutr，2008，47:225.

[5] Jonas MM, Mizerski J, Badia IB, et al. Clinical trial of lamivudine in children with chronic hepatitis B. N Engl J Med，2002，346:1706.

[6] Dikici B, Ozgenc F, Kalayci AG, et al. Current therapeutic approaches in childhood chronic hepatitis B infection: a multicenter study. J Gastroenterol Hepatol，2004，19:127.

[7] 张鸿飞. 小儿乙型肝炎干扰素治疗的有关问题. 中华肝脏病杂志，2002，10（2）：140-141.

[8] Zhu SS, Zhang HF, Dong Yi, et al. Evaluation of safety and efficacy of extended PEG interferon-α-2a

therapy in children with HBeAg-positive chronic hepatitis B. Hepatol Int, 2010, (4): 163.

[9] Kobak GE, MacKenzie T, Sokol RJ, et al. Interferon treatment for chronic hepatitis B: enhanced response in children 5 years old or younger. J Pediatr, 2004, 145: 340-345.

[10] Terrault NA, Lok ASF, McMahon BJ, et al. Update on prevention, diagnosis, and treatment of chronic hepatitis B: AASLD 2018 hepatitis B guidance.Hepatology, 2018, 67 (4):1560-1599.

[11] Brouwer WP, Xie Q, Sonneveld MJ, et al. Adding pegylated interferon to entecavir for hepatitis B e antigen-positive chronic hepatitis B: a multicenter randomized trial (ARES study).Hepatology, 2015, (5):1512-1522.

[12] La BB, Sood V, Khanna R, et al. Pegylated interferon-based sequential therapy for treatment of HBeAg reactive pediatric chronic hepatitis B—first study in children. Indian J Gastroenterol, 2018, 37 (4):326-334.

19 慢性乙型肝炎幼儿抗病毒治疗可获得很好的疗效

对于幼儿慢性乙型肝炎的抗病毒治疗，当前还有许多误区。例如，认为幼儿年龄小，免疫功能发育尚不完善，抗病毒治疗效果不好；或者认为幼儿抗病毒治疗对药物耐受性不好，没有把握进行抗病毒治疗；等等。针对这些问题，下面通过一例幼儿活动性慢性乙型肝炎的诊断和抗病毒治疗及转归来进行探讨。

19.1 病例介绍

患者女性，2岁3个月，因"乙肝表面抗原阳性1年，肝功能异常3个月"入院。患者2013年6月体检时发现HBsAg、HBeAg、抗-HBc阳性，肝功能正常，未予治疗。2014年3月再次体检提示HBsAg、HBeAg、抗-HBc均阳性，ALT 72 U/L，HBV DNA未测，外院给予口服维生素B、C等保肝治疗，未行抗病毒治疗。其后复查，转氨酶未降至正常。2014年6月至笔者所在医院就诊，查HBsAg、HBeAg、抗-HBc均为阳性，ALT 70 U/L，AST 64 U/L，HBV DNA 8.25×10^5 IU/ml。患者有明确的肝炎患者密切接触史，其母亲为HBeAg阳性乙肝患者，孕期未做阻断，出生后曾行乙肝免疫球蛋白阻断，0、1、6个月注射乙肝疫苗共3次。患者既往体健，无水痘、麻疹、伤寒、结核等传染病史，无长期服药史，无外伤、手术及输血史，无中毒史，无食物、药物过敏史。按计划预防免疫接种。患者为第一胎，系足月剖宫产，母乳喂养，出生时无窒息史。无血吸虫疫水接触史，无放射性物质、毒物接触史。父亲体健，家族中无其他传染病及遗传病史，无肿瘤家族史。入院体检：体重12 kg，营养中等，生长发育与正常同龄儿童相仿，未见阳性体征。入院后化验检查，血常规：WBC 10.77×10^9/L，N 2.78×10^9/L，RBC 10.77×10^9/L，Hb 130 g/L，PLT 212×10^9/L。肝功能：ALT 76 U/L，AST 61 U/L，Tbil 4.2 μmol/L，Alb 39 g/L。PTA 92.5%，INR 0.93。AFP 7.72 ng/ml。乙肝五项：HBsAg 63.86 IU/ml，HBeAg 1467 COI。HBV DNA 8.25×10^5 IU/ml；HBV基因型为C型。甲状腺功能正常。铜蓝蛋白CER 0.32 g/L。抗核抗体（ANA）：核均质型（1∶100）；其余自身抗体均阴性。腹部B超：脾肋间厚25 mm，长径81 mm，肝回声增粗。

19.2 临床诊治思维过程

患者发现乙肝1年，转氨酶高于正常值已经3个月。首先需要明确的是，患者转氨酶增高是不是由HBV引起。

经详细询问病史，排除了近3个月有感冒史，且近期也没有接种疫苗。除了排除其他嗜肝病毒合并感染外，对儿童来说，CMV、EB病毒等非嗜肝病毒感染也是引起肝功能异常的常见原因,因此需进行相关检查,排除这些非嗜肝病毒感染。

入院后进一步的检查结果:甲、丙、戊型肝炎抗体阴性,抗 CMV-IgM、抗 EBV-IgM、抗 CMV-IgG 均阴性,CMV DNA、EBV DNA 阴性,基本排除了其他嗜肝病毒、CMV、EB 病毒的感染。

另外,患者抗核抗体为核均质型(1∶100),其余自身抗体均阴性。儿童中自身抗体出现的概率较低,目前多数专家认为,儿童自身抗体滴度超过 1∶20 即可纳入自身免疫性肝炎的评分体系,那么本例患者是否存在自身免疫性肝炎呢,这需要做进一步的检查。免疫球蛋白检测:IgA 0.27 g/L,IgG 6.66 g/L,IgM 0.5 g/L;蛋白电泳:白蛋白 69.7%,α1- 球蛋白 2.8%,α2- 球蛋白 11.2%,β1- 球蛋白 5.4%,β2- 球蛋白 2.5%,γ- 球蛋白 8.4%,白球比值 2.3。肝脏穿刺病理:条形组织 1 条,淡黄色,2.2 cm×0.1 cm×0.1 cm;肝细胞呈弥漫性水样变性,区域性呈气球样变,散在点灶状坏死,凋亡小体易见;窦周炎较明显;汇管区明显扩大,纤维组织增生,不典型纤维间隔易见,大量炎细胞浸润,轻度界面炎。免疫组化:HBsAg(++),HBcAg(-)。特殊染色:铁染色(-),铜染色(-),糖原染色(-)。病理诊断:慢性病毒性肝炎,乙型,G2S1～2。

进一步的检查结果显示:患者免疫球蛋白 IgG、γ- 球蛋白值均正常,肝脏病理也未提示淋巴细胞、浆细胞浸润等自身免疫性肝炎的特异性表现,排除了自身免疫性肝炎。目前患者转氨酶高持续时间超过 3 个月,肝脏炎症程度 2 级,纤维化程度 1～2 级,为活动性肝炎。我国《慢性乙型肝炎防治指南》(2015 年版)推荐意见:对于儿童进展期肝病或肝硬化患者,应及时进行抗病毒治疗,但需考虑长期治疗的安全性及耐药性问题。1 岁以上儿童可考虑 IFN-α 治疗,2 岁以上可选用恩替卡韦治疗。结合既往针对儿童慢性乙型肝炎抗病毒研究的结果,在与家长充分沟通后,最终选择 IFN-α 进行抗病毒治疗。

患者体表面积 0.55 m²,予重组人干扰素 α-2b 注射液,预定剂量 150 万 U(按 3～5 MU/m² 体表面积计算)以上,隔日一次。先从小剂量 30 万 U 用起,患者有轻度发热反应,待其耐受以后,逐渐加量至 150 万 U,其后因患者再次出现发热反应,剂量维持在 120 万～150 万 U。

目前各指南推荐的干扰素疗程均为 1 年,患者用干扰素治疗 48 周时其病毒学应答、血清学及生化学指标见表 19.1。

表 19.1 干扰素治疗过程中各项指标的变化

时间(周)	HBsAg(IU/ml)	抗-HBs(IU/L)	HBeAg(COI)	HBV DNA(IU/ml)	ALT(U/L)	ANA
0	1 275		1 467	8.25×10^5	76	1∶100
12	213	0	534	1.67×10^3	63	1∶100
24	11.4	261.4	321.8	4.39×10^2	23	1∶100
36	0.461	682.2	0.864	<20	25	—
48	<0.05	655.8	0	<20	21	—
60	<0.05	923.4	0	<20	19	—
72	<0.05	>1 000	0	<20	23	—
96	<0.05	>1 000	0	<20	21	—

患者治疗期间每 12 周复查一次,抗核抗体在前 24 周维持低滴度水平,并且在 HBsAg 转阴之后下降。治疗至 36 周,HBsAg 转阴,其后抗-HBs 水平逐渐升高,不良反应轻微,

随访生长发育指标未见明显滞后。

19.3 诊疗体会

有研究显示，在婴幼儿时期感染 HBV 的儿童约 80% 将成为无症状慢性 HBV 携带者，其肝细胞内的 HBV 复制活跃[1]，但肝功能无明显损害，且易形成免疫耐受，难以激发对 HBV 的免疫清除。但众多研究也表明，一旦儿童免疫耐受性打破，出现肝脏活动性病变，将会造成肝脏等器官的明显损伤。而肝脏是众多物质代谢的场所，受损严重会影响生长发育。因此，对于打破免疫耐受的儿童慢性乙型肝炎患者需要积极、谨慎、准确、个体化的抗病毒治疗，这是阻止发生儿童期及成人期失代偿肝病（包括重症肝炎、肝硬化等）和肝癌的重要手段之一。对于进展期肝病或肝硬化患者，目前众多指南均建议及时进行抗病毒治疗。

然而，对于转氨酶具体升高至多少才开始抗病毒治疗，诸多指南之间有不同的意见，按照 APASL 标准，患者的 ALT 水平需要 > 2 ULN。如果达不到此要求，是否就不需要抗病毒治疗了呢？

既往笔者所在的团队进行了相关研究，经对儿童 HBV 感染者进行临床与病理对照研究发现，其中 262 例肝功能正常的乙肝表面抗原阳性儿童中出现 G2 级肝损害者占 18.1%[2]，由此可见，若仅以转氨酶水平作为是否抗病毒治疗的参考标准，易延误治疗时机。

其次，由于低龄儿童血清 ALT 的正常上限值尚未确定。国外的儿童抗病毒治疗试验中一般使用 ALT > 1.5 ULN 为纳入标准，目前由欧洲儿科胃肠病、肝病和营养学会（ESPGHAN）编写的《儿童慢性乙型肝炎诊治指南》[3] 中推荐以 ALT > 1.5 ULN 或 60 U/L 为标准，目前 AASLD[4] 则建议以 ALT > 1.3 ULN（30 U/L）为标准。

干扰素是 HBeAg 阳性、ALT 升高的慢性乙型肝炎儿童患者治疗的一线选择，AASLD、APASL、ESPGHAN 批准其用于 1 岁以上儿童，临床试验表明普通干扰素治疗儿童患者的疗效与成人患者相当。干扰素用于儿童患者的推荐剂量为每周 3 次，每次 3～5 MU/m^2 体表面积，最大剂量不超过 10 MU/m^2。但干扰素不能用于 1 岁以下儿童。儿童慢性乙型肝炎抗病毒治疗的目标是通过减缓肝病进展，减少肝硬化和肝细胞肝癌的发生，从而提高长期生存率和改善生活质量。其目标具体分为良好终点（长期抗病毒治疗后 HBV DNA 不可测，持续病毒学应答）、期望终点（停止治疗后病毒持续抑制且保持持久的 HBeAg 血清学转换）、理想终点（持续 HBsAg 清除）三种。本例幼儿通过干扰素抗病毒治疗最终达到了临床治愈的理想目标。

我们也总结了既往的治疗经验，回顾性研究了我国 1～7 岁学龄前儿童 HBeAg 阳性给予抗病毒治疗后 HBsAg 的清除率 [治疗方案：儿童均先单用标准干扰素治疗，剂量按 3～5 MU/m^2 体表面积，隔日一次；24 周时如 HBV DNA 下降 ≥ 2 lg 或 HBsAg 清除则继续单用干扰素治疗，反之加用拉米夫定治疗，按 3 mg/（kg·d）口服。记录治疗和随访期间所有的不良事件和合并用药，总疗程 1～3 年]。结果显示：各年龄组 1～2 岁、2～3 岁、3～4 岁、4～5 岁、5～6 岁和 6～7 岁抗病毒治疗 HBsAg 清除率分别为 66.1%、65.5%、45.7%、41.3%、20.6% 和 27.6%。3 岁以前 HBsAg 转阴率高达 60% 以上，随着年龄增加，HBsAg 转阴率降低，5 岁以前 HBsAg 转阴率也在 40% 以上，显著高于 5～7 岁组和成人，表明 5 岁以前抗病毒治疗有更高的 HBsAg 清除率[5]。

本研究中 58.7% 的儿童单用干扰素治疗，48.8% 的儿童 HBsAg 清除；41.3% 的儿童先单用干扰素治疗 6 个月，未获得抗病毒预期效果者再联合拉米夫定治疗，47.1% 的儿童 HBsAg 清除；两组 HBsAg 清除率比较差异无统计学意义。结果表明干扰素抗病毒治疗 6 个月没有获得预期的病毒学应答后加用拉米夫定治疗最终亦能获得和单用干扰素早期就获得了预期病毒学应答儿童相似的 HBsAg 清除率，两种抗病毒治疗策略均能获得较高的 HBsAg 清除率。

因此，慢性乙型肝炎幼儿患者如果出现血清转氨酶升高或转氨酶正常、肝脏病理证实有活动性炎症，应尽早选择以干扰素为基础的抗病毒治疗方案，以尽早控制病情，进而提高 HBsAg 清除率，并最终获得临床治愈。

19.4　专家点评

由于既往对幼儿慢性乙型肝炎的免疫状况、抗病毒治疗研究较少，一些临床医生误认为他们尚不需要抗病毒治疗，或者对此年龄阶段的患者缺乏抗病毒治疗经验，致使许多幼儿慢性乙型肝炎患者错过了最佳的治疗时期。

既往研究证实一旦儿童免疫耐受性被打破，出现肝脏活动性病变，将会造成肝脏等器官的明显损伤，甚至可能影响儿童的生长发育，因此对于进展期肝病或肝硬化儿童，建议及时给予抗病毒治疗。经对儿童乙型肝炎感染者进行临床与病理对照研究发现，若仅以转氨酶水平作为是否抗病毒治疗的参考标准，易延误治疗时机。因此，应根据儿童特点，一旦出现转氨酶异常，打破了免疫耐受即可以开始抗病毒治疗。

本例幼儿通过抗病毒治疗最终获得了临床治愈，提示幼儿阶段可能是慢性乙型肝炎儿童抗病毒治疗的极佳时期。另外，本病例结合儿童发病特点进行了细致检查，排除了其他嗜肝病毒及 CMV、EB 病毒等非嗜肝病毒的感染，又结合肝脏病理排除了自身免疫性肝炎，体现了专科医生严谨的临床诊疗思路。本病例的治疗还体现出了抗病毒治疗过程中的一些经验，比如干扰素从小剂量用起，可以提高患者和家长的依从性，减少不良反应等。在具体治疗过程中，根据患者的反应进行干扰素剂量和疗程的微调，也有利于个体化治疗，从而保证了疗效。

（作者：陈大为；点评者：张鸿飞）

参 考 文 献

[1] 中华医学会肝病学分会，中华医学会感染病学分会. 慢性乙型肝炎防治指南（2015 年版）. 中华肝脏病杂志，2015，23（12）：888-905.

[2] Terrault NA, Bzowej NH, Chang KM, et al. AASLD guidelines for treatment of chronic hepatitis B. Hepatology, 2016, 63（1）:261-283.

[3] 张鸿飞，朱世殊，杨晓晋，等. 小儿乙、丙型肝炎临床与病理研究. 传染病信息，2006，19（3）：130-141.

[4] Solal EM, Pacanelli M, Wirth S, et al. Management of chronic hepatitis B in childhood: ESPCHAN clinical practice guidelines. Consensus of an expert panel on behalf of the European Society of Pediatric Gastroenterology, Hepatology and Nutrition. Journal of Hepatology, 2013, 59（4）:814-829.

[5] 朱世殊，董漪，徐志强，等. 1～7 岁慢性乙型肝炎 HBeAg 阳性儿童经抗病毒治疗 HBsAg 清除率的回顾性研究. 中华肝脏病杂志，2016，24（10）：738-743.

20 儿童慢性 HBV 感染相关的肝衰竭抗病毒治疗药物及方案的选择：干扰素的应用

在儿童慢性 HBV 感染相关的肝衰竭综合救治中，病因治疗即抗病毒治疗是关键。在重症进展期应该如何选择抗病毒药；在缓解期如何调整抗病毒药；何时加入干扰素，如何掌握和调整剂量，如何监测及处理不良反应等问题非常关键。就上述问题，下文结合病例进行相关分析和讨论。

20.1 病例介绍

患者男性，9 岁，因"发现乙肝表面抗原阳性 3 年，间断腹痛 10 天伴眼黄 3 天"入院。患者 3 年前体检发现 HBsAg 阳性，肝功能正常，无明显不适，家长未予重视，未定期复查。10 天前患者无明显诱因突然出现上腹痛，当地医院按"胃炎"予"吗丁啉"治疗后缓解。但 3 天前家长发现患者眼黄，尿黄如浓茶色，再次出现上腹痛，伴恶心、呕吐，无发热、腹泻。次日到当地医院检查：ALT 2623 U/L、AST 4494 U/L、Tbil 172.7 μmol/L，Dbil 91.1 μmol/L。PT 27 s、PTA 20%。WBC 11.9×10^9/L、N 68%、L 24.5%。HBsAg、HBeAg、抗 -HBc 阳性。B 超提示腹腔少量积液。在当地医院住院治疗 2 天效果不佳。患者出生 24 小时内曾注射乙肝免疫球蛋白（HBIG 100 IU）和乙肝疫苗（10 μg），出生 1 个月和 6 个月时分别注射乙肝疫苗（10 μg）。否认输血史及血制品应用史。无其他特殊病史，无长期服药史，无外伤和手术史，无食物和药物过敏史，按时预防接种。患者为第一胎第一产，足月顺产，出生时无窒息及病理性黄疸，生长发育正常。母亲为慢性乙型肝炎患者，父亲体健。

入院查体：体重 25 kg，发育正常，营养中等，神志清楚，精神差。全身皮肤、黏膜重度黄染，肝掌阳性，无蜘蛛痣，全身浅表淋巴结未触及。双眼巩膜重度黄染，球结膜无水肿，双侧瞳孔等大等圆，对光反射灵敏。心肺检查无异常。腹略膨隆，无腹壁静脉曲张，无压痛及反跳痛。肝右肋下 3 cm、剑突下 4 cm，质中、边锐，表面光滑，无触痛。脾脏不大，肝脾区无叩痛，肺肝界位于右锁骨中线第 5 肋间，移动性浊音阳性，肠鸣音正常，双下肢轻度水肿。扑翼样震颤阴性。

入院后化验检查，血常规：WBC 7.42×10^9/L，N 52%，L 39%，RBC 4.73×10^{12}/L，Hb 136 g/L，PLT 144×10^9/L。凝血功能：PT 19.8 s，PTA 37.22%，INR 1.66，FIB 1.47 g/L。肝功能：ALT 1471 U/L，AST 925 U/L，Tbil 209 μmol/L，Dbil 170 μmol/L，Alb 32 g/L，TBA 363 μmol/L，CHE 4378 U/L。肾功能：Ure 1.8 mmol/L，Cre 45 μmol/L，UA 157 μmol/L。血氨：60 μmol/L，AFP 78 ng/ml。乙肝五项：HBsAg（6978.1）、抗 -HBs 阴性、HBeAg（387.3）、抗 -HBe 阴性、抗 -HBc 阳性（化学发光法）。HBV DNA 1.63×10^6 IU/ml，基因型为 C 型。甲、丙、丁、戊型肝炎抗体均阴性，铜蓝蛋白正常。自身抗体：ANA、AMA、SMA、

PCA、HMA、LKM、AMA-M2 均阴性。腹水常规：黄色，混浊，李瓦他试验阳性，细胞总数 $1600 \times 10^6/L$、WBC $600 \times 10^6/L$、N 25%、L 76%。腹部彩超：肝脾增大，慢性肝损害、腹水，胆囊继发性改变，右侧胸腔积液。

20.2 临床诊治思维过程

本病例特点：母婴传播 HBV，HBIG 联合乙肝疫苗阻断失败。既往仅查过一次肝功能。此次发病前无明显诱因，肝功能急剧恶化，Tbil > 171 μmol/L，PTA < 40%，病情迅速进展，出现胸腹水、腹膜炎等多种合并症，导致慢加急性肝衰竭，病死率高，预后差。

在我国引起成人肝衰竭的首要病因是 HBV 感染，但儿童肝衰竭在病因方面常与成人不同，有其自身特点，与年龄相关[1]。笔者所在中心的一项 185 例儿童肝衰竭病因研究[2]提示：已知病因中前 4 位分别是药物（15.7%），肝豆状核变性（14.1%），HBV 感染相关（13.5%），CMV 感染相关（13.5%），另外有 35.7% 的患者病因不明。其中 HBV 感染相关的肝衰竭多发生在 12～16 岁年龄组，在 < 12 岁年龄组中，与 HBV 感染相关的肝衰竭仅占 5.3%。

HBV 感染相关的肝衰竭，不管是儿童患者还是成人患者，针对病因治疗即抗乙肝病毒治疗是关键。在肝衰竭发生的过程中，肝组织依次经受了免疫损伤、缺血缺氧和内毒素血症三重打击，其中免疫反应造成的损伤在肝衰竭的发生发展中起到至关重要的作用，而 HBV 持续感染是引起过强免疫反应的始动因子。所以通过抗病毒治疗迅速抑制 HBV 复制，降低 HBV 载量，减少肝细胞间相互传播，同时降低肝细胞膜上的靶抗原表达，减轻细胞毒性 T 细胞对受感染肝细胞的攻击，从而缓解肝细胞损伤和阻断肝细胞坏死，降低病死率，改善预后。

关于 HBV 感染相关的肝衰竭抗病毒治疗的适应证，目前国内外指南均推荐只要能检测出 HBV DNA（需要高精度 HBV DNA 检测试剂），不论检测出的 HBV DNA 滴度高低，均建议立即使用核苷（酸）类似物（NA）进行抗病毒治疗。需要注意的是少数患者 HBV DNA 水平不高，甚至检测不到，但肝细胞内仍有 HBV 复制，可致病情进展，故应放宽抗病毒治疗适应证，AASLD 的急性肝衰竭指南甚至放宽到只要 HBsAg 阳性即可启动抗病毒治疗。

在临床工作中，抗病毒治疗的时机至关重要，强调早期、快速。在肝衰竭的早期和中期开始抗病毒治疗，疗效相对较好。晚期肝衰竭患者因残存的肝细胞过少，肝脏再生能力严重受损，此时再行抗病毒治疗似难以改善肝衰竭的结局。

HBV 感染相关的肝衰竭抗病毒治疗药物的选择也非常关键，要遵循强效、低耐药原则。抗病毒药物主要有干扰素（IFN）及 NA 两类，干扰素有一定的不良反应，并且可导致免疫反应增强而加重肝坏死，故在肝衰竭时不宜应用。目前各个指南[3-6]均推荐强效快速抑制病毒的 NA，如恩替卡韦（ETV）、替诺福韦（TDF）、丙酚替诺福韦（TAF）。2013 年欧洲儿科胃肠肝脏病和营养学会（ESPGHAN）制定的《儿童慢性乙型肝炎指南》中亦推荐儿童肝衰竭予 ETV、TDF（按患者年龄选择）或拉米夫定（LAM）抗病毒治疗。ETV 2014 年 12 月最早被欧洲批准用于 2～16 岁儿童慢性乙型肝炎，2017 年 6 月 23 日在我国也获批用于 2 岁以上儿童慢性乙型肝炎抗病毒治疗。在 ETV 临床应用中，要注意过去有 LAM 耐药史的患者有可能迅速对 ETV 产生交叉耐药，另外要注意乳酸盐增高的问题，需要定期监测。TDF 抑制病毒作用强、耐药率低，且对 LAM、ETV 及部分 ADV 耐药患者均具有良好的抗病毒作用。有研究表明，TDF 能有效降低慢加急性肝衰竭患者的 HBV DNA 水平，改善 CIP 评分和终末期肝病模型评分，降低病死率。2019 年 1 月欧洲药品管理局批准 TDF 儿童适应证是 ≥ 2 岁且体重 ≥ 10 kg。但是长期用药需要警惕其肾损害和低磷性骨病的发生。TAF 与 TDF 相比，剂量小、安全性高，对肾脏和骨骼的毒性较小，故 2018 年 11 月 14 日我国也批准 TAF 可用于 ≥ 12 岁且体重 ≥ 35 kg 的儿童。但是目前 TAF 在肝衰竭中的应用资料有限，还需要更多的研究来进一步证实。LAM 是最早用于 HBV 感染相关的肝衰竭的药物，其抗病毒效应强、起效迅速、安全性好，能明显改善肝衰竭患者的预后，但高耐药率限制了其应用范围，第 1、2、3、4 年的耐药发生率分别是 14%、38%、49%、66%，故目前不是首选药物。LAM 儿童适应证是 ≥ 2 岁。

本例患者 HBsAg、HBeAg、抗 -HBc 阳性，HBV DNA 1.63×10^6 IU/ml，符合抗病毒治疗指征。但患者年仅 9 岁，限于当时 2010 年 ETV 儿童Ⅲ期（2 ~ 17 岁）临床试验还未完成，还没有被批准用于 2 ~ 16 岁儿童，故无法应用 ETV。入院第 2 天按照"早期、快速、强效、低耐药"原则，在家长充分知情同意后选择 LAM 联合 ADV 抗病毒治疗（LAM 75 mg 每日一次 + ADV 7.5 mg 每日一次）。ADV 虽然抗病毒起效慢，但与 LAM 没有交叉耐药位点，所以在出现 LAM 耐药后加用 ADV 治疗的大量研究中，显示出较好的疗效。该方案在 LAM 基础上加 ADV 降低了耐药风险，双药联合可改善肝功能并延缓或减少肝移植的需求。ADV 尽管当时也没有获批用于 2 ~ 16 岁儿童，但是 2010 年国际上已经公布 ADV 2 ~ 18 岁儿童Ⅲ期临床试验数据，同时延长治疗至 5 年的数据表明也是安全有效的。

患者在 LAM、ADV 双药联合抗病毒治疗下，同时加强保肝退黄、抗感染、利尿及对症支持治疗，病情得以控制，并逐渐好转，胸腹水消退，腹膜炎治愈。入院治疗 20 天后复查：ALT 15 U/L，AST 45 U/L，Tbil 66.5 μmol/L，Dbil 53.5 μmol/L，Alb 44 g/L，TBA 279 μmol/L，CHE 4990 U/L。PT 12.7 s，PTA 77%。入院第 22 天行肝脏穿刺术，肝脏病理：亚大块性肝细胞坏死，轻至中度纤维化，G3 ~ 4S2。免疫组化 HBsAg（++）、HBcAg（++）（图 20.1）。入院第 34 天复查：ALT 6 U/L，AST 39 U/L，Tbil 10.9 μmol/L，Dbil 3.6 μmol/L，Alb 45 g/L，TBA 34 μmol/L，CHE 5456 U/L，PTA 89%，HBV DNA 3.3×10^2 IU/ml（表 20.1）。患者于 2010 年 5 月 29 日出院，门诊随访。

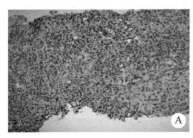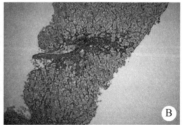

图 20.1　肝脏病理
A.20×，HE；B. 20×，网染

HBV 感染相关的肝衰竭需要长期抗病毒治疗，甚至需要终身服药，临床上一定要避免病情好转后过早或随意停药，以免导致复发。在后续治疗中还要重点监测病毒耐药变异和药物的不良反应及安全性，及时调整抗病毒治疗方案。该患者 LAM 联合 ADV 抗病毒治疗 12 周后，门诊复查 HBV DNA < 100 IU/ml，此后长期随访 HBV DNA 一直低于检测下限，病毒无反弹，肝功能亦正常，没有发生耐药。ADV 长期用药需要警惕肾损害和低磷性骨病，特别是范可尼综合征。患者在长期随访中尿常规、肾功能、血钙、血磷等指标均无异常，没有出现不良反应。

表 20.1 治疗过程中各项指标变化

时间	Tbil (μmol/L)	ALT (U/L)	PTA (%)	Alb (g/L)	CHE (U/L)	HBV DNA (IU/ml)
入院当天	209	1471	37.22	32	4 378	1.6×10^6
入院 1 周	203.7	635	38.6	32	4 434	—
入院 2 周	147	137	45	35	4 561	—
入院 3 周	66.5	15	77	44	4 990	—
入院 4 周	35	14	85	45	5 132	—
入院 5 周	10.9	6	89	45	5 456	3.3×10^2

患者经积极抗病毒及综合治疗后肝衰竭逆转，遂出院，12 周时门诊第一次随访，HBV DNA < 100 IU/ml，HBeAg 转阴。24 周随访时发现 HBeAg 仍然阴性，但没有出现 HBeAg 血清学转换，HBsAg 下降不明显。为了获得持久免疫控制，争取 HBeAg 血清学转换，避免复发，也考虑到后期能否安全停药，所以随访 24 周时调整了抗病毒治疗方案，在 LAM、ADV 双药基础上，再联合干扰素抗病毒治疗。IFNα-1b 从小剂量开始（100 MU 隔日肌内注射），4 周后复查肝肾功能、凝血功能、血常规，各项指标均无异常，IFNα-1b 加量至 300 MU 隔日肌内注射，8 周后再次复查上述指标，无明显异常，IFNα-1b 改为 500 MU 隔日肌内注射。联合干扰素治疗 24 周时出现 HBeAg 血清学转换（抗 -HBe 0.002），HBsAg 轻度下降。继续巩固治疗，在联合干扰素 48 周、HBeAg 血清学转换持续 24 周时停用 LAM，继续 ADV（7.5 mg/d）+IFNα-1b（500 MU 隔日肌内注射）抗病毒治疗。在联合干扰素 72 周、HBeAg 血清学转换持续 48 周时停用 ADV。最后因 HBsAg 下降不明显，在联合干扰素 96 周、HBeAg 血清学转换持续 72 周时于 2012 年 11 月停用干扰素。继续随访至今，肝功能正常，HBV DNA < 100 IU/ml，HBsAg 阳性、抗 -HBe 阳性、抗 -HBc 阳性（表 20.2）。

患者明确诊断为 HBV 相关慢加急性肝衰竭，HBsAg、HBeAg、抗 -HBc，HBV DNA 1.63×10^6 IU/ml，基因 C 型，肝脏病理提示亚大块性肝细胞坏死，轻至中度纤维化（G3～4S2）。有多种合并症，病情危重，预后差。最终能够成功救治，很大程度得益于早期正确及时的抗病毒治疗。即初始予 LAM+ADV 联合抗病毒治疗，"重拳"出击，快速强效抑制 HBV，阻止了病情进展，两药联合，也减少了耐药风险。在后期随访中，根据节点评估，加用干扰素后获得 HBeAg 血清学转换，达到持久免疫控制，最终安全停药，避免病情复发。患者在整个抗病毒治疗过程中无明显不良反应，停药后长期随访，患者生长发育均正常，进一步证明 LAM、ADV 及干扰素在儿童中应用是安全的。

表 20.2 LAM+ADV+ 干扰素治疗效果

检查项目	LAM+ADV		LAM+ADV+ 干扰素				ADV+ 干扰素（停用 LAM）		干扰素（停用 ADV）		停用干扰素
	0 周	12 周	24 周	36 周	48 周	60 周	72 周	84 周	96 周	108 周	120 周
ALT（U/L）	1 471	< 40	< 40	< 40	< 40	< 40	< 40	< 40	< 40	< 40	< 40
HBsAg	+	+	+	+	+	+	+	+	+	+	+
抗 -HBs	—	—	—	—	—	—	—	—	—	—	—
HBeAg	387										
抗 -HBe					+	+	+	+	+	+	+
HBV DNA（IU/ml）	1.63×10^6	< 100	< 100	< 100	< 100	< 100	< 100	< 100	< 100	< 100	< 100

20.3 诊疗体会

HBV 感染相关的肝衰竭患者作为一类特殊人群，在选择抗病毒药物时应谨慎。干扰素有抗病毒和免疫调节的双重作用机制，其通过多个环节激活并增强宿主抗病毒免疫作用，可诱发和加重 HBV 感染的肝细胞免疫病理损伤，加剧肝细胞凋亡和坏死，故肝衰竭进展期不宜应用干扰素，应该选择 NA。但是经过积极救治，使得肝衰竭逆转，肝坏死得到阻止，病情趋于平稳。在缓解期的长期抗病毒治疗中，是否可以考虑联合干扰素治疗，以期获得持久的免疫控制，甚至达到功能性治愈，并可以安全停药呢？上述患者在后期门诊随访中通过调整抗病毒治疗方案，加用了干扰素，不仅达到了完全病毒学应答，而且获得了 HBeAg 血清学转换，最终安全停药，未复发。

HBV 感染相关的肝衰竭患者何时选择干扰素治疗呢？肝衰竭急性发作进展期是禁用干扰素的，只有在肝衰竭逆转，病情逐渐平稳，肝脏病变缓解半年或一年以上的缓解期才可考虑应用干扰素。治疗时机的把握非常关键，太早联用干扰素，容易诱发过强的免疫反应而加重肝坏死，导致复发；过晚联用干扰素，会因为病变处于免疫静止状态而效果不好。同时在治疗时机的选择上还要注意，肝功能的恢复与肝脏病理损伤的恢复有时是不同步的；选择合适的患者也很重要，有干扰素绝对禁忌证者不能用干扰素，肝硬化基础上的肝衰竭和慢性乙型肝炎基础上的肝衰竭对于干扰素的耐受性是不一样的，肝硬化基础上的肝衰竭耐受性要更差，干扰素的应用要更谨慎；干扰素的剂量和剂型需要根据病情及时调整，可以从小剂量开始，根据耐受情况逐渐增加到足量。剂型上也可以先用短效干扰素，以后再换用长效干扰素，但都要注意治疗个体化；同时要严密监测干扰素的不良反应，尤其是一旦发现 ALT ≥ 10 ULN、Tbil ≥ 2 ULN 需要立即停药；HBV 感染相关的肝衰竭患者选择联用干扰素是为了追求 HBeAg 血清学转换或者 HBsAg 血清学转换，达到持久免疫控制或功能性治愈，所以干扰素的疗程很难统一，要根据治疗目标来定。至于在治疗中如何安全停药，包括 NA 和干扰素的停用也要具体分析病情来决定。

20.4 专家点评

儿童慢性HBV感染相关的肝衰竭虽然少见，但一旦发生病情凶险，进展迅速，病死率高。针对病因治疗即抗乙肝病毒治疗是关键，但是抗病毒治疗的指征、时机和如何选择抗病毒药物等问题仍然是这一领域中的热点和难点，相关共识和指南也在不断更新。在肝衰竭发作进展期应该选择NA抗病毒治疗，要遵循"早期、快速、强效、低耐药"原则，同时注意药物的儿童适应证。在肝衰竭逆转、病情逐渐平稳处于缓解期时，为了获得更好的疗效，可考虑联用干扰素。在干扰素应用中，要把握最佳时机，在病情缓解期选择合适的患者，及时调整干扰素剂量，警惕不良反应，做到个体化治疗，争取达到持久免疫控制或者功能性治愈。

（作者：董漪；点评者：张鸿飞）

参 考 文 献

[1] 中华医学会感染病学分会肝衰竭与人工肝学组，中华医学会肝脏病学会重型肝病与人工肝学组. 肝衰竭诊治指南（2012年版）. 中华临床感染病杂志，2012，5（6）：321-327.

[2] 朱世殊，董漪，张鸿飞，等. 儿童肝衰竭185例病因及转归多因素分析. 中国实用儿科杂志，2014，29（3）205-208.

[3] 中华医学会肝脏病学会，中华医学会感染病学分会. 慢性乙型肝炎防治指南（2015年版）. 中国肝脏病杂志（电子版），2015，7（3）:1-18.

[4] JoNA MM, Kelly D, Pollack H, et al. Safety, efficacy, and pharmacokinetics of adefovir dipivoxil in children and adolescents(age 2 to ＜18 years) with chronic hepatitis B.Hepatology, 2008, 47(6):1863-1871.

[5] Garg H, Sarin SK, Kumar M, et al. Tenofovir improves the outcome in patients with spontaneous reactivation of hepatitis B presenting as acute-on-chronic liver failure. Hepatology, 2011, 53（3）: 774-780.

[6] Sokal EM, Paganelli M, Wirth S, et al. Management of chronic hepatitis B in childhood: ESPGHAN clinical practice guidelines: consensus of an expert panel on behalf of the European Society of Pediatric Gastroenterology, Hepatology and Nutrition.Journal of Hepatology, 2013, 59（4）:814-829.

21 儿童乙型肝炎后肝硬化抗病毒治疗疗效及安全性的初步探讨

乙型肝炎后肝硬化（代偿期）儿童是抗病毒治疗中有一定难度的特殊人群，这部分人群需要及时给予个体化的抗病毒治疗，但疗程、疗效和安全性都有待进一步探索、证实。下文结合临床病例做一介绍。

21.1 病 例 1

21.1.1 病例介绍

患者男性，5 岁，因"乙肝表面抗原阳性 2 年余，肝功能异常 1 年"入院。患者 2 年多前体检时发现乙肝表面抗原阳性，肝功能正常，未进一步检查和治疗。1 年前（2011 年）再次体检提示 HBsAg、HBeAg、抗 -HBc 均阳性，ALT 55 U/L，HBV DNA 阳性（具体不详），仍未治疗。2012 年 3 月于笔者所在医院就诊，查 HBsAg、HBeAg、抗 -HBc 均为阳性，ALT 54 U/L，AST 48 U/L，腹部 B 超提示弥漫性肝病表现、肝脏回声呈条索样，脾厚 42 mm。患者既往体健，无其他慢性疾病史。母亲、姐姐为 HBV 携带者，父亲体健，外祖母因"乙肝肝硬化、肝癌"已去世。入院查体：神志清，精神可，肝掌阳性，其余未见阳性体征。入院化验检查，血常规：WBC 4.3×10^9/L，Hb 131 g/L，PLT 107×10^9/L。肝功能：ALT 54 U/L，AST 48 U/L，Tbil 15.8 μmol/L，Alb 39 g/L；PTA 71.2%；AFP 正常；甲状腺功能正常；ANA 阴性。乙肝五项：HBsAg 1879 IU/ml，HBeAg 35.6 COI，抗 -HBc 阳性；HBV DNA 3.21×10^3 IU/ml。腹部 B 超提示弥漫性肝病表现、肝脏回声呈条索样，脾厚 42 mm。肝脏病理：乙型肝炎肝硬化，活动期，G2S4。

21.1.2 临床诊治思维过程

本例患者年龄较小，有乙肝家族史，既往曾有转氨酶波动，未行抗病毒治疗。住院后肝脏病理检查提示明确的乙型肝炎肝硬化，活动期。

我国 2010 年及 2015 年《慢性乙型肝炎防治指南》均指出：对于进展期肝病或肝硬化患者，应及时行抗病毒治疗，但需考虑长期治疗的安全性及耐药性问题。IFN-α 对大部分儿童患者仍是主要的治疗选择；强效而低耐药的核苷（酸）类似物（NA）是治疗的一个重要组成部分，但需要长期治疗。因此，在治疗前需要权衡风险和可能的获益。2012 年尚无 Peg-IFNα、恩替卡韦和替诺福韦酯治疗儿童慢性乙型肝炎的适应证，在家长充分知情同意的基础上，本例患者选择了单用普通 IFN-α 治疗，其病毒学、血清学及生化学应答情况如表 21.1。

患者 IFN-α 治疗 96 周时 HBsAg 已转阴，考虑患者对 IFN-α 耐受性好，已处于肝硬化阶段，故在家长充分知情同意的基础上，疗程延长至 144 周。随访至 192 周时，患者进行了第二次肝脏穿刺活检术，肝脏病理提示慢性乙型病毒性肝炎，G1S2，肝脏炎症及其纤维化程度明显减轻，肝硬化逆转。本例患者通过 IFN-α 长期抗病毒治疗，不仅抑制了 HBV DNA 复制，获得了 HBeAg 血清学转换，实现了 HBsAg 血清学转换，并且肝脏病理也得到了明显的改善，肝硬化逆转。在长达 3 年的抗病毒治疗过程中，患者对 IFN-α 耐受良好，未出现严重的不良反应，生长发育未受明显影响。

表 21.1 IFN-α 长期抗病毒治疗过程中各项指标的变化

检查项目	0周	12周	24周	36周	48周	60周	72周	96周	120周	144周	168周	192周
ALT（U/L）	54	26	31	28	13	17	22	16	21	11	17	13
HBsAg（IU/ml）	1 879	1 696	783	255	78	11	2.3	<0.05	<0.05	<0.05	<0.05	<0.05
抗-HBs（IU/L）	—	—	—	—	—	—	10.6	256.8	577.3	820.4	>1 000	>1 000
HBeAg（COI）	35.6	6.3	1.12	1.05								
抗-HBe（COI）	—	—	—	—			+	+	+	+	+	+
HBV DNA（IU/ml）	3.21×10^3	<20	<20	<20	<20	<20	<20	<20	<20	<20	<20	<20

21.2 病 例 2

21.2.1 病例介绍

患者男性，2 岁，因"乙肝表面抗原阳性、肝功能异常 1 年"入院。患者 1 年前体检时发现乙肝表面抗原阳性，肝功能异常（具体不详），当地医院建议 12 岁后再行抗病毒治疗，予复方甘草酸苷片治疗。其后复查发现 ALT 反复波动，约 80 U/L，HBV DNA 阳性（具体不详），曾口服保肝降酶药（具体不详），疗效不佳。2011 年 5 月于笔者所在医院门诊就诊，查 HBsAg、HBeAg、抗-HBc 均为阳性，ALT 75 U/L，AST 68 U/L，HBV DNA 7.32×10^6 IU/ml，腹部超声提示肝脏回声增粗、呈条索样。患者既往体健，无其他慢性疾病史。母亲为 HBV 携带者，父亲体健，无肿瘤家族史。入院查体：肝掌阳性，其余未见阳性体征。入院后化验检查，血常规：WBC 4.2×10^9/L，Hb 130 g/L，PLT 102×10^9/L。肝功能：ALT 74 U/L，AST 62U/L，Tbil 11.8 μmol/L，Alb 38 g/L；PTA 74%；AFP 正常；甲状腺功能正常；ANA 阴性。乙肝五项：HBsAg 3568 IU/ml，HBeAg 187 COI；HBV DNA 6.77×10^6 IU/ml。腹部 B 超：肝脏回声增粗、呈条索样。肝脏病理：乙型肝炎肝硬化，活动期，G2S4。

21.2.2 临床诊治思维过程

本例患者年龄小，有家族史，既往曾有转氨酶反复波动，未行抗病毒治疗。入院后肝脏病理检查提示明确的乙型肝炎肝硬化，活动期。本例患者该如何进行抗病毒治疗呢？我国《慢性乙型肝炎防治指南》[1] 指出：对于进展期肝病或肝硬化患者，应及时行抗病毒治疗，但需考虑长期治疗的安全性及耐药性问题。当时美国 FDA 批准用于儿童患者治疗的药物包括普通 IFN-α（1 岁以上）、LAM（2～17 岁）、ADV（12～17 岁）。该患者的治疗方案选择了 IFN-α+ LAM，其中 IFN-α 依据患者体表面积及耐受性依次加量至 210 万 IU，隔日一次肌内注射；LAM 为 0.05 g，每日一次口服。其病毒学、血清学及生化学应答如表 21.2。

患者 IFN-α+LAM 治疗 144 周之后停用 IFN-α（虽然 HBsAg 于 60 周时已转阴，但尚需要巩固治疗；另外 IFN-α 有抗肝纤维化作用，故在充分知情同意的基础上，患者的 IFN-α 治疗延长至 144 周），但 LAM 仍继续，随访至 168 周时，进行了第二次肝脏穿刺术，肝脏病理提示慢性乙型病毒性肝炎，G1S2。

表 21.2 IFN-α+ LAM 治疗过程中各项指标的变化

检查项目	0 周	12 周	24 周	36 周	48 周	60 周	72 周	96 周	120 周	144 周	168 周
ALT（U/L）	74	38	37	25	28	19	32	29	17	22	18
HBsAg（IU/ml）	3 568	2 887	132	22.3	1.35	＜0.05	＜0.05	＜0.05	＜0.05	＜0.05	＜0.05
抗 -HBs（IU/L）	—	—	—	—	—	12.6	138.7	776.8	1 000	＞1 000	＞1 000
HBeAg（COI）	187	78	5	—	—	—	—	—	—	—	—
抗 -HBe（COI）	—	—	—	—	—	+	+	+	+	+	+
HBV DNA（IU/ml）	6.77×10^6	＜20	＜20	＜20	＜20	＜20	＜20	＜20	＜20	＜20	＜20

21.3 诊疗体会

在上述病例 2 中，患者通过 IFN-α 联合 LAM 的治疗方案，不仅抑制了 HBV DNA 复制，获得了 HBeAg 血清学转换，实现了 HBsAg 血清学转换，并且肝脏病理也得到了明显的改善，肝硬化逆转[2]。在长达 3 年多的抗病毒治疗过程中，患者对 IFN-α 耐受良好，未出现 LAM 耐药变异，生长发育未受影响。

儿童慢性 HBV 感染在成年之前有 3%～5% 发展至肝硬化，0.01%～0.03% 发展至肝癌，整个生命周期 9%～24% 发展至肝癌。我们对 3932 例住院患者的肝脏病理与临床特征进行了回顾性分析[3, 4]，2111 例慢性乙型肝炎患者中发现重度肝脏纤维化或肝硬化（S≥3）者 308 例（14.6%），提示慢性乙型肝炎儿童也可发展至严重的肝纤维化或肝硬化。因此，对慢性乙型肝炎儿童应重视肝脏病情评估，不要漏诊已发生严重肝纤维化或肝硬化的患者，以免耽误治疗。国内外专家共识已明确 1 岁以上慢性乙型肝炎儿童可以开始以 IFN-α 为主的抗病毒治疗，并能取得一定的疗效。上述 2 例慢性乙型肝炎代偿期肝硬化的儿童患者，采用 IFN-α 为主的抗病毒治疗，不仅抑制了 HBV DNA 复制，而且获得了 HBeAg 血清学转换、HBsAg 血清学转换，最终逆转肝硬化，获得了比较可靠的停药终点，值得进一步推广。

临床试验已证实 IFN-α 治疗儿童慢性乙型肝炎有效，IFN-α 最初的疗程为半年，目前公认的是至少 1 年才能获得较好的疗效，延长疗程可提高 HBeAg 和 HBsAg 清除率，强调个体化治疗。本研究观察到在 IFN-α 抗病毒治疗延长疗程中，患者出现了 HBsAg 清除和血清学转换及肝硬化逆转。因此，在儿童慢性乙型肝炎肝硬化患者中，建议进一步延长疗程以争取获得更佳的疗效。

一项 177 例慢性乙型肝炎儿童用 LAM 联合或序贯 IFNα-2a 9 MU/m² 治疗 6 个月的研究[5]显示，联合治疗的有 55.3% 完全应答，LAM 治疗 2 个月后再用 IFN-α 治疗的有 27.6% 完全应答（$P < 0.01$）。联合治疗组 HBeAg 血清转换率更高且出现得更早，HBV DNA 清除出现得更早（$P < 0.05$）。联合治疗组 12.5% 发生 HBsAg 清除，序贯治疗组为 4.6%。抗 -HBs 血清转换率分别为 9.8% 和 6.2%（$P > 0.05$）[6]。联合治疗较单一治疗看来可以有更高的应答率和病毒清除率。目前成人慢性乙型肝炎采用干扰素联合 NA 和 NA 之间的联合抗病毒治疗已证明有较好的疗效和安全性，并形成了专家共识，联合治疗较单一治疗看来可以有更高的应答率和病毒清除率。因此，我们认为，在儿童慢性乙型肝炎肝硬化患者中不但可以使用干扰素，而且以干扰素为基础的联合治疗方案在慢性乙型肝炎肝硬化代偿期儿童患者中的临床应用值得推广，但需进一步的多中心随机对照实验去证实在儿童中联合治疗的疗效及安全性。

基于以上考虑，我们回顾性分析了 42 例 1～7 岁儿童慢性乙型肝炎肝硬化抗病毒治疗的疗效及安全性。

21.3.1 研究对象和方法

研究对象为 2006 年 6 月至 2013 年 12 月在笔者所在医院接受长期抗病毒治疗的 HBeAg 阳性肝硬化患者（男性 27 例，女性 15 例），其中活动性肝硬化、代偿期 29 例（均行肝脏穿刺病理检查），失代偿期肝硬化 13 例[7]。诊断符合我国《慢性乙型肝炎防治指南》（2015 年版）的诊断标准。失代偿期肝硬化患者治疗方案均为口服 NA，未使用干扰素。代偿期肝硬化患者治疗均为干扰素联合 NA。干扰素剂量为 3～6 MU/m² 体表面积，最大剂量不超过 10 MU/m²，隔日一次。LAM 3 mg/（kg·d），最大剂量不超过 100 mg/d。ADV 0.3 mg/（kg·d），最大剂量不超过 10 mg/d。

本研究主要评价治疗 48 周、96 周、144 周节点时病毒学及血清学指标，疗效评价的定义为：①完全病毒学应答，即 HBV DNA < 20 IU/ml；② HBeAg 血清学转换，即 HBV DNA < 20 IU/ml，同时 HBeAg 消失、抗 -HBe 出现；③ HBsAg 清除或血清学转换，在实现 HBeAg 血清学转换基础上伴有 HBsAg 清除或血清学转换；④肝硬化改善情况，即二次肝脏穿刺病理改善情况。

21.3.2 研究结果

21.3.2.1 完全病毒学应答率

患者在 24 周、48 周、96 周和 144 周时的完全病毒学应答率（HBV DNA < 20 IU/ml）分别为 69%（29/42）、100%（42/42）、100%（42/42）和 100%（42/42）。

21.3.2.2 HBeAg 血清学转换率

始终单用 NA 的失代偿期肝硬化患者在 48 周、96 周和 144 周时 HBeAg 转换率分别为

7.7%（1/13）、7.7%（1/13）和15.3%（2/13）。

代偿期肝硬化患者干扰素联合NA治疗，干扰素使用时间均达到144周以上，48周、96周和144周时HBeAg转换率分别为17.2%（5/29）、27.5%（8/29）和41.4%（12/29）。144周之后，部分患者（包括HBeAg仍阳性）停用干扰素，但仍有部分继续使用，最长至208周。已发生HBeAg血清学转换的患者在随访期仍能维持HBeAg血清学转换。

21.3.2.3　HBsAg水平变化情况、HBsAg清除/转换率

失代偿期肝硬化患者有1例出现HBsAg清除。代偿期肝硬化患者干扰素联合NA治疗中共有5例（17.2%）获得HBsAg清除及HBsAg血清学转换。因此，对于已经出现HBeAg血清学转换的肝硬化患者应根据HBsAg定量及下降的幅度进一步延长疗程以争取获得理想的治疗终点。

21.3.2.4　肝脏病理

11例代偿期肝硬化儿童患者在治疗144周或更长的时间后进行了第二次肝脏穿刺病理检查，检查结果显示肝脏纤维化程度明显减轻，均在S3以下，没有发现肝硬化。因此，对于代偿期慢性乙型肝炎肝硬化儿童患者应进一步延长疗程以争取获得肝硬化的逆转。

21.3.2.5　安全性

本研究中所有儿童治疗期间均无严重不良反应。单用NA的患者耐受性良好，干扰素联合NA不良反应发生率较高，不良反应主要与干扰素有关，主要表现为中性粒细胞绝对值的下降，均降至1.5×10^9/L以下，其中7名患者降至0.7×10^9/L～0.8×10^9/L，行骨髓穿刺术检查均未发现骨髓抑制。使用干扰素治疗的儿童在治疗期间未发现生长发育迟缓或停滞。在治疗期间所有患者均未因不良反应而停止干扰素治疗。

针对慢性乙型肝炎肝硬化儿童患者的治疗，既往文献都是以HBV DNA受到抑制作为评判标准，但这并不是抗病毒治疗的可靠停药终点。本研究针对代偿期肝硬化儿童患者采用干扰素联合NA治疗，是以获得比较可靠的停药终点为目标进行长期治疗，干扰素的疗程均较长，基本达到3年以上，在治疗过程中干扰素组患者HBsAg下降、清除甚至出现HBsAg血清学转换及肝硬化的逆转。因此，在慢性乙型肝炎肝硬化儿童患者中，建议延长干扰素疗程以争取获得更佳的疗效。

21.4　专家点评

既往研究结果提示慢性乙型肝炎儿童病情也可发展至严重的肝纤维化和肝硬化，应重视对慢性乙型肝炎儿童病情评估，以免耽误治疗。目前国内外慢性乙型肝炎防治指南对于慢性乙型肝炎儿童患者均推荐采用干扰素或NA进行治疗，但均无明确的药物疗程指南，而在慢性乙型肝炎肝硬化儿童的抗病毒治疗方面几乎没有提及。对这部分患者进行个体化治疗的研究，非常符合临床实际需求。

作者通过典型病例展示了以干扰素为基础的联合抗病毒治疗方案的优势。为探索这种治疗策略的普遍有效性，进行了一项回顾性研究。这个治疗策略甚至可能逆转肝硬化及可

能获得可靠停药的机会，值得临床医师思考并尝试。

在研究中作者敏锐地发现随着以干扰素为基础的抗病毒治疗的推进，部分患者可以实现HBsAg清除甚至肝硬化逆转。适当延长干扰素疗程，对于肝硬化儿童，还需考虑长期治疗的安全性问题，如能控制不良反应，慢性乙型肝炎肝硬化儿童的抗病毒治疗将获益更多，追求临床治愈更可行。

（作者：甘 雨；点评者：张鸿飞）

参 考 文 献

[1] 中华医学会肝病学分会，中华医学会感染病学分会.慢性乙型肝炎防治指南（2015年版）.临床肝胆病杂志，2015，（31）12: 1941-1960.

[2] 朱世殊，董漪，徐志强，等.1～7岁慢性乙型肝炎HBeAg阳性儿童经抗病毒治疗HBsAg清除率的回顾性研究.中华肝脏病杂志，2016，（24）10：738-743.

[3] 张鸿飞，董漪，王丽旻，等.儿童肝穿刺组织病理与临床诊断3932例回顾性研究.中华儿科杂志，2014，（8）52: 570-574.

[4] 张鸿飞，杨晓晋，朱世殊，等.1020例小儿肝穿刺组织病理学与临床的研究.中华儿科杂志，2002，40：131-134.

[5] Kasırga E. Lamivudine resistance in children with chronic hepatitis B. World J Hepatol，2015，7（6）：896-902.

[6] Paganelli M，Stephenne X，Sokal EM. Chronic hepatitis B in children and adolescents. J Hepatol，2012, 57（4）:885-896.

[7] 董漪，张鸿飞，徐志强，等.干扰素联合拉米夫定治疗HBeAg阳性代偿期乙型肝炎肝硬化儿童患者疗效和安全性研究.传染病信息，2015，28（5）：279-283.

22　部分 ALT 基本正常的慢性 HBV 感染儿童抗病毒治疗的初步探讨

国内外各大指南都把 ALT 升高作为抗病毒治疗的重要指征之一，但 ALT 基本正常的慢性 HBV 感染儿童也有两种情况需要考虑抗病毒治疗[1, 2]。第一种情况，ALT 基本正常，但肝脏病理学检查有活动性炎症，实际上属于慢性活动性肝炎，这部分患者非常明确应及时抗病毒治疗；第二种情况，ALT 基本正常，但肝脏病理学检查没有明显的活动性炎症，炎症程度 G≤1，这些患者中一部分通过抗病毒治疗可以取得一定的疗效，值得临床进一步探索。针对以上两种情况，下文将通过具体病例进行探索。

22.1　病例 1：ALT 基本正常的儿童慢性活动性乙型肝炎

22.1.1　病例介绍

患者男性，6 岁 2 个月，因"乙肝表面抗原阳性 5 年"入院。患者 5 年前体检发现 HBsAg 阳性，无任何不适，ALT 基本正常，未治疗。2015 年 7 月开始在笔者所在医院门诊随诊 1 年，ALT 波动于 38～55 U/L，HBV DNA 波动于 $1.6×10^7$～$5.3×10^7$ IU/ml，HBsAg 4768 IU/ml，HBeAg 1732 COI。B 超提示脾脏厚 35 mm。其母亲、姨妈、外祖母均为慢性乙型肝炎患者，外祖母因肝癌病故。为进一步明确肝脏损害程度遂入院检查。入院查体：体重 24 kg，生长发育与正常同龄儿童相仿；未见阳性体征。

22.1.2　临床诊治思维过程

患者入院前 ALT 45 U/L，没有任何临床症状，生长发育正常。入院后肝脏穿刺活检：慢性乙型病毒性肝炎，G2S3。患者诊断明确，为活动性慢性乙型肝炎且伴有中重度纤维化。再根据患者有慢性乙型肝炎、肝细胞肝癌母系家族史，HBV DNA 高载量 10^7 IU/ml，必须尽快予抗病毒治疗。遂予 IFN-α 联合 ETV 0.5 mg 口服、每日一次治疗。IFN-α 100 万 U/次，逐渐加量至 300 万 U/次，肌内注射，隔日一次，适应后转为 Peg-IFNα-2b 50 μg 皮下注射，每周一次，同时加用利可君（半胱氨酸前体）40 mg/次口服，每日 2 次，防治因 IFN-α 导致的白细胞减少。治疗经过：① IFN-α 联合 ETV 治疗 3 个月时 HBV DNA < 40 IU/ml；②治疗个 8 月时 HBeAg 转为阴性；③治疗 12 个月时抗 -HBe 转为阳性；④治疗 1 年 6 个月时，HBsAg 定量 < 0.05 IU/ml，抗 -HBs 出现阳性，实现了乙型肝炎的临床治愈；⑤治疗 2 年时，抗 -HBs 从 50 COI 逐渐上升，达到 1000 COI 以上，停止抗病毒治疗。

22.1.3 诊疗体会

本病例随访 1 年肝功能基本正常或轻度异常，如果没有肝脏活检确实不能明确肝脏病变情况，因此类似这样的病例还是要积极通过肝脏活检来评估肝脏病变情况，如果肝脏病理明确提示为活动性肝炎，则需要尽快启动抗病毒治疗。儿童慢性乙型肝炎抗病毒治疗及时与否，预后差别很大。笔者曾经遇到过 2 个病例，肝脏穿刺结果均为重度慢性乙型肝炎（G3S3）。一例经及时抗病毒治疗后，病情明显改善，肝脏病理由中重度（G3S3）损害恢复到轻度损害（G1S1）；另一例未进行抗病毒治疗，病变程度相同的患者在 2 年后发展成非常明确的肝硬化（G2S4）。本例患者及时予 IFN-α 联合 ETV 抗病毒治疗，最终获得了临床治愈的理想疗效。

从本例患者来看，对于 ALT 基本正常的慢性乙型肝炎儿童有哪些方面需要注意呢？既往有报道[3]，小部分慢性乙型肝炎儿童 ALT 虽然正常，但肝脏组织学表现为不同程度的损害。我们对 1230 例慢性乙型肝炎儿童的临床与病理对比研究表明，21.3% 的 ALT 正常患者病理提示有活动性病变。结果说明这些患者事实上已进入了免疫活动期，需要进行抗病毒治疗，否则就错过了抗病毒治疗的最佳时机。因此，对一些 ALT 基本正常的慢性乙型肝炎儿童除定期监测肝功能和肝胆脾 B 超等外，必要时应进行肝脏组织学检查以明确肝脏病变，确定是否需要进行抗病毒治疗。

22.2 病例 2：肝脏炎症程度（G）≤1 的慢性乙型肝炎儿童的抗病毒治疗

22.2.1 病例介绍

患者女性，2 岁 8 月，因"乙肝表面抗原阳性 2 年，肝功能轻度异常 10 个月"入院。患者 2013 年 5 月体检时发现 HBsAg 阳性，肝功能正常，未治疗。2014 年 7 月再次体检时发现 HBsAg、HBeAg、抗-HBc 均阳性，肝功能异常，ALT 45 U/L，未行抗病毒治疗。2015 年 5 月 22 日来笔者所在医院门诊进一步诊治，腹部超声检查提示慢性肝损害，肝功能检查提示 ALT 52 U/L、AST 41 U/L，HBV-M：HBsAg（5277 COI）、HBeAg（1411 COI）、抗-HBc 阳性，HBV DNA 8.91×10^6 IU/ml。有明确的肝炎患者密切接触史，母亲为 HBeAg 阳性乙肝患者，孕期未做阻断，出生后患者未行乙肝免疫球蛋白阻断，0、1、6 个月注射乙肝疫苗共 3 次。患者既往体健，无水痘、麻疹、伤寒、结核等传染病史，无长期服药史；系第一胎、顺产，母乳喂养，出生时无窒息史；无血吸虫病疫水接触史，无放射性物质、毒物接触史；父亲体健，母亲为乙肝患者；家族中无其他传染病及遗传病史。入院查体：体重 14 kg，身高 97 cm，生长发育与正常同龄儿童相仿，未见阳性体征。

入院化验检查，血常规：WBC 6.12×10^9/L，RBC 4.23×10^{12}/L，Hb 112 g/L，PLT 296×10^9/L，N 计数 2.22×10^9/L，N 比例 36.24%，L 比例 55.14%。HBsAg 定量 2889 IU/ml，HBV DNA 基因分型为 C 型；甲型、戊型肝炎抗体阴性，丙型肝炎抗体阴性，抗 CMV-IgM、抗 EBV-IgM、抗 CMV-IgG 均阴性，CMV DNA、EBV DNA 阴性。甲状腺功能、抗甲状腺自身抗体组合未见明显异常。自身抗体五项阴性。AFP 7.72 ng/ml。铜蓝蛋白 CER 0.32 g/L。腹部 B 超：脾肋间厚 25 mm，长径 81 mm，肝回声增粗。

22.2.2 临床诊治思维过程

患者发现乙型肝炎 2 年，转氨酶轻微高于正常值 10 个月。入院经详细询问病史，排除了用药、感冒等引起的肝功能异常，排除其他嗜肝病毒合并感染，如甲、戊、丙型肝炎病毒，巨细胞病毒和 EB 病毒感染。铜蓝蛋白正常。为了明确患者肝脏病变情况，入院后行肝脏穿刺病理检查。肝脏病理结果：肝细胞弥漫性水样变性，区域性气球样变，少数呈点灶状坏死；少量窦周炎；汇管区扩大，纤维组织增生，少量单个核炎细胞浸润，未见明显的界面炎。免疫组化：HBsAg（++），HBcAg（+）。特殊染色：铁染色（–），铜染色（–），糖原染色（–）。结论：慢性病毒性肝炎，乙型，G1S1。

患者转氨酶轻微升高，但已经持续 10 个月，且排除了其他可能导致肝功能异常的原因，肝脏病理提示肝脏炎症程度 1 级，纤维化分期 1 期。患者需要抗病毒治疗吗？下面首先回顾我们既往做的相关研究。

为探讨 IFN-α 单药或联合治疗肝脏炎症程度（G）≤1 儿童慢性乙型肝炎的疗效及影响因素，我们从 2006 年 1 月至 2011 年 12 月期间在笔者所在医院青少年肝病中心住院的经肝脏穿刺活检证实肝脏炎症程度（G）≤1 的 97 例年龄＜18 岁的 HBeAg 阳性慢性乙型肝炎儿童进行回顾性研究和随访。纳入标准：①年龄＜18 岁，HBsAg 阳性＞6 个月，HBeAg 阳性，诊断符合《慢性乙型肝炎防治指南》（2010 年版）；②肝功能正常或轻度异常（ALT＜2 ULN），HBV DNA 阳性，肝脏病理提示炎症程度（G）≤1 级；③除外合并甲、丙、丁、戊型肝炎，自身免疫性肝炎，肝豆状核变性，非嗜肝病毒性肝炎；④所有患者治疗前 6 个月未曾用任何抗病毒药物。

研究方法：本组纳入符合入组标准的 97 例慢性乙型肝炎儿童，予干扰素单用或联合核苷（酸）类似物（LAM 或 ADV）治疗。治疗方案依据 HBV DNA 定量分为：≥7 lg IU/ml 的初始干扰素（IFN-α 剂量每次 3～5 MIU/m^2 体表面积，最大可达每次 10 MIU/m^2 体表面积，隔日一次；Peg-IFNα-2a 为 104 μg/m^2，每周一次；Peg-IFNα-2b 为 1.5 μg/m^2，每周一次）联合 LAM[3 mg/（kg·d），最大剂量 100 mg/d，下同] 或 ADV[2～6 岁 0.3 mg/（kg·d），7～11 岁 0.25 mg/（kg·d），12 岁以上 10 mg/d，下同] 治疗；＜7 lg IU/ml 先干扰素单用治疗 12 周，如 HBV DNA 下降＜2 lg IU/ml 联合 LAM 或 ADV；＞2 lg IU/ml 继续单用干扰素，总疗程 72～144 周（图 22.1）。疗效判定标准：HBeAg 转阴或转换；HBeAg 转阴或伴抗 -HBe 转阳。HBsAg 转阴或转换包括：HBsAg 转阴或伴抗 -HBs 转阳。HBV DNA 转阴：HBV DNA 低于 40 IU/ml。以上治疗均在患者及其父母知情同意后进行。

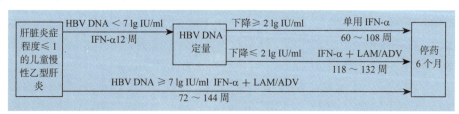

图 22.1　治疗方案

治疗结果：

（1）一般情况：97 例患者中男性 67 例（69.07%），女性 30 例（30.93%），年龄中位数为 7 岁，均值为（7.81±3.96）岁。年龄以 1～3 岁组最多（46 例，47.42%）（表 22.1）。家族史：90 例（92.78%）母亲 HBsAg 阳性，2 例（2.06%）父亲 HBsAg 阳性，5 例无家族史。所有患者均接种乙肝疫苗，34 例（37.78%）出生时接种乙肝免疫球蛋白、行乙肝疫苗阻断（简称联合阻断）。

（2）基线的检查：97 例患者基线实验室检查结果见表 12.1。肝脏病理：炎症均≤1 级，纤维化分期（S）其中 2 期 6 例（6.19%，6/97），其余 91 例 S＜2 期。

表 22.1 患者基线的一般情况及实验室结果

	数值	范围或比例
男性	67 例	69.07%
年龄（岁）	7.81±3.96	1～17
1～3	46 例	47.42%
4～6	14 例	14.43%
7～9	7 例	7.22%
10～12	15 例	15.46%
13～15	9 例	9.28%
16～17	6 例	6.19%
家族史		
母婴	90 例	92.78%
父婴	2 例	2.06%
联合阻断史	34 例	37.78%
生化		
ALT（U/L）	49.86±15.79	9～79
AST（U/L）	44.51±13.16	15～68
病毒学		
HBV DNA（lg IU/ml）	8.76	9.34～4.15
B 型	79 例	81.44%
C 型	11 例	11.34%

（3）疗效：97 例用干扰素单用或联合 LAM（或 ADV）抗病毒治疗，其中 18 例（18.56%）单用干扰素治疗，79 例（81.44%）采用联合治疗。疗程（113.86±14.43）周。HBeAg 转换时间为（67.84±42.56）周（12～108 周），HBsAg 转换时间为（69.71±44.42）周（12～120 周）。停药 24 周的 HBV DNA 阴性率为 88.66%（86/97）、HBeAg 转阴或转换率为 60.82%（59/97）、HBsAg 转阴或转换率为 37.11%（36/97）。治疗结束时及停药 24 周的 HBV DNA 阴性率、HBeAg 转阴或转换率、HBsAg 转阴或转换率见图 22.2。

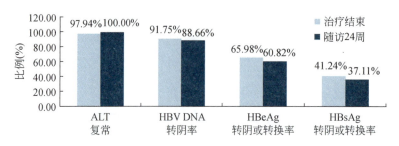

图 22.2 治疗结束时和停药 24 周时的疗效

治疗期间不同时间点的应答情况见表 22.2，停药 24 周随访，4 例（10.00%，4/40）HBsAg 复阳，5 例（7.81%，5/64）HBeAg 复阳。5 例 HBeAg 复阳的患者中 3 例（3.37%，3/89）HBV DNA 复阳，但 HBV DNA 均 < 5 lg IU/ml，且肝功能正常。HBsAg 复阳的患者 HBV DNA 均阴性，疗程为（99.08±20.83）周，小于未复发患者的疗程（130.67±20.09）周，$P=0.005$，$t=2.983$。

表 22.2 不同时间段的生化和病毒学应答 [n（%）]

	治疗时间					随访 24 周
	48 周	72 周	96 周	120 周	144 周	
ALT 复常	46（47.42）	87（89.69）	91（93.81）	94（96.91）	95（97.94）	97（100）
HBV DNA 转阴	76（78.35）	81（83.51）	83（85.57）	89（91.75）	89（91.75）	86（88.66）
HBeAg 转阴或转换	54（55.67）	57（58.76）	59（60.82）	63（64.95）	64（65.98）	59（60.82）
HBsAg 转阴或转换	26（26.80）	32（32.99）	35（36.08）	38（39.18）	40（41.24）	36（37.11）
HBsAg 转阴或转换伴 HBV DNA < 40 IU/ml	17（17.52）	30（30.93）	33（34.02）	38（39.18）	40（41.24）	36（37.11）

（4）影响疗效的因素：影响疗效的因素分组比较见表 22.3。小年龄组（1~6 岁，60 例）儿童，停药 24 周时 HBeAg 转阴或转换率、HBsAg 转阴或转换率均高于大年龄组（7~18 岁，37 例），两组差异显著，$P < 0.01$。有无联合阻断史对疗效影响不显著。基线 ALT 水平，ALT < 1 ULN 共 39 例（40.21%），1 ULN ≤ ALT < 2 ULN 58 例（59.79%），两组 HBeAg、HBsAg 转阴或转换率差异不显著。

表 22.3 影响疗效的因素 [n（%）]

	HBV DNA 转阴	HBeAg 转阴/转换	HBsAg 转阴/转换
年龄			
1~6 岁	54（90.00）	42（70.00）	29（48.33）
7~17 岁	32（86.49）	17（45.95）	7（18.92）
P（χ^2）	0.841（0.04）	0.032（4.59）	0.007（7.27）

续表

	HBV DNA 转阴	HBeAg 转阴/转换	HBsAg 转阴/转换
联合阻断史			
有	30（88.24）	21（61.76）	13（38.24）
无	50（89.29）	34（60.71）	21（37.50）
$P(\chi^2)$	0.848（0.04）	0.901（0.02）	0.877（0.02）
ALT 水平			
<1 ULN	34（87.18）	22（56.41）	13（33.33）
<2 ULN	52（89.66）	37（63.79）	23（39.66）
$P(\chi^2)$	0.96（0.00）	0.604（0.269）	0.676（0.174）

（5）不良反应：97 例患者出现不同程度的发热、皮疹、乏力、脱发、中性粒细胞减低、血小板减低、甲状腺功能减低等（表 22.4），经对症处理及干扰素调整剂量可继续治疗。甲状腺功能亢进 2 例，干扰素减量或暂停用药 3 个月，必要时加用治疗甲亢的药物，甲状腺功能恢复后继续干扰素治疗。3 例患者出现热惊厥，经脑电图检查除外癫痫，加强护理并继续治疗。所有患者均坚持治疗。

表 22.4　不良反应情况

不良反应	例数	比例（%）
发热	66	68.93
皮疹	13	13.40
乏力	10	10.31
脱发	7	7.22
中性粒细胞减低	49	50.52
血小板减低	5	5.15
亚临床甲状腺功能减低	3	3.09
甲状腺功能亢进	11	2.06
热惊厥	3	3.09

根据上述研究结果，结合本例患者年龄小于 3 岁，肝功能持续轻微异常，肝脏炎症程度已达 1 级，在与家长充分沟通后，先予 IFN-α 抗病毒治疗。

该患者体表面积 0.53 m²，予重组人干扰素 α-2b 注射液，预定剂量 240 万 U（按 3～5 MU/m² 体表面积计算），隔日一次。先从小剂量 30 万 U 用起，患者有轻度发热反应，待其耐受以后，逐渐加量，直至剂量维持在 240 万 U。患者治疗期间每 12 周复查一次。治疗至 12 周时 HBV DNA 下降不显著，加用 ETV（依据体重 15 kg，予 0.25 mg/d）联合干扰素治疗，36 周时复查提示 HBsAg、HBeAg、HBV DNA 同时转阴，48 周时考虑 HBsAg 转阴才 12 周，抗-HBs 滴度 < 100 IU/L，为减少病情反复的风险，继续巩固治疗，在 72 周时复查抗-HBs > 1000 IU/L，停用干扰素及 ETV，96 周时复查提示抗-HBs 仍 > 1000 IU/L。患者用干扰素治疗 72 周，随访 24 周，生长发育指标未见滞后。其病毒学应答、血清学及生化学变化情况如表 22.5。

表 22.5　干扰素治疗后 ALT、病毒学、身高、体重等指标变化

时间（周）	HBsAg（< 0.05 IU/ml）	抗-HBs（> 10 IU/L）	HBeAg（< 1 COI）	HBV DNA（< 20 IU/ml）	ALT（< 40 U/L）	体重（kg）	身高（cm）
0	2 887	0	1411	8.91×10^6	52	14	97
12	1 413	0	925	9.67×10^5	61	13	97
24	138	0	321.8	6.81×10^2	71	15	102
36	0.461	45.2	0.29	< 20	65	15	104
48	< 0.05	67.8	0.13	< 20	46	17	105
60	< 0.05	87.4	0.1	< 20	50	17	105
72	< 0.05	> 1 000	0.11	< 20	42	17	106
96	< 0.05	> 1 000	0.13	< 20	36	17	106

该患者为幼儿，尽管肝脏病理提示肝脏炎症 1 级，未见明显的界面炎，但患者轻微肝功能异常已经 10 个月，且 HBV DNA 非高载量，HBsAg 定量非高滴度，考虑患者已不处于免疫耐受期，因此及时予抗病毒治疗。治疗结果显示不仅抑制了 HBV DNA 复制，而且获得了 HBeAg 血清学转换，更进一步实现了 HBsAg 清除及血清学转换，最终获得了临床治愈。本病例在儿童慢性 HBV 感染肝功能轻微异常时是否选择抗病毒治疗上给了我们一些启示。

22.2.3　诊疗体会

一般来说婴幼儿期感染 HBV 的儿童大部分将成为无症状慢性携带者，其表现为血清 ALT 正常，HBeAg 阳性，HBV DNA 高载量（> 1×10^6 IU/ml），肝组织学炎症轻微或正常，即免疫耐受状态。既往认为儿童和年轻的成人在免疫耐受期缺乏 HBV 特异的适应性免疫应答，因此不推荐治疗。实际上患者是不是真正的免疫耐受很难确定，因为免疫耐受期并没有一个确定的免疫指标来判定，而是将 ALT 升高作为判断 HBV 免疫活动的关键因素之一。D'Antiga 等[4] 在免疫耐受期儿童治疗中将其定义为 ALT 正常或轻度升高；同样 Poddar 等[5] 在其研究中将免疫耐受期定义为 ALT < 2 ULN；朱世殊等[6] 在免疫耐受期儿童抗病毒治疗中将其定义为 ALT < 60 U/L。因此，研究中免疫耐受期的诊断标准不一样，可能有些免疫耐受期患者并不是真正的免疫耐受，导致研究结果不一致。

本例患者 ALT 虽然 < 60 U/L，但已持续异常 10 个月，同时 HBsAg、HBV DNA 非高滴度，肝脏病理提示 G1S1，因此考虑患者打破了免疫耐受，应予抗病毒治疗。患者首选单用干扰

素治疗，然后依据治疗应答情况调整治疗（RGT）方案。患者在治疗12周时HBV DNA下降不理想，在用干扰素调节免疫功能的基础上加用ETV抑制病毒。患者在48周时出现理想疗效，HBsAg转阴，最终获得临床治愈。

22.3 专家点评

ALT基本正常的慢性HBV感染儿童应定期监测肝功能，对一些ALT轻度异常，尤其是具有肝硬化、肝癌家族史的患者，必要时应行肝脏病理学检查，一旦发现肝脏有活动性炎症，必须及时予抗病毒治疗，以阻止病情进展。

ALT基本正常，但肝脏病理没有明显的活动性炎症，炎症程度G≤1，这些患者不能仅依据ALT水平，或者以肝脏病理为唯一标准，还需要仔细询问患者ALT的随访情况，以及病毒学的各项指标如HBsAg、HBeAg和HBV DNA定量综合判断患者是否已打破免疫耐受状态，如已打破则应尽快予抗病毒治疗。

打破免疫耐受状态的慢性乙型肝炎儿童抗病毒治疗小年龄组较大年龄组HBeAg转阴或转换率、HBsAg转阴或转换率高，疗效好；而与基线ALT水平、有无联合阻断史的疗效差异不显著。

本组患者对干扰素抗病毒治疗耐受性较好，无一例因严重不良反应停止治疗。不良反应包括发热、皮疹、中性粒细胞下降、血小板减低、甲状腺功能紊乱、高热惊厥，均可经对症处理后继续治疗。上述研究对儿童治疗取得了较好的疗效，不仅体现了干扰素对儿童抗病毒治疗的有效性，也提供了很好的安全性数据，值得临床医师借鉴。

（作者：张鸿飞；点评者：朱世殊）

参考文献

[1] 张鸿飞.乙型肝炎临床与活体组织病理//骆抗先主编.北京：科学出版社，2001：199-200.
[2] 张鸿飞，朱世殊，杨晓晋，等.小儿乙、丙型肝炎临床与病理研究.传染病信息，2006，19（3）:130-141.
[3] Cao Z, Liu Y, Chen X, et al. A potent hepatitis B surface antigen response in subjects with inactive hepatitis B surface antigen carrier treated with pegylated-interferon alpha. Hepatology，2017，66（4）:1058-1066.
[4] D'Antiga L, Aw M, Atkins M, et al. Combined lamivudine/interferon-alpha treatment in "immunotolerant" children perinatally infected with hepatitis B: a pilot study. J Pediatr，2006，148: 228-233.
[5] Poddar U, Yachha SK, Agarwal J, et al. Cure for immune-tolerant hepatitis B in children: is it an achievable target with sequential combo therapy with lamivudine and interferon? Journal of Viral Hepatitis，2013，20(5): 311-316.
[6] Zhu SS, Zhang HF, Dong Y, et al. Antiviral therapy in hepatitis B virus-infected children with immune-tolerant characters: a pilot open-lable randomized study. J Hepatol，2018，68:1123-1128.

23 儿童慢性乙型肝炎干扰素治疗出现白细胞、血小板减低的处理

干扰素治疗慢性乙型肝炎最为常见的不良反应之一为外周血细胞下降，主要表现为白细胞、中性粒细胞及血小板下降[1,2]。我国《慢性乙型肝炎防治指南》（2015年版）指出[3]，一过性外周血细胞减少，中性粒细胞绝对计数 $\leqslant 0.75 \times 10^9$/L 和/或血小板 $< 50 \times 10^9$/L，应降低剂量；中性粒细胞绝对计数 $\leqslant 0.5 \times 10^9$/L 和/或血小板 $< 25 \times 10^9$/L，则应暂停使用干扰素。对中性粒细胞明显降低者，可试用粒细胞集落刺激因子（G-CSF）或粒细胞–巨噬细胞集落刺激因子（GM-CSF）治疗。儿童慢性乙型肝炎患者出现中性粒细胞下降除须考虑针对成人患者需要考虑的情况，还须考虑是否合并急性上呼吸道感染，必要时进行骨髓检查除外血液系统疾病。如果处理不当，干扰素减量或停药，可能会影响疗效。正确认识和处理干扰素治疗中血细胞的下降，可以提高治疗方案的依从性，保证足够的剂量和疗程，可以对持续病毒学应答产生有利的影响。下文就用干扰素治疗慢性乙型肝炎出现白细胞及血小板减低，最终取得 HBsAg 血清学转换的病例进行实例分析。

23.1 病例介绍

患者女性，3 岁，因"乙肝表面抗原阳性 1 年余"入院。患者于 2010 年 12 月查体时发现乙肝表面抗原阳性，肝功能轻度异常。2011 年 8 月第一次入院检查：WBC 7.56×10^9/L，N 1.87×10^9/L，Hb 119 g/L，PLT 305×10^9/L；ALT 109 U/L、AST 96 U/L。甲状腺功能五项正常。HBsAg、HBeAg、抗 -HBc 阳性，HBV DNA 1.53×10^8 IU/ml。肝脏穿刺病理：慢性病毒性肝炎，G1S1。2011 年 9 月 6 日开始干扰素 α-1b 40 万 U 隔日一次抗病毒治疗。2012 年 2 月 18 日因"上呼吸道感染"用口服中成药治疗 1 周，2 月 25 日当地医院检查结果，WBC 3.98×10^9/L，N 0.6×10^9/L，Hb 115 g/L，PLT 215×10^9/L。其母亲为乙型肝炎患者，接触密切，无输血史。患者既往体健，无外伤、手术及输血史，无食物、药物过敏史。入院查体未见异常。第二次入院化验检查，血常规：WBC 3.87×10^9/L，N 0.47×10^9/L，Hb 105 g/L，PLT 225×10^9/L；肝功能：ALT 57 U/L，AST 84 U/L，Tbil 10.8 μmol/L，Alb 39 g/L；PTA 99%；乙肝五项：HBsAg 567 COI，HBeAg 0.57 COI，抗 -HBe 0.33 COI，抗 -HBc 阳性；HBV DNA < 40 IU/ml；甲状腺功能五项正常。抗核抗体 1∶100。腹部 B 超：肝脏回声增粗。

23.2 临床诊治思维过程

患者为慢性乙型肝炎、轻度，结合其年龄小、肝功能异常，予干扰素抗病毒治疗，治疗 6 个月时出现 HBV DNA 转阴，HBeAg 转阴，HBsAg 明显下降，肝功能轻度异常，疗效

较好；但同时出现中性粒细胞明显下降。追问病史，患者曾因"上呼吸道感染"自行用口服中成药治疗 1 周。结合患者治疗前无肝硬化，白细胞、中性粒细胞减低考虑与近期呼吸道感染及用中成药有关。因此干扰素暂不减量，加用利可君升白细胞治疗，同时用粒细胞刺激因子 1 次。1 周后复查：WBC 8.7×10^9/L，N 1.1×10^9/L，Hb 115 g/L，PLT 278×10^9/L。出院后继续用干扰素抗病毒，辅以利可君升白细胞。治疗 48 周时复查：WBC 5.6×10^9/L，N 0.91×10^9/L，Hb 125 g/L，PLT 218×10^9/L。肝功能正常，HBsAg 阴性，抗 -HBs、抗 -HBe、抗 -HBc 阳性，HBV DNA < 40 IU/ml。继续治疗至 72 周停用干扰素，停干扰素 24 周后复查：WBC 8.1×10^9/L，N 2.1×10^9/L，Hb 129 g/L，PLT 286×10^9/L；肝功能正常；HBsAg 阴性，抗 -HBs（> 1000 COI）、抗 -HBe、抗 -HBc 阳性，HBV DNA < 40 IU/ml（表 23.1）。

表 23.1 干扰素治疗过程中各项指标的变化

检查项目	0 周	12 周	24 周	36 周	48 周	60 周	72 周	84 周	96 周
ALT（U/L）	109	75	57	38	21	27	31	33	38
HBsAg（COI）	9 566	3 341	567	121	0.15	0.21	0.11	0.36	0.51
抗 -HBs（COI）	< 2	< 2	< 2	10.5	38.6	567.1	> 1 000	> 1 000	> 1 000
HBeAg（COI）	1 751	115	65	0.61	0.31	0.09	0.39	0.41	0.61
抗 -HBe（COI）	—	—	—	+	+	+	+	+	+
HBV DNA（IU/ml）	1.53×10^8	8.14×10^2	< 40	< 40	< 40	< 40	< 40	< 40	< 40
WBC（$\times 10^9$/L）	7.56	—	3.87	3.65	4.05	4.11	3.76	8.9	8.1
N（$\times 10^9$/L）	1.89	—	0.47	1.1	1.3	1.12	1.08	2.31	2.17

23.3 诊疗体会

患者通过干扰素治疗出现白细胞、中性粒细胞减低，考虑患者有呼吸道感染及用药史，且已获得了 HBeAg 血清学转换，有希望出现 HBsAg 转阴。这就给我们提出一个值得思考的问题：对于干扰素治疗慢性乙型肝炎儿童过程中出现中性粒细胞减低，是干扰素立即减量或停药呢，还是兼顾疗效和安全性调整治疗？

我们就这个问题做了一项临床观察及研究。

23.3.1 研究对象和方法

2002 年 1 月至 2010 年 2 月在笔者所在医院住院的、均经肝脏穿刺活检证实的活动性进展期 HBeAg 阳性的慢性乙型肝炎成年或儿童患者；诊断标准符合我国慢性乙型肝炎防治指南；干扰素治疗前均无血液系统疾病史及家族史，外周血象均正常。

所有患者均采用 IFN-α 或 Peg-IFNα 治疗，疗程 1 ～ 2 年。依据 IFN-α 治疗过程中是否加用利可君分组。A 组：加用利可君 20 ～ 60 mg/ 次，每日 1 ～ 3 次，包括干扰素开始治疗即加用利可君，以及在治疗过程中因中性粒细胞计数下降至 < 1×10^9/L 及或血小板下降至 < 100×10^9/L 后加用利可君或上调利可君剂量。B 组：整个治疗过程中未加用利可君。

对患者治疗的时间，除基线评估外整个治疗过程中定期观察，前 3 个月每月一次、

3 个月后每 3 个月一次进行随访，并记录血象、肝功能、HBV DNA 及乙肝五项等结果。

23.3.2 研究结果

（1）一般情况：本组经 Peg-IFNα 和 IFN-α 治疗慢性乙型肝炎患者 395 例，A 组 206 例，B 组 189 例，两组患者在年龄、性别组成、体重等人口统计学特征和治疗前 HBV DNA 水平、ALT 及 AST 水平、用 IFN-α 治疗的人数方面的差异均无统计学意义，具有可比性（表 23.2）。全组中性粒细胞（N）减少（定期随访中出现一次，经两次重复的实验室检查结果相同后证实）$< 1 \times 10^9/L$ 为 35.9%（142/395 例）。A 组中 29.6%（61 例）$N < 1 \times 10^9/L$，12.6%（26 例）$N \leq 0.75 \times 10^9/L$，4.8%（10 例）$N \leq 0.5 \times 10^9/L$。B 组中 42.8%（81 例）$N < 1 \times 10^9/L$，与 A 组比较 $P=0.01$；$N \leq 0.75 \times 10^9/L$ 为 26.4%（50 例），$P=0.02$；$N \leq 0.5 \times 10^9/L$ 为 16.4%（31 例），$P=0.04$。A、B 两组比较，上述三组数据差异均有统计学意义。

表 23.2　两组患者基线的临床特点

项目	A 组	B 组	P 值
例数	206 例	189 例	
年龄范围	2～68 岁	2～64 岁	0.11
男性例数和比例	145 例（70.3%）	120 例（63.4%）	0.53
体重范围和中位数	13～72 kg（65 kg）	12～75 kg（61 kg）	0.67
AIT	（154±54）U/L	（134±36）U/L	0.43
AST	（167±47）U/L	（122±41）U/L	0.12
HBV DNA	（7.8±1.0）lg IU/ml	（7.9±1.1）lg IU/ml	0.31
肝脏病理 S ≥ 3 例数和比例	31 例（15%）	25 例（13.2%）	0.37
普通干扰素的例数和比例	141 例（70.3%）	135 例（71.4%）	0.61

（2）两组患者治疗过程中中性粒细胞数变化后的处理及转归：治疗过程中，A 组中 8.7%（18 例）的患者有 1～3 次用粒细胞集落刺激因子（G-CSF），8.2%（17 例）在治疗过程中干扰素减量，利可君剂量上调至 60 mg，每日 3 次，所有患者完成治疗，另外有 83 例（40.3%）干扰素的剂量超过常规剂量（即 IFN-α > 500 万 U，隔日一次），其中有 22 例（10.6%）剂量至 1000 万 U，隔日一次，3 例患者 Peg-IFNα 剂量最大达 360 μg/ 周。B 组中有 25.9%（49 例）加用粒细胞集落刺激因子（G-CSF），23.3%（45 例）干扰素减量，5.8%（11 例）停药，B 组中仅 10 例（5.2%）干扰素加量超过常规量，无一例加至 1000 万 U。

（3）两组患者治疗过程中血小板变化的处理及转归：本组所有患者中血小板 $< 100 \times 10^9/L$ 占 9.8%（39 例），A 组为 8.7%（18 例），B 组为 11.1%（21 例）；血小板 $\leq 80 \times 10^9/L$，A 组为 5.3%（11 例），B 组为 7.9%（15 例）；血小板 $\leq 50 \times 10^9/L$，A 组为 1.0%（2 例），B 组为 2.6%（5 例）。A 组中血小板下降的比例较 B 组小，利可君组有减少血小板数下降的趋势，可扩大样本量进一步研究。血小板下降的所有患者肝脏病理

均为 S3 以上纤维化者。

（4）两组患者治疗结束时情况：所有患者在治疗结束时做乙型肝炎病毒学检测，B 组中 11 例患者终止治疗。A 组 HBV DNA ＜ 100 IU/ml 为 67.4%（139 例），HBeAg 转阴率为 54.3%（112 例），HBeAg 血清学转换率为 40.7%（84 例）；B 组分别为 53.9%（102 例），41.2%（78 例），26.9%（51 例），两组比较 P 值分别为 0.02、0.01、0.01，差异有统计学意义。

23.3.3　总结与讨论

IFN-α 和 Peg-IFNα 用于慢性乙型肝炎患者抗病毒治疗过程中，血液系统的不良反应可能会影响患者用药的依从性及疗程的完成，进一步可影响抗病毒疗效[4]。中性粒细胞及血小板下降是导致干扰素剂量调整和治疗终止最常见的实验室异常。中性粒细胞减少往往见于用药 2 周至 2 个月内，3 个月后则趋于稳定，停用干扰素后中性粒细胞计数可迅速回升至基线水平[5]。利可君为半胱氨酸衍生物，口服后在十二指肠碱性条件下与蛋白结合成可溶性物质迅速被肠道吸收。利可君是促进白细胞增生的药物，在预防和治疗白细胞减少症，治疗血小板减少症有一定的疗效。慢性乙型肝炎患者用干扰素抗病毒期间加用利可君可预防及治疗白细胞、血小板下降，辅助患者顺利完成抗病毒治疗疗程，一定程度上使干扰素剂量的增加及疗程的延续有了保障，进一步可提高其抗病毒的疗效。本研究中加用利可君组患者减少应用粒细胞刺激因子及干扰素减量和停药的机会，而未加用利可君组，因部分患者干扰素减量，甚至有少数患者停药。干扰素治疗中加量的机会在加用利可君组也较未加用利可君组的患者机会多。加用利可君组血小板下降也较未加用利可君组比例小，利可君有减少干扰素治疗过程中出现的血小板下降的趋势。故在干扰素治疗结束时检查的 HBV DNA 转阴率、HBeAg 转阴率及血清学转换率，加用利可君组较未曾加用利可君组高。但本研究病例尚少，故利可君在干扰素抗病毒治疗中的作用可扩大样本做深入的研究。

干扰素继治疗过程中兼顾"安全、疗效"的原则，同时结合儿童患者本身的白细胞特点，继续予干扰素治疗，同时辅以升白细胞药物，提高患者的依从性，从而达到最佳治疗效果。

23.4　专家点评

干扰素治疗儿童慢性乙型肝炎可导致一些不良反应，但大多数不良反应为轻度、一过性的。血象白细胞降低和/或血小板减少是最为常见的实验室检查不良反应之一。我国《慢性乙型肝炎防治指南》（2015 年版）提出，干扰素治疗过程中，中性粒细胞数≤ 0.75×10^9/L、血小板数＜ 50×10^9/L 时，应减少干扰素剂量；中性粒细胞数≤ 0.5×10^9 和/或血小板＜ 25×10^9/L 时，应暂停干扰素治疗。但儿童患者因中性粒细胞与淋巴细胞数的比例随年龄增加而变化，干扰素治疗期间出现白细胞下降的比例较成人高。但相关文献报道较少。作者以"儿童慢性乙型肝炎干扰素治疗出现白细胞、血小板减低的处理"为题进行研究，切合临床医师实际的需求。

作者以一例典型病例为例，展示了儿童慢性乙型肝炎干扰素抗病毒治疗过程中出现中性粒细胞降低继续抗病毒治疗的调整方案，作者兼顾不良反应及疗效调整治疗策略，提示以干扰素为基础的治疗方案在出现不良反应的同时仍有可能获得理想的停药终点。考虑到干扰素疗效的个体差异,为探索这种治疗策略的普遍有效性进行了一项临床观察。

所有患者中,中性粒细胞<$1×10^9$/L 者占 35.9%,≤$0.75×10^9$/L 者占 19.2%,≤$0.5×10^9$/L 者占 10.4%;儿童出现中性粒细胞下降不少见,但因此停药的患者甚少。血小板<$100×10^9$/L 者占 9.8%,血小板明显减低的比例小,治疗过程中适当加用升白细胞的药物,有助于儿童慢性乙型肝炎患者顺利完成抗病毒疗程。本文就儿童慢性乙型肝炎干扰素治疗过程中出现中性粒细胞下降的病例及相关的临床观察,为儿童干扰素治疗积累了经验。

(作者:王丽旻;点评者:张鸿飞)

参考文献

[1] 张鸿飞,朱世殊,董漪,等.干扰素治疗致血液学不良反应与骨髓象关系的初步研究.中华传染病杂志,2008,12(S):18-22.

[2] 张鸿飞,王丽旻,朱世殊,等.慢性乙型肝炎患者聚乙二醇干扰素与α干扰素治疗中应用利可君的临床研究.中华实验和临床病毒学杂志,2012,26(2):111-113.

[3] 中华医学会肝病学分会,中华医学会感染病学分会.慢性乙型肝炎防治指南(2015 年版).中华肝脏病杂志,2015,23(12):888-905.

[4] 张鸿飞,朱世殊.慢性乙型型肝炎患儿抗病毒治疗进展.中华实用儿科临床杂志,2017,32(10):724-727.

[5] Zhu SS, Zhang HF, Dong Yi, et al. Evaluation of safety and efficacy of extended pegainterferon-α-2a therapy in children with HBeAg-positive chronic hepatitis B. Hepatol Int, 2010,(4):163.

24 儿童慢性乙型肝炎干扰素治疗合并甲状腺功能紊乱的处理

干扰素治疗慢性乙型肝炎儿童出现甲状腺功能紊乱为最常见的内分泌系统的不良反应之一。正确认识和干预干扰素治疗中有关甲状腺功能紊乱，可以提高患者对抗病毒治疗方案的依从性，以保证干扰素足够的剂量和疗程，从而提高疗效。下文介绍一例干扰素治疗慢性乙型肝炎引起甲状腺功能减低，最终取得 HBeAg 血清学转换的病例。

24.1 病例介绍

患者女性，10 岁，因"乙肝表面抗原阳性 3 年余，肝功能异常 1 年"入院。患者 3 年前体检时发现乙肝表面抗原阳性，肝功能正常，未诊治。1 年前出现肝功能异常，6 个月前在笔者所在医院住院。入院检查：ALT 130 U/L、AST 86 U/L。甲状腺功能五项正常。HBsAg、HBeAg、抗-HBc 阳性，HBV DNA 2.11×10^7 IU/ml。肝脏穿刺病理检查：慢性病毒性肝炎，G2S2。2011 年 4 月开始干扰素 α-2a 500 万 U 隔日一次抗病毒治疗。在治疗 24 周时查甲状腺功能五项：FT_3 3.1（4.26～8.1）pmoL/L、FT_4 13.4（10.0～28.2）pmol/L、T_3 0.8（1.49～2.6）nmol/L、T_4 68（71.2～141）nmol/L、TSH 79.83（0.465～4.68）mIU/ml。患者无记忆力减退、黏液性水肿、心动过缓等表现。其母亲为慢性乙型肝炎患者，接触密切，无输血史。患者既往体健，无长期服药史，无饮酒史，无外伤、手术及输血史，无食物、药物过敏史。其母亲在干扰素治疗过程中出现甲状腺功能减低，用甲状腺素片治疗。查体未见异常。此次入院化验检查，血常规：WBC 3.98×10^9/L，Hb 125 g/L，PLT 187×10^9/L。肝功能：ALT 41 U/L，AST 57 U/L，Tbil 11.8 μmol/L，Alb 40 g/L；PTA 90%。乙肝五项：HBsAg 5569 COI，HBeAg 65 COI，抗-HBc 阳性。HBV DNA < 40 IU/ml。AFP 1.8 ng/ml。抗甲状腺球蛋白抗体 455（0～115）IU/ml、甲状腺过氧化物抗体 43.01（0～34）IU/ml。抗核抗体 1:100。甲状腺超声提示甲状腺弥漫性病变。腹部 B 超提示肝脏回声增粗。

24.2 临床诊治思维过程

患者治疗前处于慢性乙型肝炎免疫活动期，适于干扰素抗病毒治疗，治疗 24 周时 HBV DNA 转阴，HBeAg 下降，肝功能基本正常，疗效尚可，但出现甲状腺功能减低，而且甲状腺抗体阳性，查体未见甲状腺肿大。超声提示甲状腺弥漫性损害。结合其母亲与其情况相似，有甲状腺疾病家族史，诊断为亚临床甲状腺功能减低症。予干扰素减量 300 万 U 隔日一次治疗，在家长同意下加用阿德福韦酯（尽管阿德福韦酯当时尚未被批准用于 12 岁以下的儿童，但已有阿德福韦酯用于 3 岁以上儿童安全性良好的文献报道，所以在其家长充分知情同意下使用），并加用甲状腺素片 25 μg/d 治疗。36 周时复查肝功能正常，甲状腺功能五项正常，HBsAg、抗 -HBe、抗 -HBc 阳性，HBV DNA ＜ 40 IU/ml。60 周后复查甲状腺功能正常，停用甲状腺素片。72 周时复查甲状腺功能发现甲亢，加用丙基硫氧嘧啶治疗，并停用干扰素，丙基硫氧嘧啶治疗 24 周后复查甲状腺功能五项提示均正常，HBsAg、抗 -HBe、抗 -HBc 阳性，HBV DNA ＜ 40 IU/ml。停用阿德福韦酯、丙基硫氧嘧啶。停药 24、48 周随访甲状腺功能五项提示均正常，肝功能正常，HBsAg、抗 -HBe、抗 -HBc 阳性，HBV DNA ＜ 40 IU/ml（表 24.1）。

表 24.1　治疗过程中各项指标的变化

检查项目	干扰素（500 万 U/ 次）			阿德福韦酯 + 干扰素（300 万 U/ 次）							
	0 周	12 周	24 周	36 周	48 周	60 周	72 周	84 周	96 周	120 周	144 周
ALT（U/L）	130	87	41	32	36	39	23	18	22	24	31
HBsAg（COI）	7 166	6 086	5 569	4 804	4 698	3 680	3 581	4 648	4 585	5 271	5 380
HBeAg（COI）	1 351	115	65	0.61	0.52	0.09	0.39	0.41	0.61	0.31	0.47
抗 -HBe（COI）	—	—	—	+	+	+	+	+	+	+	+
HBV DNA（IU/ml）	2.11×10^7	7.14×10^4	＜ 40	＜ 40	＜ 40	＜ 40	＜ 40	＜ 40	＜ 40	＜ 40	＜ 40
TSH	1.84	7.78	79.83	32.54	4.51	2.73	0.093	0.179	2.66	2.81	2.73
TgAg	—		455	438	422	397	386	421	439	456	413

24.3　诊疗体会

患者用干扰素治疗出现甲状腺功能减低，经干扰素减量并联合核苷（酸）类似物治疗，同时对症用甲状腺素片治疗，甲状腺功能很快恢复正常，但继续干扰素治疗过程中患者出现甲状腺功能亢进，结合该患者甲状腺抗体阳性，考虑为干扰素相关的自身免疫性甲状腺炎，该病既可表现为甲状腺功能减低又可表现为甲状腺功能亢进。患者在获得 HBeAg 血清学转换后 36 周出现甲状腺功能亢进，可停用干扰素。但此处提出了一个值得思考的问题：对于干扰素治疗慢性乙型肝炎儿童出现甲状腺功能紊乱，是立即停用干扰素改为口服抗病毒治疗，还是依据患者的应答酌情延长疗程以获得最大的疗效，兼顾疗效和安全性调整治疗方案？

我们就这个问题做了一项临床观察和研究[1-4]。

24.3.1　研究对象和方法

2010 年 1 月至 2011 年 12 月在笔者所在医院青少年肝病科住院并予以干扰素为基础的抗病毒治疗，并随访至 2014 年 6 月的慢性乙型肝炎儿童 406 例；男性 289 例，女性 117 例，年龄 1～16 岁，平均年龄（8.16±4.28）岁（中位数 7 岁）。所有患者的诊断符合《慢性乙型肝炎防治指南》（2010 年版），同时排除感染 HAV、HCV、HDV、HEV 或 CMV、EB 病毒引起的肝炎，排除脂肪肝、肝豆状核变性、甲状腺功能亢进症及甲状腺减退症。

治疗及随访：慢性乙型肝炎予干扰素单用或联合拉米夫定或阿德福韦酯抗病毒治疗，

疗程 48 ～ 144 周，每 24 周随访一次。

24.3.2 研究结果

（1）一般情况：406 例儿童慢性乙型肝炎患者中 105 例（25.86%）出现甲状腺功能紊乱，年龄（7.15±4.05）岁（中位数 7 岁），男性 62 例（21.45%，62/289），女性 43 例（36.75%，43/117）。其中 73 例（17.98%，73/406）患者表现为亚临床甲状腺功能减低；7 例为甲状腺功能亢进症，占 1.72%（7/406），男性 4 例（1.38%），女性 3 例（2.56%），χ^2=0.68，P=0.17。甲状腺功能减低 25 例，占 6.16%（25/406），男性 12 例（4.15%），女性 13 例（11.11%），χ^2=5.83，P=0.01；按年龄段分布情况如表 24.2 所示。

表 24.2　各年龄段甲状腺疾病的分布情况

年龄段（n）	亚临床甲状腺功能减低 [n（%）]	甲状腺功能减低症 [n（%）]	甲状腺功能亢进 [n（%）]
1～3 岁（138）	28（20.29）	2（1.44）	0
4～7 岁（106）	26（24.53）	8（7.55）	3（2.83）
8～16 岁（162）	19（11.73）	15（9.26）	4（2.47）
合计	73（17.98）	25（6.16）	7（1.72）

（2）临床表现：亚临床甲状腺功能减低患者均无明显不适，甲状腺减低症患者 25 例中 17 例（68%）表现为不同程度的乏力、头发变黄、嗜睡、记忆力减退，其中 3 例女性月经紊乱，8 例患者无明显临床症状。7 例甲状腺功能亢进患者中，3 例（42.86%）有食欲亢进、消瘦、心动过速，4 例无自觉不适。

（3）实验室检查：基线时 TPO 和 TgAb 均高 2 例（0.49%），TPO 高 1 例（0.25%），此 3 例患者分别进展为甲状腺功能亢进和甲状腺功能减低。亚临床甲状腺功能减低共 73 例，诊断的时间中位数为 18 周，其中 TPO 高 8 例（10.96%），TgAb 高 6 例（8.22%）。甲状腺功能减低共 25 例，其中 TPO 高 12 例（48%），TgAb 高 14 例（56%），TRO 高 8 例（32%），诊断时的时间中位数为 36 周。甲状腺功能亢进共 7 例，其中 TPO 高 5 例（57.14%），TgAb 高 4 例（42.86%），TRO 高 2 例（28.57%），诊断的时间中位数为 24 周。未出现甲状腺疾病的患者中，TPO 高 11 例（3.65%），TgAb 高 9 例（2.99%），TRO 高 2 例（0.66%）。甲状腺功能减低和甲状腺功能亢进组患者 TPO、TgAb 异常率明显高于未出现甲状腺疾病组和亚临床甲状腺功能减低组，P 均＜0.05（表 24.3）。

表 24.3　甲状腺功能紊乱的抗体结果及治疗

甲状腺疾病（n）	TPO 升高 [n（%）]	TgAb 升高 [n（%）]	TRO 升高 [n（%）]	时间范围（中位数，周）
未出现甲状腺疾病（301）	8（2.66%）	9（2.99%）	2（0.66%）	
亚临床甲状腺功能减低（73）	6（8.22%）	4（5.48%）	0	12～36（18）
甲状腺功能减低（25）	11（44%）*	12（48%）*	5（20%）	12～144（36）
甲状腺功能亢进（7）	3（42.86%）*、△	4（57.14%）*	2（28.57%）	12～48（24）

* 表示甲状腺功能减低组与亚临床甲状腺功能减低、未出现甲状腺疾病组的 TPO、TgAb 高的率比较，P=0.00。
△甲状腺功能亢进组与未出现甲状腺疾病组的 TPO、TgAb 高的率比较，P=0.00。

(4)甲状腺功能紊乱的治疗转归:亚临床甲状腺功能减退所有患者均未停药,其中16例(21.92%)TSH > 10 pIU/ml,加用甲状腺素片治疗。甲状腺功能减退的患者1例因合并低钾血症,停用干扰素,甲状腺素片治疗3个月,甲状腺素恢复正常,停药6个月低钾血症恢复;2例患者治疗甲状腺减低时出现甲状腺功能亢进,停用干扰素,加用抗甲状腺的药物治疗;6个月后甲状腺素恢复正常;20例患者在干扰素治疗期间甲状腺功能恢复正常,2例患者在停药3个月时甲状腺功能恢复正常,22例均继续干扰素治疗。甲状腺功能亢进7例,5例停用干扰素,加用抗甲状腺的药物治疗,治疗3个月后甲状腺功能恢复,其中2例干扰素减量后自行缓解,其后继续干扰素治疗(表24.4)。

表24.4 甲状腺功能紊乱治疗及转归

甲状腺功能（n）	治疗例数*（%）	停干扰素例数（%）	转归	
			治疗中缓解例数（%）	停药后缓解例数（%）
亚临床甲状腺功能减低（73）	16（21.92）	0	14（100）	0
甲状腺功能减低（25）	25（100）	3（12）△	20（80）	5（20）
甲状腺功能亢进（7）	5（71.42）	5（71.42）	2（28.58）	5（71.42）

* 表示甲状腺药物的治疗。
△表示3例患者中1例因血钾低,2例因治疗甲状腺功能减低过程中出现甲状腺功能亢进,均停用干扰素。

HBV感染本身与甲状腺功能异常并无明确的相关性。干扰素(IFN-α)是人类细胞分泌的一种细胞因子,它具有抗增殖、抗病毒、免疫调节和诱导分化等一系列功能。干扰素作为慢性乙型肝炎抗病毒治疗的药物之一,可引起部分患者甲状腺功能异常。目前干扰素诱导的甲状腺疾病的机制尚不明确,可能的机制分别是继发性免疫介导和干扰素直接作用于甲状腺组织。

本组干扰素治疗的慢性乙型肝炎儿童中25.86%出现甲状腺功能紊乱,主要以亚临床甲状腺功能减低为主(17.98%),亚临床甲状腺功能减低的发生率明显高于普通儿童的2%。流行病毒学调查显示,亚临床甲状腺功能减低的儿童女性多于男性,但本组亚临床甲状腺功能减低的儿童中男性和女性的比例相当。本组亚临床甲状腺功能减低的患者均无明显不适,对TSH > 10 pIU/ml的患者16例(29.92%),予甲状腺素片治疗,所有患者均未停干扰素治疗,并在治疗中甲状腺功能恢复,故对于亚临床甲状腺功能减低的患者不必停用干扰素。

本组患者1.72%出现甲状腺功能亢进症,6.16%出现甲状腺功能减低,与张爱民等报道的成人慢性乙型肝炎4.21%出现甲状腺功能亢进,6.32%出现甲状腺功能减低相似。甲状腺功能减低患者中女性(11.11%)的发生率明显高于男性(4.15%);甲状腺功能亢进组女性(2.56%)发生率稍高于男性(1.38%),差异不显著。普通儿童甲状腺功能减低及甲状腺功能亢进的发病率女性明显高于男性。68%的甲状腺功能减低患者、42.86%的甲状腺功能亢进患者有临床表现,因此在临床需详细询问病史,早期发现不良反应。基线时TPO升高的患者占0.74%,明显低于成年慢性乙型肝炎患者(4.76%),TPO、TgAb升高患者均进展为甲状腺功能疾病,甲状腺功能减低和甲状腺功能亢进组患者TPO、TgAb升高的比例高于未出现甲状腺疾病组和亚临床甲状腺功能减低组。甲状腺功能减低中位数时间为36周,甲状腺功能亢进为24周,甲状腺功能亢进的患者均发生在治疗的48周内,提示延长疗程并不增加甲状腺功能亢进的风险；但甲状腺功能减低发生的中位时间为36周，最晚可出现在144周，提示在治疗的整个过程中均需警惕甲状腺功能减低的可能。

由此可见，干扰素治疗儿童慢性乙型肝炎可致25.86%的患者出现甲状腺疾病，以亚临床甲状腺功能减低为主，甲状腺功能减低的女性发生率高于男性，甲状腺功能减低和甲状腺功能亢进的患者出现甲状腺抗体升高的比例高于未出现甲状腺功能异常和亚临床甲状腺功能减低的儿童。

治疗时要兼顾安全、有效的原则，本研究的总体安全性良好，依据患者甲状腺功能紊乱的类型，兼顾安全性的同时追求疗效。因此，我们认为以干扰素为基础的抗病毒治疗出现甲状腺功能紊乱，依据具体情况，部分患者可继续治疗。

24.4 专家点评

干扰素治疗儿童慢性乙型肝炎过程中出现的不良反应的处理一直是临床医生十分关注的问题。目前国内外慢性乙型肝炎防治指南对于干扰素抗病毒治疗出现甲状腺功能紊乱的儿童患者，还是参照成人的方案及儿童内分泌科医生的意见。作者以"儿童慢性乙型肝炎干扰素治疗合并甲状腺功能紊乱的处理"为题进行乙肝个体化治疗的研究，符合临床实际的需求。

作者以一典型个案为例，展示了儿童慢性乙型肝炎干扰素抗病毒治疗先出现甲状腺功能减退、后出现甲状腺功能亢进的甲状腺功能紊乱，抗病毒治疗方案的调整，作者兼顾不良反应及疗效的策略调整，提示以干扰素为基础的治疗方案在出现不良反应的同时仍有可能获得停药终点。考虑到干扰素疗效的个体差异，为探索这种治疗策略的普遍有效性进行了一项临床观察。

干扰素治疗的慢性乙型肝炎儿童中25.86%出现甲状腺功能紊乱，主要以亚临床甲状腺功能减低为主（17.98%），1.72%出现甲状腺功能亢进，6.16%出现甲状腺功能减低。基线时TPO、TgAb升高的患者均进展为甲状腺疾病。甲状腺功能减低患者中女性的发生率明显高于男性。对TSH＞10 pIU/ml的16例患者，予甲状腺素片治疗，所有患者均未停用干扰素，并在治疗中甲状腺功能恢复，故对于亚临床甲状腺功能减低的患者不必停用干扰素，这个观察结果为临床医师提供了参考。

（作者：王丽旻；点评者：张鸿飞）

参 考 文 献

[1] 王丽旻，张鸿飞，朱世殊，等. α干扰素治疗慢性乙型肝炎并发甲状腺功能减低母女二例报告. 中华临床实验和病毒学杂志，2011，25（4）：291.

[2] 王丽旻，张鸿飞，朱世殊，等. α干扰素治疗慢性乙型肝炎儿童诱发甲状腺功能紊乱的临床研究. 中华临床医师杂志（电子版），2014，8（24）：4383-4386.

[3] 张鸿飞，朱世殊. 慢性乙型型肝炎患者抗病毒治疗进展. 中华实用儿科临床杂志，2017，32（10）：724-727.

[4] Zhu SS, Zhang HF, Dong Yi, et al. Evaluation of safety and efficacy of extended pegainterferon-α-2a therapy in children with HBeAg-positive chronic hepatitis B. Hepatol Int，2010，(4)：163.

第四部分 追求临床治愈需要个体化的治疗策略

谢尧教授团队经验谈

25 持续治疗未必持续有效，间歇治疗有时非常必要

慢性乙型肝炎在干扰素抗病毒治疗过程中，治疗终点的获得依赖于对病毒复制的有效抑制、患者免疫功能的提高及其相关的对病毒感染肝细胞的清除程度。HBV DNA 转阴，HBeAg 血清学转换，HBsAg 消失或转换者才能最终实现临床治愈。但 HBV DNA 转阴相关的循环中病毒的清除半衰期、HBV 感染肝细胞清除的半衰期和 cccDNA 清除半衰期，在不同个体差异显著[1-3]，因此不同患者达到相同治疗终点所需要的时间差异显著，也即患者需要不同的临床治疗时间。但在干扰素抗 HBV 治疗中，干扰素疗效与细胞表面受体表达量相关，而对干扰素受体表达高的患者，干扰素治疗过程中其受体表达下降也快[4]。因此，临床常出现患者的 HBV 及其血清学指标下降到一定程度后，即使延长治疗，HBsAg 水平也难以下降，甚至有上升者。对于这种情况，目前很多医生采取的措施是停止治疗，放弃了进一步提高疗效的机会。如何对这些患者进行处理一直是临床医生关心的问题，下文将对其进行分析。

25.1 病 例 1

25.1.1 病例介绍

患者男性，32 岁。HBV DNA 5.26×10^6 IU/ml，HBsAg 6100.5 IU/ml，HBeAg 1540 S/CO，ALT 182.2 U/L。患者具有年轻、处于免疫活跃期的优势，故采用聚乙二醇干扰素（Peg-IFNα）单药治疗。治疗 12 周 HBV DNA 转阴，HBsAg 和 HBeAg 水平均显著下降，但在第 12～48 周 HBsAg 下降不显著，且 HBeAg 未下降，虽在第 48～96 周出现 HBsAg 的显著下降，但在第 96～146 周未继续下降，HBeAg 在第 12～120 周几乎未下降，即使在 HBsAg 消失后 HBeAg 仍未消失（表 25.1）。

25.1.2 临床诊治思维过程

患者比较年轻，且具有明显升高的 ALT 水平（处于免疫活跃期），为干扰素抗病毒治疗的优势患者。在单用 Peg-IFNα 治疗 12 周后，患者 HBV DNA 转阴，ALT 也降至接近正常值水平，且 HBsAg 和 HBeAg 水平均下降 2 lg 以上，表现为极好的应答。令人遗憾的是，在其后的治疗中，HBsAg 虽然持续下降，但下降极为缓慢，且有反复，而 HBeAg 水平在 12 周后基本未下降。虽然患者经过 161 周的治疗，在 HBV DNA 一直保持阴性（国产试剂，检测下限 1.0×10^2 IU/ml）的基础上，HBsAg 消失，并产生抗体，HBeAg 仍为低水平阳性。由于患者在 HBsAg 消失后仅巩固治疗 14 周，且 HBeAg 未消失，停止治疗后仍有较高的

HBsAg 转阳概率。从本病例我们可以推测，治疗 12 周，病毒的应答和抗原水平的快速下降可能更主要是肝脏炎症反应的结果，因为肝脏炎症本身就可以引起肝细胞坏死，由此导致 HBV DNA 和病毒抗原水平的降低，加上干扰素的抗病毒作用，使病毒和抗原有很好的应答；但由于病毒和抗原的下降，减弱了对免疫功能的刺激，因而导致在病毒下降的同时，ALT 基本复常、肝脏炎症水平降低，进而对病毒的清除能力也下降。如果病毒和抗原下降是干扰素刺激引起免疫应答所致，那么应答会在治疗中保持 ALT 水平升高，而患者没有持续的 ALT 异常，提示干扰素治疗未能引起足够的免疫刺激和免疫应答，以致在后期的治疗中 HBsAg 和 HBeAg 下降极其缓慢，即使 HBsAg 能消失，也需耗费很长时间。

表 25.1 病例 1 在 Peg-IFNα 治疗过程中各项指标的变化

检查项目	治疗期													
	0 周	12 周	24 周	36 周	48 周	60 周	72 周	96 周	106 周	120 周	133 周	146 周	161 周	176 周
HBV DNA (IU/ml)	5.26×10^6	neg	neg	neg	neg	neg	neg	neg	neg	neg	neg	neg	neg	neg
HBsAg (IU/ml)	6 100.5	194.66	116.54	104.78	154.49	47.64	20.48	0.1	2.71	1.99	0.59	0.18	0.04	0.04
抗 -HBs (mIU/ml)	NA	NA	NA	1.95	3.15	NA	NA	NA	NA	1.1	1.35	0.92	4.12	NA
HBeAg (S/CO)	1 540	5.9	8.36	11.46	11.28	8.6	7.67	8.07	5.45	5.3	3.61	2.62	2.34	1.53
抗 -HBe (S/CO)	NA	0.39	NA	1.53	1.51	1.68	1.55	1.76	1.54	1.58	1.38	1.23	1.24	1.1
ALT (U/L)	182.2	49.1	34.4	35.6	26.9	NA	21.3	34.7	26.4	26	24.8	43.2	26.9	13.9

注：neg. 国产试剂在检测限以下；NA. 未获得。

25.2 病例 2

25.2.1 病例介绍

患者男性，47 岁。基线 HBV DNA 2.5×10^5 IU/ml，HBeAg 阴性，抗 -HBe 阳性，HBsAg 1200 IU/ml、ALT 213 U/L。因患者 HBV DNA 相对较低，HBsAg 低水平，ALT 显著高水平，给予 Peg-IFNα 单药抗病毒治疗。治疗 12 周 HBV DNA 转阴，且 HBsAg 下降至 10 IU/ml 以下，在之后的第 24 周和 36 周持续下降至 0.86 IU/ml，但在第 36～60 周 HBsAg 上升，虽继续治疗，但在第 60～81 周 HBsAg 不再下降，且停药后 HBsAg 显著并逐渐上升，于停药后的 84 周肝炎复发，HBV DNA 含量达到 2.91×10^7 IU/ml，ALT 132.8 U/L，HBeAg 阴性、抗 -HBe 阳性，HBsAg 6011.86 IU/ml。于第 164 周开始再次使用 Peg-IFNα 治疗，再次治疗 11 周 HBV DNA 转阴，且 HBsAg 下降至 8.29 IU/ml。在第 175～205 周持续下降，但在第 205～292 周未再下降，停用 Peg-IFNα 12 周，其间予恩替卡韦（ETV）维持治疗，出现 HBsAg 轻微下降，而再次加用 Peg-IFNα 治疗，在联合治疗后的 32 周 HBsAg 消失（表 25.2）。

表 25.2 病例 2 治疗过程中各项指标的变化

检查项目	Peg-IFNα							停药		Peg-IFNα		
	0 周	12 周	24 周	36 周	60 周	69 周	81 周	96 周	132 周	164 周	175 周	190 周
HBV DNA (IU/ml)	2.5×10^5	neg	neg	neg	neg	neg	neg	neg	neg	2.91×10^7	neg	neg
HBsAg (IU/ml)	1 200	6.31	1.9	0.86	7.64	5.51	5.99	49.56	>250.00	6 011.86	8.29	1.96
抗-HBs (mIU/ml)	NA	4.77	15.13	20.93	4.38	4.74	5.78	3.66	0.54	0.71	NA	NA
HBeAg (S/CO)	0.025	0.22	0.2	0.24	0.36	0.4	0.44	NA	0.38	0.27	0.56	0.26
抗-HBe (S/CO)	0.02	0.01	0.01	0.02	0.02	0.02	0.02	NA	0.02	0.01	0.01	0.02
ALT (U/L)	213.5	145.4	63.4	29.4	53.7	37.5	23.5	22.3	28.7	132.8	52.1	46.3

检查项目	Peg-IFNα			ETV			ETV+Peg-IFNα			Peg-IFNα		停药
	205 周	219 周	235 周	266 周	286 周	292 周	304 周	321 周	336 周	351 周		366 周
HBV DNA (IU/ml)	neg	neg	neg	neg	neg	neg	neg	neg	neg	neg		neg
HBsAg (IU/ml)	0.37	0.11	0.12	0.14	0.29	0.22	0.16	0.16	0.02	0.01		0
抗-HBs (mIU/ml)	24.79	23.46	24.93	9.04	4.86	4.6	8.8	2.98	13.85	13.32		356.23
HBeAg (S/CO)	0.23	0.29	0.31	0.47	0.32	0.37	0.42	0.39	0.42	0.37		0.31
抗-HBe (S/CO)	0.02	0.01	0.02	0.02	0.02	0.02	0.03	0.01	0.01	0.02		0.01
ALT (U/L)	48.2	33.5	38.9	21.8	26.7	NA	23.2	32.5	36.6	33		27

注：neg. 国产试剂在检测限以下；NA. 未获得；ETV. 恩替卡韦。

25.2.2　临床诊治思维过程

本例为 HBeAg 阴性慢性乙型肝炎患者，基线有低 HBsAg 水平和高 ALT 水平的特点，加上 HBeAg 阴性患者本身对干扰素治疗敏感，在单用 Peg-IFNα 治疗 12 周后，HBV DNA 转阴，HBsAg 下降 2 lg，且 ALT 仍保持异常，治疗获得很好的应答。但在后续的第 12～36 周，虽然 HBsAg 持续下降，但于治疗的第 60 周 HBsAg 反弹，而于第 60～81 周继续治疗未再下降，提示当疗效指标不再改善时可能需要暂时停止 Peg-IFNα 治疗。在第一次停止治疗时，虽然与治疗前相比较 HBsAg 水平下降了 2 lg 以上，但停药后仍出现病毒复制和肝炎复发。在第一轮治疗中，患者共治疗 81 周，但有效的治疗周可能只有 36 周（因为前 36 周有 HBV DNA 和 HBsAg 应答，而后无 HBsAg 下降），因此，无效的延续治疗可能无助于提高疗效。在第二轮治疗中，与第一轮治疗相似，早期有应答，但后续治疗 HBsAg 下降极为缓慢，而采用间歇治疗和联合治疗后，最终获得 HBsAg 消失和血清学转换。本病例提示，即使患者早期有极好的应答，但 HBsAg 无持续下降，或者下降幅度较小时，需要暂停治疗，以恢复干扰素的敏感性。停药期间予强效核苷（酸）类似物 NA 维持，以免病毒学反弹，同时巩固干扰素治疗的效果。特别是对于追求临床治愈的患者，更不能因为前期的 HBsAg 已经很低，而不使用 NA 维持。不使用 NA 的情况下，一旦停用干扰素后病毒学反弹，则需要从头再治。本病例提示，对疗效极佳的患者，疗程需要持续至 HBsAg 消失。

25.3　病　例　3

25.3.1　病例介绍

患者男性，27 岁。基线 HBV DNA 1.43×10^6 IU/ml，HBsAg 7000 IU/ml，HBeAg 1160 S/CO，ALT 79 U/L，肝脏组织学检查为 G2S1。Peg-IFNα 单药治疗至 36 周，HBV DNA 转阴，且 HBsAg 和 HBeAg 下降非常显著。但在后续的第 36～72 周治疗中，HBsAg 几乎未下降，虽然在第 72～86 周继续显著下降，但在其后的第 86～183 周下降极为缓慢，故暂停 Peg-IFNα 治疗，停药期间予 ETV 维持治疗，防止 HBV DNA 反弹。于第 214 周再次加用 Peg-IFNα 治疗，在第 253 周 HBeAg 消失，第 258 周获得 HBsAg 血清学转换（表 25.3）。

25.3.2　临床诊治思维过程

患者基线 HBsAg 水平相对较低，且肝脏组织学检查有显著的炎症，应为干扰素治疗优势患者。单用干扰素治疗至第 36 周，患者取得了极好的 HBV DNA、HBsAg 和 HBeAg 应答，但在此后治疗的 36 周，HBsAg 未下降，虽然与第 72 周比较，在第 86 周有显著下降，而此后的 64 周（第 86～170 周）下降极为缓慢，而不得不暂停干扰素治疗。停用干扰素期间予 ETV 维持，虽然未使用干扰素治疗，但 HBsAg 仍有所下降。在此后采用 ETV 联合 Peg-IFNα 治疗，最终获得 HBeAg 和 HBsAg 血清学转换。本病例提示，HBsAg 水平的变化和 HBeAg 的变化不一定相平行，其中只要有一个指标应答不能持续，就需考虑暂停干扰素治疗，以恢复患者的干扰素敏感性。在此后的第二轮干扰素治疗中，加上 ETV 才获得

表 25.3 病例 3 治疗过程中各项指标的变化

检查项目	0周	36周	48周	60周	72周	86周	106周	120周	142周	164周	170周	183周	198周	205周
						Peg-IFNα							ETV	
HBV DNA (IU/ml)	1.43×10^6	neg	neg	neg	neg	neg	neg	neg	neg	neg	neg	neg	neg	neg
HBsAg (IU/ml)	7 000	29.9	51.8	54.6	65.3	9.23	6.75	2.39	6.34	2.22	1.45	1.45	1.13	0.45
抗-HBs (mIU/ml)	NA	NA	NA	NA	NA	11.13	18.09	NA	12.91	29.22	33.76	34.01	18.58	19.53
HBeAg (S/CO)	1 160	120	NA	NA	NA	NA	2.53	2.33	NA	NA	NA	NA	NA	1.76
抗-HBe (S/CO)	0.72	NA	NA	NA	NA	NA	1.29	1.34	NA	NA	NA	NA	NA	1
ALT (U/L)	79	NA	NA	45	157	72.8	100.6	35.3	100.6	NA	NA	89.7	NA	52.9

检查项目	214周	221周	226周	234周	242周	253周	258周	268周	287周	293周	305周
			ETV+ Peg-IFNα				Peg-IFNα			停药	
HBV DNA (IU/ml)	neg	neg	neg	neg	neg	neg	neg	neg	neg	neg	neg
HBsAg (IU/ml)	1.48	2.99	2.05	0.54	0.57	0.1	0.04	0.04	0	0	0
抗-HBs (mIU/ml)	10.71	8.28	10.98	17.81	27.18	96.86	162.58	179.07	>1 000.00	>1 000.00	>1 000.00
HBeAg (S/CO)	2.45	1.71	NA	NA	NA	0.81	0.43	0.33	0.27	0.39	0.62
抗-HBe (S/CO)	0.72	0.8	NA	NA	NA	0.27	0.2	0.16	0.2	0.25	0.26
ALT (U/L)	40.7	96.7	113	115.5	109.1	110	96.3	99.4	162.5	82.4	53.7

注：neg. 国产试剂在检测限以下；NA. 未获得；ETV. 恩替卡韦。

HBeAg 血清学转换和 HBsAg 消失，可能与加用 ETV 有效抑制了 HBV DNA 复制有关。

25.4 病 例 4

25.4.1 病例介绍

患者女性，39 岁。基线高 HBV DNA 含量，HBsAg 和 HBeAg 水平相对较低，且 ALT 水平显著升高，采用 Peg-IFNα 单药治疗。治疗初期 ALT 进一步升高，治疗至 12 周 HBV DNA 转阴，HBsAg 和 HBeAg 显著下降，初期应答预示患者可能具有极好的疗效。但在随后的 12～72 周的治疗中，虽然 HBsAg 逐渐下降，但 HBeAg 几乎未下降。因 HBeAg 近一年未下降，且 Peg-IFNα 治疗已一年半，故停用干扰素 3 个月，为防止停药期间 HBV DNA 反弹，予 ETV 维持。虽然停用干扰素期间 HBsAg 逐渐上升，但是 3 个月后再次加用 Peg-IFNα 后 HBsAg 快速下降，且 HBeAg 消失，最终获得 HBsAg 血清学转换（表 25.4）。

25.4.2 临床诊治思维过程

本例患者基线 HBV DNA 含量较高，但 HBsAg 和 HBeAg 水平较低，同时又是年轻女性，因此为干扰素治疗优势患者。单用干扰素治疗 12 周获得极好的 HBV DNA 和 HBeAg 应答，至 24 周有极好的 HBsAg 应答，且 ALT 保持显著升高水平，HBsAg 持续下降，但 HBeAg 在第 12～72 周下降极为缓慢，因此采用间歇治疗而暂停干扰素，并以 ETV 维持治疗。停用干扰素期间，HBeAg 有所下降，但 HBsAg 水平缓慢上升，停用干扰素治疗 12 周后再次加用干扰素而获得 HBeAg 血清学转换和临床治愈。本病例提示，在 HBV DNA 转阴基础上，当疗程较长而 HBsAg 或 HBeAg 未持续下降时，需要采用干扰素间歇治疗，并最好采取强效 NA 联合治疗，以尽可能有效抑制病毒复制。

25.5 病 例 5

25.5.1 病例介绍

患者男性，38 岁。HBeAg 阳性慢性乙型肝炎，曾经干扰素抗病毒治疗获得 HBeAg 血清学转换，现复发。HBeAg 阴性，抗-HBe 阳性，HBV DNA 和 HBsAg 水平均较低，ALT 89 U/L。使用 Peg-IFNα 单药治疗。治疗 13 周，HBV DNA 虽下降 2 lg IU/ml，但 HBsAg 未下降，故加用 ETV 联合治疗。联合治疗 14 周后，HBV DNA 转阴，且 HBsAg 由 864 IU/ml 下降至 20.9 IU/ml。但在第 27～39 周 HBsAg 未继续下降。考虑 Peg-IFNα 已用 39 周，疗效不能持续，故暂时停用 Peg-IFNα，停药期间单用 ETV 维持治疗，以防止 HBV DNA 反弹。停药期间，虽然 HBsAg 有所上升，但是再次加用 Peg-IFNα 后 HBsAg 持续下降，并最终获得临床治愈（表 25.5）。

25.5.2 临床诊治思维过程

与病例 1～4 不同，病例 5 为 HBeAg 阴性慢性乙型肝炎患者，HBV DNA 和 HBsAg

表 25.4 病例 4 治疗过程中各项指标的变化

检查项目	Peg-IFNα			ETV					ETV+Peg-IFNα				ETV+PEG		
	0周	12周	24周	36周	60周	72周	75周	79周	84周	94周	100周	109周	113周	122周	136周	148周	155周
HBV DNA (IU/ml)	1.26×10^6	neg	neg	neg	neg	neg	neg	neg	neg	neg	neg	neg	neg	neg	neg	neg	neg
HBsAg (IU/ml)	4119	677	128	20.37	7.36	0.7	1.17	2.26	7.29	12.06	1.02	0.22	0.09	0.1	0.03	0.02	0.02
抗-HBs (mIU/ml)	NA	NA	NA	NA	NA	2.09	2.76	1.77	1.31	0.96	1.03	4.94	5.53	18.75	31.81	25.48	27.32
HBeAg (S/CO)	268.4	6.29	4.44	3.64	2.83	2.16	2.14	2.25	1.54	0.59	0.48	0.48	0.33	0.44	0.59	0.48	0.56
抗-HBe (S/CO)	18.94	1	1.05	1.1	1.28	1.32	1.15	1.21	1.22	0.74	0.7	0.63	0.78	0.76	1.14	1.19	1.2
ALT (U/L)	160.2	223.1	422.5	203.3	NA	NA	130.6	32.5	20.3	18.4	152.8	NA	104.9	67.3	74	14.9	20.2

注：neg. 国产试剂在检测限以下；NA. 未获得；ETV. 恩替卡韦。

表 25.5 病例 5 治疗过程中各项指标的变化

检查项目	Peg-IFNα	ETV+Peg-IFNα		ETV			ETV+Peg-IFNα			ETV+PEG		
	0周	13周	27周	39周	56周	68周	82周	93周	98周	109周	122周
HBV DNA (IU/ml)	7.12×10^3	3.27	neg	neg	neg	neg	neg	neg	neg	neg	neg
HBsAg (IU/ml)	954.13	864.71	20.9	30.01	44.8	53.1	1.53	0.22	0.07	0.03	0
抗-HBs (mIU/ml)	NA	NA	0.35	0.43	0	0.45	0.42	23.01	48.18	9.96	108.6
HBeAg (S/CO)	0.49	0.32	0.44	0.33	0.33	NA	0.29	NA	NA	0.36	0.35
抗-HBe (S/CO)	0.03	0.01	0.01	0.01	0.01	NA	0.02	NA	NA	0.03	0.04
ALT (U/L)	89	82.9	96.7	41.4	25.4	31.6	45.6	NA	41	NA	28.2

注：neg. 国产试剂在检测限以下；NA. 未获得；ETV. 恩替卡韦。

水平均较低，在治疗 13 周后，HBV DNA 转阴，且 HBsAg 未下降，因此及时加用 ETV 进行联合治疗，在联合治疗 14 周后，HBV DNA 转阴，HBsAg 快速下降 1 lg IU/ml 以上，但在此后的第 27～39 周 HBsAg 不但未下降，反而轻度上升，且 Peg-IFNα 已用 39 周，故暂时停用。停用 17 周后再次加用 Peg-IFNα 联合治疗，最终获得 HBsAg 持续快速下降且临床治愈，其治疗时间短于病例 1～4。

25.6 诊疗体会

病例 1～5 患者，根据基线 HBV DNA、HBsAg 和 HBeAg 水平或 ALT 水平确定为干扰素治疗的优势患者，并经 Peg-IFNα 单药治疗很快获得 HBV DNA 转阴，为后续治疗进一步提高疗效打下了基础。且病例 1、3、4 患者 HBsAg 和 HBeAg 水平均有非常显著的下降，因此从预测的角度来看，这些患者有很高的概率实现 HBsAg 消失，但是临床实际情况并非如此。

病例 1 患者，虽然治疗 12 周 HBV DNA 转阴，且 HBsAg 水平下降 1 lg IU/ml 以上，HBeAg 下降 2 lg IU/ml，但在以后的治疗中，HBsAg 水平在第 12～48 周下降极其缓慢，虽然在第 48～96 周持续下降，但在第 96～146 周几乎未下降。而 HBeAg 含量在第 12 周后下降极其缓慢，即使治疗至第 176 周，患者 HBsAg 消失，但 HBeAg 仍未转阴。以致虽经 176 周的漫长治疗，仍未达到 HBeAg 消失的目标。本病例提示，对于 HBsAg 或 HBeAg 在延长治疗中不能持续下降的患者，即使延长疗程也很难获得良好应答，提示应改变原有的治疗方案，否则即使 HBsAg 或 HBeAg 能消失，其所需的时间太长，并且会增加不良反应。

病例 2 为 HBeAg 阴性患者，与病例 1 相似，具有较高水平的 ALT，较低的 HBV DNA 含量和 HBsAg 水平，单用 Peg-IFNα 治疗 12 周，HBV DNA 转阴，HBsAg 下降近 3 lg IU/ml，表明患者可能对干扰素治疗非常敏感，以往的研究结果也表明，对于这类患者往往有较好的疗效。然而本例患者即使在治疗 12 周后具有良好的 HBV DNA 和 HBsAg 应答，然而在第 12～81 周连续一年多的治疗中，虽然 HBV DNA 持续阴性，但 HBsAg 在第 12 周后未进一步下降。考虑通过治疗 12 周 HBV DNA 转阴，且 HBsAg 水平下降近 3 lg IU/ml，认为患者在停药后可能获得持续病毒学应答，实际情况是停用 Peg-IFNα 15 周后 HBsAg 显著上升，在停药后一年半出现 HBV DNA 转阳和肝炎复发。在再次治疗中，HBV DNA 再次快速转阴并伴有 HBsAg 下降近 3 lg IU/ml，但此后 HBsAg 再次下降缓慢，且有 87 周（205～292 IU/ml）未下降。因上次停药后复发，故此次采用间歇治疗，在停用 Peg-IFNα 期间口服 ETV 维持，12 周后加用 Peg-IFNα 进行联合治疗，于 ETV+ Peg-IFNα 联合治疗的第 32 周获得 HBsAg 血清学转换。本例患者治疗过程提示，虽然治疗初期患者有很好的应答，但是如果 HBsAg 未持续下降，则应暂停干扰素治疗，以恢复干扰素敏感性，对已经处于低 HBsAg 水平的患者，再次加用 Peg-IFNα 治疗，HBsAg 可消失；而对 HBsAg 未持续下降的患者，即使延长治疗时间，也难以使 HBsAg 进一步下降。再则，即使通过 Peg-IFNα 治疗出现 HBsAg 显著下降，但对未持续下降者，也可能出现停药后复发。

与病例 1、2 患者相似，病例 3 患者起初有极好的 HBV DNA、HBeAg 和 HBsAg 应答，但在后续治疗中 HBsAg 下降极为缓慢，在暂停 Peg-IFNα 治疗、改用 ETV 维持治疗一段时间后，再次进行 ETV+ Peg-IFNα 联合治疗，HBeAg 和 HBsAg 均有较好的应答，并最终获得临床治愈。病例4患者，虽然在治疗第12～72周HBsAg快速持续下降，但HBeAg下降极为缓慢，故于第72～84周暂停Peg-IFNα治疗，单用ETV维持治疗，虽然停用Peg-IFNα期间HBsAg上升，但再次加用Peg-IFNα治疗后HBsAg和HBeAg均持续下降，并获得HBsAg血清学转换和HBeAg消失。与病例3患者相比，因为不能持续应答，故较早采取了Peg-IFNα间歇治疗。

慢性乙型肝炎患者干扰素治疗的目的是通过治疗提高患者免疫力，以使其在停药后能有效控制病毒的复制和清除病毒感染的肝细胞，其表现为HBeAg血清学转换和HBsAg消失（临床治愈）。由于患者免疫力及病毒含量和HBsAg水平的不同，通常对干扰素治疗的应答具有差异，导致患者需要不同的治疗期才能达到免疫控制。特别是对应答佳的患者更应追求HBsAg消失这一更高的治疗目标，因此很多患者需要延长疗程，以进一步提高HBsAg消失率，使更多的患者获得临床治愈需更长的治疗周期[5, 6]。但在临床实践中，有些患者即使延长治疗时间也不能使疗效预测指标持续下降，这种情况下，延长治疗往往不能显著提高患者应答率[5]。此时若放弃治疗不仅不能达到治疗目标，反而可能造成病毒学指标反弹或疾病复发。病例1患者治疗170周HBsAg才消失，而病例3患者治疗183周也未实现HBsAg消失的治疗目标，病例2患者通过治疗，即使HBsAg与基线比较下降2 lg IU/ml以上，停药后仍复发，因此对于治疗期间HBsAg或HBeAg不能持续而快速下降的患者，不能一味地延长治疗时间。临床需要鉴别的是哪类患者需要继续治疗，哪类患者需要改变策略，以缩短疗程和提高疗效。

病例1～4有一个共同特点，即存在高水平的ALT或肝脏显著炎症，通过初期的治疗均获得良好的应答，HBV DNA转阴和HBsAg下降1～3 lg IU/ml，甚至在治疗第12周时HBsAg即下降2 lg IU/ml，一般共识认为这些患者对干扰素治疗非常敏感，但他们在随后的治疗中并未出现持续的HBsAg或HBeAg应答。这种现象提示，虽然治疗早期有包括HBV DNA、HBeAg和HBsAg的非常好的应答，但未必患者能短期实现HBsAg消失。患者治疗早期有极好的应答，而之后应答不能持续的原因可能不仅仅是对干扰素治疗反应性不好，更可能是由于肝脏炎症的减轻和细胞坏死的减少，以至于对病毒感染的靶细胞的清除能力下降。结果提示，即使对于早期有良好应答的患者，也应定期（每3个月一次）进行指标监测。当不能持续发挥疗效时，应采用间歇治疗。

无论核苷（酸）类似物还是干扰素，对免疫耐受期慢性HBV感染者的疗效极差，因此此期不建议治疗[7]，而具有高水平ALT的慢性乙型肝炎患者有较高的干扰素治疗应答率[8]。有研究显示，应答好的患者与应答差的患者相比较，在治疗前往往细胞表面有更高水平的IFN-α受体表达，但应答好的患者，IFN-α受体表达在治疗过程中下降得快，而应答差的患者，IFN-α受体表达在治疗过程中未下降[4]。慢性乙型肝炎患者的$CD8^+T$细胞在干扰素治疗过程中会逐渐耗竭[9]，基于以上两种原因，可表现为患者早期疗效极佳，但指标下降的幅度越来越小，进而导致治疗过程中的应答不能延续。因此，对治疗早期应答良好的患者（HBV DNA、HBeAg和HBsAg水平均有显著下降），经过干扰素治疗一段时间疗效不能持续时，应暂停干扰素治疗3个月，以恢复干扰素受体的表达和敏感性，3个月后再次使用干扰素治疗，暂停干扰素治疗期间，应使用强效NA维持治疗，以免HBV DNA反弹。

在慢性HBV感染的建立中，HBV通过HBV DNA、HBeAg和HBsAg对宿主免疫细胞功能进行广泛抑制，病毒的持续复制可以不断补充cccDNA数量，HBV DNA还可以干扰和阻断 IFN-α 诱导的信号转导途径[10]，从而使 IFN-α 不能发挥有效的抗病毒作用。在慢性乙型肝炎干扰素治疗中，HBV DNA 转阴是实现 HBeAg 血清学转换和 HBsAg 消失的基础，而只有 HBV DNA 转阴没有 HBeAg 血清学转换即停药的患者，因 HBeAg 可抑制免疫细胞功能，在停药后均可出现 HBV DNA 复发。HBsAg 消失后的持久性，或临床治愈，也必须建立在 HBV DNA 转阴和 HBeAg 消失的基础上，可以说临床治愈必须同时实现 HBV DNA 转阴、HBeAg 血清学转换和 HBsAg 消失，缺一不可。但在干扰素抗病毒治疗中，HBV DNA、HBeAg 和 HBsAg 的下降或消失不是平行的，这可能与干扰素抗 HBV 的机制相关。真正的免疫控制必须建立在对病毒感染肝细胞的有效清除上，表现为 HBV DNA 消失、HBeAg 血清学转换、HBsAg 显著下降和消失，如果不是这样，则很难说患者可以通过治疗获得对病毒的免疫控制。在干扰素抗病毒的治疗中，除通过免疫细胞和细胞因子抑制病毒复制与清除病毒感染的肝细胞外，干扰素还可通过诱导抗病毒蛋白的表达，降解病毒核酸和抑制病毒复制，因此往往出现 HBV DNA、HBeAg 和 HBsAg 下降或变化的不一致。而只要有一项指标未得到良好的应答，则可导致停药后病毒学反弹。临床中有一项指标在经过较长时间的抗病毒治疗后未持续下降，则往往需要暂停干扰素治疗，待恢复干扰素的敏感性后再继续治疗，才能最终获得临床治愈。

25.7 专家点评

在慢性乙型肝炎干扰素抗病毒治疗中，对病毒真正的免疫控制是通过治疗使 HBV DNA 达到检测限以下、病毒抗原消失和血清学转换，并清除病毒感染的肝细胞。病毒和抗原的存在表明未解除病毒对免疫功能的抑制，因此干扰素抗乙肝病毒治疗，以达到治疗目标为终点。但在干扰素抗乙肝病毒治疗中，存在以下几个特点：①刺激 NK 细胞功能，介导对病毒感染细胞的杀伤和清除；②诱导抗病毒蛋白表达，抑制病毒复制和降低 cccDNA 与病毒抗原水平；③引起 HBV 特异性 CTL 细胞耗竭；④治疗过程中干扰素受体表达下调。因此，干扰素在治疗 6 个月后常常表现为病毒和抗原不再持续下降，以致延长治疗时间不能进一步提高疗效，只有停止治疗，使干扰素受体表达上调和恢复对干扰素的敏感性，才能在以后的治疗中再次不断降低病毒载量和抗原含量。以上病例均是如此，但在干扰素间歇期间，需使用 NA 防止病毒学反弹。间隙和轮换治疗是优化干扰素治疗，达到更高目标的重要手段。

（作者：李明慧　张　璐；点评者：谢　尧）

参 考 文 献

[1] Dandri M, Murray JM, Lutgehetmann M, et al. Virion half-life in chronic hepatitis B infection is strongly correlated with levels of viremia. Hepatology, 2008, 48（4）:1079-1086.

[2] Sypsa VA, Mimidis K, Tassopoulos NC, et al. A viral kinetic study using pegylated interferon alfa-2b and/or lamivudine in patients with chronic hepatitis B/HBeAg negative. Hepatology, 2005, 42（1）:77-85.

[3] Murray JM, Wieland SF, Purcell RH, et al. Dynamics of hepatitis B virus clearance in chimpanzees. Proc Natl Acad Sci USA, 2005, 102（49）:17780-17785.

[4] Meng F, Wang J, Ge J, et al. Alteration of interferon-α/β receptors in chronic hepatitis B patients. J Clin Immunol, 2011, 31（3）:521-532.

[5] Hu P, Dou XG, Xie Q, et al. High HBsAg loss rate in HBeAg loss CHB patients SWITCH from NUC to Peg-IFN alfa-2a (NEW SWITCH study). Hepatol Int, 2017, (Suppl 1):S1-S1093.

[6] 李明慧, 谢尧, 路遥, 等. 延长聚乙二醇干扰素 α-2a 疗程对乙型肝炎表面抗原消失/血清学转换的影响. 中华肝脏病杂志, 2011, 19 (3):182-185.

[7] Tseng TC, Kao JH. Treating immune-tolerant hepatitis B. J Viral Hepat, 2015, 22 (2):77-84.

[8] Sonneveld MJ, Hansen BE, Piratvisuth T, et al. Response-guided peginterferon therapy in hepatitis B e antigen-positive chronic hepatitis B using serum hepatitis B surface antigen levels. Hepatology, 2013, 58 (3):872-880.

[9] Micco L, Peppa D, Loggi E, et al. Differential boosting of innate and adaptive antiviral responses during pegylated-interferon-alpha therapy of chronic hepatitis B. J Hepatol, 2013, 58 (2):225-233.

[10] Christen V, Duong F, Bernsmeier C, et al. Inhibition of alpha interferon signaling by hepatitis B virus. J Virol, 2007, 81 (1):159-165.

26 高 HBV DNA 含量慢性乙型肝炎患者初始干扰素和核苷（酸）类似物联合治疗的必要性

核苷（酸）类似物（NA）虽能有效抑制 HBV 复制，但是也降低了 HBV 对免疫功能的刺激，从而降低免疫反应对肝细胞和肝脏组织的损伤，减轻肝脏炎症和延缓疾病进展。而干扰素由于能有效刺激患者的免疫功能，因而比 NA 有更高的 HBeAg 血清转换率，甚至达到临床治愈，通过干扰素治疗达到治疗目标的患者，可带来长期良好的临床转归。但干扰素良好疗效的取得，选择优势患者非常重要。选择干扰素优势患者的临床指标有 ALT 水平、HBV DNA 含量、HBeAg 水平和 HBsAg 水平。干扰素治疗的优势患者为较高的 ALT 水平、较低的 HBV DNA 含量和较低的 HBsAg 水平，但三者的水平常常不一致。临床上常有患者这三个指标水平都很高，对于高 ALT 水平、高病毒学指标的患者，是否开始用聚乙二醇干扰素（Peg-IFNα）进行免疫调节的同时就加用 NA 以抑制病毒复制来提高临床治愈率的相关研究较少，下文结合病例进行分析。

26.1 病 例 1

26.1.1 病例介绍

患者女性，32 岁。HBV DNA 2.71×10^6 IU/ml，HBeAg 519.4 S/CO，ALT 244 U/L。患者为年轻女性，ALT > 5 ULN，HBeAg 水平相对较低，在 Peg-IFNα 单药治疗 12 周后 HBeAg 显著下降，但 HBV DNA 仅下降 2 lg IU/ml，单药治疗至第 53 周 HBV DNA 也未转阴，且 HBsAg 未下降，此时联合拉米夫定（LAM）治疗 4 周后 HBV DNA 转阴，至第 78 周开始停用 Peg-IFNα 和 LAM，单用恩替卡韦（ETV）维持治疗，HBsAg 也显著下降，第 114 周开始再次用 ETV+Peg-IFNα 联合治疗，至第 158 周 HBsAg 消失（表 26.1）。

26.1.2 临床诊治思维过程

患者具有显著升高的 ALT 水平，相对低水平的 HBV DNA 和 HBeAg，理论上患者应该有较好的应答。治疗 12 周，虽然 HBeAg 显著下降，但 HBV DNA 仅下降 2 lg IU/ml。尤其是治疗至第 53 周，与第 12 周相比较，HBV DNA 仅下降 1 lg IU/ml。而在加用 NA 后 1 个月 HBV DNA 即转阴，同时在 HBV DNA 转阴后，出现 HBsAg 和 HBeAg 持续下降，最终在 Peg-IFNα 联合 NA 治疗的情况下达到临床治愈。此病例提示，在起始即采用 Peg-IFNα 联合 NA 治疗，有可能使患者更早实现 HBsAg 消失，也提示 HBV DNA 转阴是实现 HBsAg 和 HBeAg 持续下降的基础。

26.2 病 例 2

26.2.1 病例介绍

患者女性，37岁，HBV DNA 2.68×10^8 IU/ml，HBsAg > 25 000 IU/ml，HBeAg 1096.6 S/CO，ALT 180.9 U/L。患者虽然 ALT 明显升高，但 HBV DNA、HBeAg 和 HBsAg 也呈高水平，故开始采用 Peg-IFNα 单药治疗方案。ALT 在治疗初期曾一度上升，但 HBV DNA 在治疗 6 周并未下降，治疗至 15 周时虽然 HBeAg 和 HBsAg 明显下降，但 HBV DNA 仅下降 2 lg IU/ml。此时加阿德福韦酯（ADV）联合治疗，至第 38 周 HBV DNA 才转阴，虽然 HBsAg 在联合治疗中持续下降，但 HBeAg 在第 38～75 周基本未下降，而且在 HBsAg 消失后仍为阳性，第 130 周停药后抗 -HBs 水平快速下降，最终病毒反弹，肝炎复发（表 26.2）。

26.2.2 临床诊治思维过程

本例患者有显著升高的 ALT 基线水平，而且在治疗早期 ALT 曾一度升高，表明 Peg-IFNα 可激活患者的免疫反应，但由于患者 HBV DNA 基线水平太高，虽然治疗至第 15 周 HBsAg 和 HBeAg 含量显著下降，但 HBV DNA 水平仅下降 2 lg IU/ml，在加用 ADV 治疗 23 周后 HBV DNA 才转阴，并伴有 HBsAg 和 HBeAg 再次显著下降。但在其后的治疗中 HBV DNA 有反复，且 HBeAg 在第 38 周后和 HBsAg 在第 75 周后下降极为缓慢。表明干扰素治疗过程中，HBV DNA、HBeAg 和 HBsAg 的应答并不一致。虽然患者实现 HBsAg 消失，且有较高的抗 -HBs 水平，但 HBeAg 水平仍较高。最终导致停药后病毒学反弹和肝炎复发。患者 HBeAg 未转阴，还有可能与 HBV DNA 未真正转阴有关。本例患者加用的 NA 是抗病毒能力较弱的 ADV，HBV DNA 曾一度反弹，在临床中应加用对病毒复制抑制作用更强的 NA，使病毒复制受到充分的抑制。

26.3 病 例 3

26.3.1 病例介绍

患者女性，33 岁。HBV DNA 4.37×10^7 IU/ml，HBsAg 51 593.9 IU/ml，HBeAg 1642.3 S/CO，ALT 99.7 U/L，肝脏病理组织学检查为 G2S2。在 HBV DNA、HBsAg 和 HBeAg 高水平的情况下，没有进行联合治疗，单用 Peg-IFNα 治疗至第 13 周，虽然 HBsAg 和 HBeAg 明显下降，但 HBV DNA 仅下降 2 lg IU/ml，此时联合拉米夫定（LAM）治疗，在联合治疗 1 个月后 HBV DNA 转阴，且 HBsAg 和 HBeAg 均有显著下降，表明对高 HBV DNA、HBeAg 和 HBsAg 水平患者，需要早期联合治疗。在 HBsAg 和 HBeAg 未显著下降的情况下，停用干扰素 3 个月，停药期间改为更强效的恩替卡韦（ETV）维持，在再次联合治疗后发生 HBeAg 血清学转换和 HBsAg 快速下降，最终获得临床治愈（表 26.3）。

表 26.1 病例 1 治疗过程中各项指标的变化

检查项目	Peg-IFNα			LAM+ Peg-IFNα			ETV			ETV+ Peg-IFNα			Peg-IFNα			停药
	0 周	12 周	25 周	41 周	53 周	57 周	78 周	89 周	103 周	114 周	126 周	142 周	158 周	173 周	182 周
HBV DNA (IU/ml)	2.71×10^6	3.26×10^4	1.66×10^3	1.15×10^3	1.10×10^3	neg	neg	neg	neg	neg	neg	neg	neg	neg	NA
HBsAg (IU/ml)	NA	NA	NA	30.42	25.7	31.14	18.97	4.3	3.86	3.98	0.1	0.1	0	0	0.01
抗-HBs (mIU/ml)	NA	NA	NA	NA	2.03	0.73	NA	1.27	0.73	1.18	NA	1.73	11.08	80.7	99.87
HBeAg (S/CO)	519.4	97.51	11.2	7.24	4.66	4.94	4.2	4.04	3.72	3.21	1.34	0.97	NA	NA	0.55
抗-HBe (S/CO)	28.16	6.16	2.2	1.91	1.73	2.05	1.78	1.78	1.63	1.52	1.44	1.41	NA	NA	0.9
ALT (U/L)	244	54.1	50	22.2	24.7	NA	22	13.7	12	NA	31.3	17.2	23	NA	NA

注：neg. 低于国产试剂检测下限；NA. 未获得；ETV. 恩替卡韦。

表 26.2 病例 2 治疗过程中各项指标的变化

检查项目	Peg-IFNα				ADV+ Peg-IFNα								停药		
	0 周	6 周	15 周	23 周	38 周	50 周	62 周	75 周	85 周	95 周	119 周	130 周	155 周	214 周
HBV DNA (IU/ml)	2.68×10^8	1.49×10^8	6.60×10^6	5.09×10^2	neg	neg	neg	neg	1.64×10^3	neg	neg	neg	NA	5.73×10^7
HBsAg (IU/ml)	>25 000	NA	4 883	526	432	519	182	10.37	5.43	1.33	0	0	0.04	>250.00
抗-HBs (mIU/ml)	0.27	NA	NA	NA	NA	NA	NA	NA	NA	NA	61.38	368.53	40.25	0.56
HBeAg (S/CO)	1 096.6	879.12	170.65	45.07	10.86	9.89	9.03	7.26	6.36	3.89	4.21	5.15	0.99	1572.4
抗-HBe (S/CO)	47.94	41.48	12.39	3.94	2.12	1.89	1.79	1.89	1.96	1.64	1.67	1.53	0.66	72.79
ALT (U/L)	180.9	316.2	183.6	157.6	39.4	51	42.5	31.4	42.9	30.2	34.9	17.1	9.9	125.9

注：neg. 低于国产试剂检测下限；NA. 未获得；ADV. 阿德福韦酯。

26.3.2 临床诊治思维过程

本病例患者基线 ALT 虽然未达到显著升高水平，但肝脏病理为 G2S2，应该说患者适合采用干扰素治疗。但因 HBV DNA、HBeAg 和 HBsAg 水平均很高，单用 Peg-IFNα 治疗 13 周，HBV DNA 和 HBeAg、HBsAg 的应答不一致，HBV DNA 仅下降 2 lg IU/ml，而在加用 LAM 4 周后，HBV DNA 即实现转阴，并伴有 HBsAg 和 HBeAg 快速下降，但也可能因为 LAM 抑制 HBV 复制的效力不够，以致在第 25～49 周 HBeAg 和 HBsAg 未再下降，最终采用 ETV 联合 Peg-IFNα 治疗才获得 HBsAg 血清学转换和 HBeAg 消失。本病例提示，对于肝脏炎症显著、高 HBV DNA 含量者，应尽早采用强效抑制 HBV 复制的 NA 联合干扰素治疗，以争取早期获得最佳疗效。

26.4 病 例 4

26.4.1 病例介绍

患者男性，33 岁。HBV DNA $1.61×10^8$ IU/ml，HBsAg 30 017.08 IU/ml，HBeAg 1047.85 S/CO，ALT 530.3 U/L。患者肝炎发生时 ALT 水平 > 10 UNL，但 HBeAg、HBsAg 和 HBV DNA 水平均很高。起始应用 Peg-IFNα 单药治疗，至第 15 周时，HBsAg 和 HBeAg 水平均显著下降，但 HBV DNA 仍为阳性，因希望实现 HBsAg 消失，故于第 15 周加用 ETV 进行联合治疗。1 个月后 HBV DNA 转阴（国产检测试剂），且发生 HBeAg 血清学转换，HBsAg 下降到个位数水平，其后 HBsAg 持续下降并发生血清学转换，但 HBV DNA 始终未达到高灵敏检测试剂的 TND（未检测到靶目标）状态，甚至呈弱阳性。故于第 90 周开始停用 Peg-IFNα，并改用替诺福韦酯（TDF）进行维持治疗，3 个月后再次联合 Peg-IFNα 治疗，最终获得临床治愈（表 26.4）。

26.4.2 临床诊治思维过程

本例患者具备 ALT 水平极高、病毒学指标也极高的特点，按 ALT 水平推测，其应具有极好的疗效，而病毒学指标特点预示其并不是干扰素治疗的优势患者。在治疗第 15 周，HBV DNA、HBeAg 和 HBsAg 均获得极好的应答，表明 ALT 水平可能比病毒学指标在预测干扰素疗效中更有意义。但在其后的治疗中，虽然加用 ETV 治疗以期获得临床治愈，HBeAg 也较早发生血清学转换，HBsAg 持续下降，但 HBV DNA 却在治疗过程中发生轻度反复。在改用 TDF 联合治疗后才达到持续的 TND 状态，并在停药后抗 -HBs 持续升高。表明即使早期单用 Peg-IFNα 有极好的疗效，为了获得临床治愈，也可联合强效抑制病毒复制的 NA，以争取早期获得临床治愈。

26.5 病 例 5

26.5.1 病例介绍

患者男性，47 岁。HBV DNA $5.04×10^7$ IU/ml，HBsAg > 25 000 IU/ml，HBeAg 1626.15 S/CO，

表 26.3 病例 3 治疗过程中各项指标的变化

检查项目	Peg-IFNα		LAM+ Peg-IFNα			ETV			ETV+ Peg-IFNα		Peg-IFNα		停药
	0 周	13 周	17 周	25 周	37 周	49 周	63 周	77 周	90 周	104 周	118 周	131 周
HBV DNA（IU/ml）	4.37×10^7	5.12×10^5	neg	neg	neg	neg	neg	neg	neg	neg	neg	neg
HBsAg（IU/ml）	51 593.9	3 232.62	1 374.35	296.36	275.9	336.57	474.04	94.3	0.11	0.0	0.01	0
抗-HBs（mIU/ml）	NA	NA	NA	NA	NA	NA	NA	0	4.55	12.62	11.65	29.79
HBeAg（S/CO）	1642.3	592.25	261.01	26.61	6.3	4.15	2.63	0.45	0.66	0.82	0.82	0.55
抗-HBe（S/CO）	46.85	20.98	11.62	2.64	1.8	1.59	1.3	0.81	1.19	1.67	1.54	1.1
ALT（U/L）	99.7	130.2	NA	116.6	63.8	22.8	8.3	26.1	41.4	47.5	17.6	10.2

注：neg. 低于国产试剂检测下限；NA. 未获得；ETV. 恩替卡韦；LAM. 拉米夫定。

表 26.4 病例 4 治疗过程中各项指标的变化

检查项目	Peg-IFNα			ETV+ Peg-IFNα				TDF	Peg-IFNα+TDF	Peg-IFNα		停药
	0 周	15 周	19 周	28 周	40 周	53 周	66 周	78 周	90 周	103 周	116 周	129 周
HBV DNA（IU/ml）	1.61×10^8	5.45×10^3	<100	<20	2.30	TND	<20	<20	2.30	TND	TND	TND
HBsAg（IU/ml）	30 017.08	150	8.19	1.35	0.92	0.25	0.05	0	0.01	0	0.01	0
抗-HBs（mIU/ml）	NA	NA	2.46	7.31	10.22	20.14	56.27	140.66	205.03	497.47	657.62	>1 000.00
HBeAg（S/CO）	1 047.85	2.85	0.59	0.56	0.79	0.94	1.09	1	0.63	0.51	0.51	0.51
抗-HBe（S/CO）	25.75	0.15	0.08	0.12	0.2	0.38	0.67	0.86	0.94	1.04	1.05	1
ALT（U/L）	530.3	339.6	NA	110.1	62.1	99	66.2	72.8	72.5	41.3	82.6	30.2

注：TND. 未检测到靶目标；NA. 未获得；ETV. 恩替卡韦；TDF. 替诺福韦酯。

ALT 62.4 U/L，肝脏组织病理显示 G3S1。患者虽然 ALT 水平不高，但肝脏组织病理学检查为 G3S1，在 HBV DNA、HBsAg 和 HBeAg 高水平的情况下，采取初始 ETV+ Peg-IFNα 联合治疗，联合治疗 14 周 HBV DNA 转阴，HBsAg 和 HBeAg 虽有下降，但不十分显著，治疗至第 22 周 HBsAg 和 HBeAg 显著下降，第 33 周发生 HBeAg 血清学转换，第 49 周实现 HBsAg 消失（表 26.5）。

26.5.2 临床诊治思维过程

本例患者虽然 ALT 仅为 62.4 U/L，但肝脏组织学检查为 G3S1，表明肝脏炎症活动时间不长，但目前炎症明显，免疫反应充分激活，因此决定使用 Peg-IFNα 治疗，但因患者 HBV DNA、HBsAg 和 HBeAg 水平均极高，为了尽早降低病毒载量和解除抗原对免疫功能的抑制，采用初治 ETV+ Peg-IFNα 联合方案，14 周后 HBV DNA 转阴，治疗至第 22 周 HBsAg 和 HBeAg 水平显著下降，治疗至第 33 周 HBeAg 发生血清学转换，并获得临床治愈。虽然患者的治疗基线对 Peg-IFNα 的疗效极为不利，但因肝脏炎症显著，并采用初始联合治疗，在较短时间内即实现了临床治愈。与病例 1～3 比较，显著缩短了达到临床治愈的时间。

表 26.5 病例 5 治疗过程中各项指标的变化

检查项目	ETV+ Peg-IFNα						Peg-IFNα		停药	
	0 周	14 周	22 周	33 周	49 周	68 周	71 周	88 周	102 周	130 周
HBV DNA（IU/ml）	5.04×10^7	neg	neg	neg	neg	neg	neg	neg	neg	neg
HBsAg（IU/ml）	>25 000.00	14 940.86	225.7	4.84	0.04	0.03	0.02	0.02	0	0
抗-HBs（mIU/ml）	NA	NA	0.08	0.65	7.22	25.48	23.43	18.13	15.2	7.04
HBeAg（S/CO）	1626.15	973.86	24.43	0.42	0.47	0.5	0.44	0.45	0.42	0.44
抗-HBe（S/CO）	50.56	36.29	1.99	0.21	0.6	0.44	0.41	0.36	0.46	0.62
ALT（U/L）	62.4	396.1	36.7	NA	NA	16.5	12.6	18.3	36	13.5

注：neg. 低于国产试剂检测下限；NA. 未获得；ETV. 恩替卡韦。

26.6 病 例 6

26.6.1 病例介绍

患者男性，32 岁。HBV DNA 6.12×10^8 IU/ml，HBsAg 95 046.77 IU/ml，HBeAg 1747.82 S/CO，ALT 345.2 U/L。患者 ALT 水平明显升高，但 HBsAg、HBeAg 和 HBV DNA 水平也非常高，因此采用 ETV（0.5 mg 每日一次）+ Peg-IFNα 的初治联合治疗方案。于治疗第 14 周 HBV DNA 达到高灵敏检测试剂低水平，且 HBsAg 和 HBeAg 水平显著下降。继续联合治疗至第 28 周，HBsAg 和 HBeAg 继续显著下降，但 HBV DNA 水平与第 12 周相比较未下降，故改用 ETV 1.0 mg（每日一次）联合 Peg-IFNα 治疗。至第 44 周虽然 HBsAg 再次显著下降，

但 HBeAg 下降不明显，HBsAg 在第 44～56 周下降不明显，故间歇 Peg-IFNα 治疗 3 个月，其间仍以 ETV（1.0 mg 每日一次）维持。至第 68 周再次加用 Peg-IFNα 联合治疗，于 Peg-IFNα 再次治疗的 22 周 HBsAg 消失，再次 Peg-IFNα 治疗的 35 周发生 HBeAg 血清学转换（表 26.6）。

表 26.6　病例 6 治疗过程中各项指标的变化

检查项目	ETV+ Peg-IFNα				ETV	ETV+ Peg-IFNα			Peg-IFNα	停药
	0 周	14 周	28 周	44 周	56 周	68 周	80 周	90 周	103 周	115 周
HBV DNA（IU/ml）	6.12×10^8	3.08×10^2	1.03×10^2	9.50	4.30	3.60	<20	<20	<20	TND
HBsAg（IU/ml）	95 046.77	1 298.18	179.8	57.23	46.37	36.32	0.92	0	0	0.01
抗 -HBs（mIU/ml）	NA	NA	NA	0.18	0	0.08	0.51	42.26	148.38	304.36
HBeAg（S/CO）	1747.82	26.42	5.47	3.9	2.9	3.08	5.12	1.85	0.61	0.6
抗 -HBe（S/CO）	87.52	4.44	2.28	2.05	1.97	1.73	1.91	1.54	0.81	0.96
ALT（U/L）	345.2	97.3	95	103.5	66.4	19	68.2	42	67.7	36.4

注：TND. 未检测到靶目标；NA. 未获得；ETV. 恩替卡韦。

26.6.2　临床诊治思维过程

从 ALT 水平考虑患者为 Peg-IFNα 治疗优势患者，但 HBV DNA、HBeAg 和 HBsAg 水平均预示 Peg-IFNα 单药治疗难以获得良好疗效，因此采用初始联合治疗，通过 ETV 快速抑制病毒复制，继而降低或解除病毒对免疫功能的抑制，同时减少 cccDNA 的补充，降低 HBeAg 和 HBsAg 水平。采用 ETV+ Peg-IFNα 联合治疗 14 周，HBV DNA 下降 6 lg IU/ml，HBsAg 下降 1 lg IU/ml 和 HBeAg 下降近 2 lg S/CO。但在以后的治疗中，HBV DNA 一直为极低水平的阳性，与此同时 HBsAg 和 HBeAg 下降缓慢，将 ETV 增加到 1.0 mg 每日一次才使病毒达到高灵敏试剂检测阴性，同时伴有 HBeAg 和 HBsAg 水平的再次下降，最终获得临床治愈。本例患者的治疗经过表明，高水平病毒载量和病毒抗原含量的患者，如果 ALT 水平有干扰素治疗的优势，应采用初始联合治疗，且应使 HBV DNA 尽快达到高灵敏试剂检测阴性的水平，充分解除病毒对免疫功能的抑制，使患者尽快获得临床治愈，缩短疗程，提高疗效。

26.7　诊疗体会

慢性乙型肝炎是由于 HBV 复制，激活了机体对病毒的免疫反应，由此介导对肝细胞和肝脏组织的损伤。因此，要减轻肝脏组织的炎症和延缓肝脏疾病的进展，可通过 NA 有效地抑制病毒复制，减少病毒对免疫系统的刺激得以实现，或通过免疫调节药物，提高宿主对 HBV 的免疫控制能力和清除病毒感染的肝细胞实现。但是患者对病毒的清除和感染的转归依赖于宿主的 HBV 特异性细胞免疫。免疫控制和 HBsAg 消失（临床治愈）已成为慢性乙型肝炎抗病毒治疗追求的目标。但慢性乙型肝炎患者的抗病毒治疗疗效决定于病毒与宿主之间的平衡，慢性 HBV 感染之所以难以从感染中恢复是因为 HBV DNA、DNA 多聚酶和 X 蛋白可抑制 IFN-α 信号转导途径[1, 2]，从而干扰素难以达到有效的、直接抑制病毒复制的能力。而 HBeAg 可以抑制浆样树突状细胞和髓样树突状细胞的产生与成熟[3]，在免疫抑制状态下诱导调节性 T 细胞产生[4]，抑制 HBV 特异性细胞免疫功能[5]，抑制 TLR 信号途径的激活，进行免疫细胞功能抑制[6]和抑制自然杀伤细胞分泌 IFN-γ[7]等途径抑制宿主的免疫功能。HBsAg 则可对宿主免疫细胞功能产生更为广泛的抑制，在固有免疫中，HBsAg 可抑制自然杀伤细胞、自然杀伤 T 细胞和单核细胞，在细胞内可抑制 TLR 信号的激活，对适应性免疫，可抑制 $CD8^+$ 细胞毒性淋巴细胞功能，导致 HBV 特异性细胞毒性淋巴细胞的耗竭，使 $CD4^+$ Th 向 Th2 反应漂移，诱导调节性 T 细胞的产生和损伤树突状细胞的成熟与功能[8-13]。因此，在慢性 HBV 感染者，HBV 可从 HBV DNA、HBeAg 和 HBsAg 三个层次对宿主免疫功能造成广泛的抑制。三个指标的水平越高，对免疫功能抑制就越强，临床疗效就越差，而只有当 HBV DNA 阴性、HBeAg 阴性/抗-HBe 阳性和 HBsAg 消失时才被认为患者从感染中恢复。

慢性 HBV 感染时，ALT 升高表明肝脏存在炎症，也意味着机体对 HBV 感染免疫反应的激活，ALT 越高，免疫激活可能越充分，所以高 ALT 水平患者有更高的 HBeAg 血清转换率[14]，而免疫耐受者目前的药物疗效极差，难以达到免疫控制[15]。因此，慢性乙型肝炎患者的抗病毒治疗，特别是干扰素治疗需要选择优势患者，只有优势患者才能通过干扰素治疗达到免疫控制和临床治愈的目标。在影响干扰素抗病毒疗效的因素中，以 ALT 水平显著升高（＞200 U/L），或肝脏病理组织学检查有显著炎症，较低的 HBV DNA 含量、HBeAg 和 HBsAg 水平最为重要[16]，但临床实践中很难把各个有利因素集中在一个患者身上。对于高 ALT 水平，高 HBV DNA、HBeAg 和 HBsAg 水平的患者，如何提高疗效，目前的队列研究很少，如何联合 NA 和 Peg-IFNα 治疗的研究更少。

上述 6 例患者的共同特点是具有显著升高的 ALT 水平，或显著的肝脏组织学炎症，同时也有高 HBV DNA 含量和/或高 HBsAg、HBeAg 水平，按照基线评分系统[16]，他们的评分极低，难以获得很好的疗效，更不会实现 HBsAg 消失。但临床工作中需要我们注意的是，此评分系统是用于预测 Peg-IFNα 单药治疗 48 周疗效的基线评分系统，高 HBV DNA 含量、HBsAg 水平会显著降低患者的疗效。在本文的病例 1、病例 2 和病例 3 患者，Peg-IFNα 单药治疗 12～15 周，HBV DNA 仅下降 2 lg IU/ml。特别是病例 1 患者，虽然治疗至第 12 周 HBV DNA 下降 2 lg IU/ml，但在第 25～53 周基本未下降，治疗至第 53 周 HBV DNA 仍然阳性，表明对高病毒载量和抗原水平的患者，即使在治疗前有较好的免疫反应，单用 Peg-IFNα 治疗也很难在短时间内实现 HBV DNA 转阴。而对于 HBV DNA 不能转阴的患者，几乎不可能发生 HBsAg 消失，因为 HBV DNA 持续阳性的患者，HBV DNA 及病毒的复制可以抑制 IFN-α 信号途径，同时不断补充 cccDNA。病例 1、病例 3 和病例 4 患者在加用 NA 后 4 周，HBV DNA 转阴，并在 HBV DNA 转阴后 HBsAg 和 HBeAg 快速下降。而病例 5 和病例 6 患者，HBV DNA、HBeAg 和 HBsAg 均为高水平，根据患者的基线因素，如果这两例患者仅用 Peg-IFNα 单药治疗 48 周，实现 HBeAg 血清学转换很困难，更不必说 HBsAg 消失。上述病例均有显著的 ALT 升高或病理组织学检查表明有显著的炎症，虽然 HBV DNA、HBsAg 和 HBsAg 水平很高，但采用 NA 联合 Peg-IFNα 治疗后 HBV DNA 很快转阴。在病例 5 和病例 6 患者，采用初始联合后 HBV DNA 均快速下降，HBsAg 和

HBeAg 在 24 周左右均显著下降，HBsAg 在 24 周下降达到 2 lg IU/ml 以上。在 Peg-IFNα 三期临床试验中，Peg-IFNα 联合 LAM 治疗与 Peg-IFNα 单药治疗相比，并未显著提高疗效，可能与患者组成相关。在 Peg-IFNα 三期临床试验中，34.5% 的患者 ALT < 2 ULN，ALT > 5 ULN 的患者仅占 21.1%[17]。而本文患者均为 ALT > 5 ULN 或有显著的肝脏炎症，他们的 HBV 相关免疫反应被充分激活，在此基础上用 Peg-IFNα 治疗进一步提高了免疫功能，同时使用 NA 治疗可有效抑制 HBV 复制，从而减轻病毒对免疫功能的抑制和对 IFN-α 信号转导途径的影响，从而获得良好的疗效。由于考虑到 ALT 显著升高的患者，是因为高 HBV DNA 含量、HBsAg 水平和 HBeAg 含量抑制了患者的免疫细胞功能，且 HBV 高度复制导致了 HBsAg 和 HBeAg 水平高，因此应使用强效 NA 联合治疗。

在 NA 的选择中，由于患者的 HBV DNA 含量极高，为了尽早抑制病毒复制，应选择高效抑制病毒的 ETV 或 TDF。在病例 2 患者，虽然加用了 ADV，但联合治疗 12 周 HBV DNA 仍为阳性，且在后续治疗中有反复。而在病例 1 和病例 3，虽然加用 LAM 后 HBV DNA 转阴，但因 HBsAg 或 HBeAg 未持续下降，考虑与 LAM 抑制病毒复制的效力不够有关，最后在改用 ETV 联合治疗的基础上 HBsAg 消失。因此，应尽量选择强效 NA 与 Peg-IFNα 联合治疗。

26.8 专家点评

慢性乙型肝炎的发病是 HBV 激活宿主的免疫功能，通过免疫介导而导致肝细胞坏死和肝脏组织的损伤，但 HBV 感染后的转归取决于机体免疫功能的强弱。免疫功能良好的宿主，可通过 HBV 特异性免疫控制病毒的复制，甚至清除病毒感染的肝细胞，使患者从感染中恢复。但在慢性乙型肝炎患者自然病程中，HBV 可通过 HBV DNA、DNA 多聚酶、X 蛋白、高水平 HBsAg 和 HBeAg 从而阻断 IFN-α 信号转导、抑制自然杀伤细胞和树突状细胞、导致 $CD8^+T$ 细胞耗竭等多方面对宿主免疫细胞功能进行抑制。因此，对于 ALT 高水平和肝脏炎症明显的免疫反应激活充分的患者，需要应用 Peg-IFNα 进一步提高免疫功能，而对高 HBV DNA、HBsAg 和 HBeAg 水平的患者，应尽早联合 NA 进行治疗，以有效抑制病毒的复制，降低病毒复制对免疫细胞功能的影响。在慢性 HBV 感染者，由于 HBV DNA、HBsAg 和 HBeAg 均可以通过多种途径对免疫细胞功能抑制，而 HBsAg 和 HBeAg 产生的基础是 cccDNA，病毒的复制是 cccDNA 补充的基础，因此对高 HBV DNA、HBsAg 和 HBeAg 水平的慢性乙型肝炎患者，在用干扰素抗病毒治疗的同时，采用联合治疗可显著提高疗效。在选择 NA 药物时，应选择强效抑制病毒的药物，如恩替卡韦、替诺福韦酯或丙酚替诺福韦。

（作者：李明慧　张　璐；点评者：谢　尧）

参 考 文 献

[1] Yu S, Chen J, Wu M, et al. Hepatitis B virus polymerase inhibits RIG-I and Toll-like receptor 3-mediated beta interferon induction in human hepatocytes through interference with interferon regulatory factor 3 activation and dampening of the interaction between TBK1/IKKepsilon and DDX3. J Gen Virol, 2010, 91 (8): 2080-2090.

[2] Wei C, Ni C, Song T, et al. The hepatitis B virus X protein disrupts innate immunity by downregulating mitochondrial antiviral signalling protein. J Immunol, 2010, 185:1158e68.

[3] Hatipoglu I, Ercan D, Acilan C, et al. Hepatitis B virus e antigen (HBeAg) may have a negative effect on dendritic cell generation. Immunobiology, 2014, 219 (12):944-949.

[4] Lan S, Wu L, Wang X, et al. Impact of HBeAg on the maturation and function of dendritic cells. International Journal of Infectious Diseases, 2016, 46:42-48.

[5] Han Y, Li J, Jiang L, et al. Regulation of B7-H1 expression on peripheral monocytes and IFN-γ secretion in T lymphocytes by HBeAg. Cell Immunol, 2013, 283 (1-2):25-30.

[6] Lang T, Lo C, Skinner N, et al. The hepatitis B e antigen (HBeAg) targets and suppresses activation of the toll-like receptor signaling pathway. Journal of Hepatology, 2011, 55 (4):762-769.

[7] Jegaskanda S, Ahn SH, Skinner N, et al. Downregulation of interleukin-18-mediated cell signaling and interferon gamma expression by the hepatitis B virus e antigen. J Virol, 2014, 88 (18):10412-10420.

[8] Chen Y, Wei H, Sun R, et al. Impaired function of hepatic natural killer cells from murine chronic HBsAg carriers. International Immunopharmacology, 2005, 5 (13-14):1839-1852.

[9] Cheng J, Imanishi H, Morisaki H, et al. Recombinant HBsAg inhibits LPS-induced COX-2 expression and IL-18 production by interfering with the NF kappa B pathway in a human monocytic cell line, THP-1. J Hepatol, 2005, 43 (3):465-471.

[10] Frebel H, Richter K, Oxenius A. How chronic viral infections impact on antigen-specific T-cell responses. Eur J Immunol, 2010, 40 (3):654-663.

[11] Kondo Y, Kobayashi K, Ueno Y, et al. Mechanism of T cell hyporesponsiveness to HBcAg is associated with regulatory T cells in chronic hepatitis B. World Journal of Gastroenterology, 2006, 12 (27): 4310-4317.

[12] Tavakoli S, Mederacke I, Herzog-Hauff S, et al. Peripheral blood dendritic cells are phenotypically and functionally intact in chronic hepatitis B virus (HBV) infection. Clin Exp Immunol, 2008, 151 (1):61-70.

[13] Kondo Y, Ueno Y, Kobayashi K, et al. Hepatitis B virus replication could enhance regulatory T cell activity by producing soluble heat shock protein 60 from hepatocytes. Journal of Infectious Diseases, 2010, 202 (2): 202-213.

[14] Sonneveld MJ, Hansen BE, Piratvisuth T, et al. Response-guided peginterferon therapy in hepatitis B e antigen-positive chronic hepatitis B using serum hepatitis B surface antigen levels. Hepatology, 2013, 58 (3):872-880.

[15] Tseng TC, Kao JH. Treating Immune-tolerant Hepatitis B. J Viral Hepat, 2015, 22 (2):77-84.

[16] Chan HL, Papatheodoridis GV, Messinger D, et al. A predictive tool for selecting HBeAg-positive chronic hepatitis B patients who have a high probability of HBV DNA suppression and HBeAg seroconversion with peginterferon alfa-2a. Hepatology, 2014, 60 (S1):1108A.

[17] Lau GK, Piratvisuth T, Luo KX, et al. Peginterferon Alfa-2a HBeAg-Positive Chronic Hepatitis B Study Group. Peginterferon alfa-2a, lamivudine, and the combination for HBeAg-positive chronic hepatitis B. N Engl J Med, 2005, 352 (26):2682-2695.

HBV DNA 并未真正消失，于是再次采用 Peg-IFNα 联合 ETV 治疗，再次治疗达到 HBsAg 血清学转换，HBeAg 消失。HBV DNA 达到 TND，停药后一直保持 HBsAg 血清学转换的临床治愈状态。患者虽然治疗 12 周达到 HBV DNA 转阴、HBeAg 血清学转换和 HBsAg 显著下降，同时 ALT 基本恢复正常，但此后 HBeAg 反弹，HBsAg 水平持续下降且又明显反复，表明治疗 12 周极好的应答可能主要因肝脏炎症所致，如因干扰素治疗所致则不会在治疗过程中出现反复。第一次停药后的 HBsAg 复阳，可能为 HBV DNA 未真正消失（TND），且 HBeAg 仍为阳性所致。

27.2 病 例 2

27.2.1 病例介绍

患者女性，37 岁。基线 HBV DNA 2.68×10^8 IU/ml，HBsAg > 250.00 IU/ml，HBeAg 1096 S/CO，ALT 141 U/L。肝脏病理结果：慢性乙型肝炎，G2S1。虽然 ALT 明显升高，肝脏组织有明显的炎症，但 HBV DNA、HBeAg 和 HBsAg 呈高水平，予 Peg-IFNα 单药治疗。ALT 在治疗初期上升，但 HBV DNA 在治疗 6 周后未下降，治疗 15 周虽然 HBeAg 和 HBsAg 明显下降，但 HBV DNA 仅下降 2 lg IU/ml，加用 ADV 联合治疗至 36 周 HBV DNA 才转阴，虽然 HBsAg 在联合治疗中持续下降，但 HBeAg 在第 36～60 周基本未下降，且在 HBsAg 消失后仍然为阳性，停药后抗-HBs 水平快速下降，最终病毒反弹，肝炎复发（表 27.2）。

表 27.2 病例 2 治疗过程中各项指标的变化

检查项目	Peg-IFNα	ADV+ Peg-IFNα							停药		
	0 周	15 周	24 周	36 周	48 周	60 周	72 周	96 周	120 周	130 周	155 周	211 周
HBV DNA（IU/ml）	2.68×10^8	6.60×10^6	5.09×10^2	<100	<100	<100	1.64×10^3	<100	<100	<100	NA	5.73×10^7
HBsAg（IU/ml）	>250.00	4 883	526	432	519	182	10.37	1.33	0	0.04	>250.00
抗-HBs（mIU/ml）	0.27	NA	NA	NA	NA	NA	NA	NA	61.38	368.53	40.25	0.71
HBeAg（S/CO）	1 096.6	170.65	45.07	10.86	9.89	9.03	7.26	3.89	4.21	5.15	4.28	1 439.81
抗-HBe（S/CO）	47.94	12.39	3.94	2.12	1.89	1.79	1.89	1.64	1.67	1.53	1.34	78.48
ALT（U/L）	141.8	183.6	157.6	39.4	51	42.5	31.4	30.2	34.9	17.1	9.9	125.9

注：NA. 未获得；ADV. 阿德福韦酯。

27.2.2 临床诊治思维过程

虽然治疗 15 周时因 HBV DNA 仅下降 2 lg IU/ml 而加用 NA 联合治疗，但加用的为抗病毒药效较弱的 ADV，以致虽然 HBV DNA 转阴，但仍有反复，且未用高灵敏试剂检测 HBV DNA 是不是真正消失。虽然在治疗期间 HBsAg 持续下降，最终达到 HBsAg 血清学转换，且抗-HBs水平较高，但HBeAg仍为阳性，且水平较高，HBsAg消失后仅10周就停止治疗。停药后抗-HBs急速下降，最终患者肝炎复发。复发的原因：HBeAg仍为阳性，联合的NA抑制病毒复制的能力不足可能使HBV DNA未达到真正转阴，HBsAg消失后巩固治疗的时间不够，因为在HBeAg血清学转换的患者，为了提高持续应答尚需再治疗3～6个月。再有可能本例患者的HBsAg下降和消失可能与病毒变异相关，因为患者虽然HBV DNA未显著下降，但HBeAg在第15周却显著下降，可能与病毒变异相关，而病毒的变异既可影响HBsAg水平，也可影响HBeAg水平，因此只要任何一个指标存在问题即表明患者可能未真正获得足够的免疫控制能力。

27.3 病例 3

27.3.1 病例介绍

患者男性，49岁。基线HBV DNA 9.76×10^6 IU/ml，HBsAg 7262 IU/ml，HBeAg 4.13 S/CO，ALT 646.2 U/L。患者采用Peg-IFNα单药治疗至第12周，HBV DNA转阴、HBeAg发生血清学转换，且HBsAg水平下降2 lg IU/ml。但在此后的治疗中HBsAg虽持续下降，但极为缓慢，且HBV DNA虽为国产试剂检测结果阴性，但仍有反复。在整个治疗期间，HBV DNA采用高灵敏试剂检测结果均为＜20 IU/ml，未出现过TND。虽然经过长达223周的治疗获得了HBsAg血清学转换，在停药8周时患者HBsAg转阳，最终出现HBV DNA反弹（表27.3）。

27.3.2 临床诊治思维过程

虽然在治疗早期，HBV DNA、HBsAg快速下降，但后期一直在低水平，且ALT正常，甚至HBV DNA未达到TND，表明当初的HBV DNA、HBsAg水平快速下降为肝脏显著炎症所致，后期Peg-IFNα的治疗并未显著提高疗效。治疗过程中虽经间歇治疗HBsAg消失，但因HBV DNA未达到TND，最终停药后复发。此患者HBeAg虽然为阳性，但治疗前HBV DNA为9.76×10^6 IU/ml时，HBeAg只有4.13 S/CO，也就是说很多病毒可能存在变异而不产HBeAg或产生得很少，因此即使在治疗12周时发生了HBeAg血清学转换，也不能表明其对病毒有免疫控制能力，此类患者应以HBeAg阴性慢性乙型肝炎来对待。在HBsAg消失后，虽然巩固治疗了24周才停药，但抗-HBs水平并未上升，且抗-HBs仅仅是低水平，某种程度上可能反映免疫能力未在巩固治疗中进一步提高。更重要的是HBV DNA在整个治疗期间始终未达到TND，虽然HBV DNA＜20 IU/ml，但＜20 IU/ml仍然提示有信号，即未达到HBV DNA真正消失，而HBV DNA消失为获得远期疗效的基础。

27.4 病例 4

27.4.1 病例介绍

患者男性，33岁。基线HBeAg阴性，HBV DNA 4.37×10^3 IU/ml，HBsAg＞250.00 IU/ml，

表 27.3 病例 3 治疗过程中各项指标的变化

检查项目		0 周	12 周	24 周	36 周	48 周	60 周	72 周	86 周	96 周	120 周	132 周
						Peg-IFNα						
HBV DNA (IU/ml)		9.76×10^6	<100	<100	—	<100	<100	2.18	<20	<100	NA	NA
HBsAg (IU/ml)		7 262	180	71.59	39.99	23.79	20.78	9.13	3.71	2.77	0.99	0.26
抗-HBs (mIU/ml)		0.71	NA	0.65	0.73	NA	NA	3.62	1.85	1.46	1.6	1.07
HBeAg (S/CO)		4.13	0.35	NA	NA	0.38	0.64	0.33	0.31	0.34	0.34	0.38
抗-HBe (S/CO)		0.07	0.01	NA	NA	0.01	0.03	0.04	0.04	0.03	0.02	0.02
ALT (U/L)		646.2	51.5	49.3	NA	27.5	33.3	29.8	29.1	38.8	30.5	NA

检查项目	ETV		Peg-IFNα		ETV+ Peg-IFNα				停药			
	150 周	169 周	183 周	199 周	207 周	223 周	231 周	248 周	280 周	309 周	346 周	
HBV DNA (IU/ml)	NA	<100	NA	<20	<20	<20	<100	<20	<20	8.20	1.62×10^3	
HBsAg (IU/ml)	0.68	3.25	0.51	0.04	0.04	0.04	0.07	2	17.88	77.35	170.3	
抗-HBs (mIU/ml)	3.32	0.66	4.75	9.07	10.83	12.88	8.17	0.45	0.93	3.47	1	
HBeAg (S/CO)	0.49	0.35	0.44	0.39	0.35	0.34	0.37	0.27	0.31	0.89	0.29	
抗-HBe (S/CO)	0.02	0.02	0.03	0.01	0.01	0.01	0.01	0.01	0.01	0.01	0.01	
ALT (U/L)	31.2	16.3	40.8	44.7	32.8	NA	17.7	16.9	14	17.1	31.3	

注：NA. 未获得；ETV. 恩替卡韦。

ALT 52.1 U/L。肝脏病理组织学结果：慢性乙型肝炎，G1S1～2。患者经 Peg-IFNα 治疗 12 周，HBV DNA 达到国产试剂检测限以下。治疗至 36 周，HBsAg 降至极低水平，并且在以后的治疗中持续下降，同时出现抗 -HBs，且抗 -HBs 水平持续增加。在 HBsAg 仅为 0.18 IU/ml 时，抗 -HBs > 1000 mIU/ml。在 HBsAg 为 0.06 IU/ml 时停药，但停药后 HBsAg 上升，抗 -HBs 下降。在 HBsAg 显著复阳时，抗 -HBs 仍维持在较高水平（表 27.4）。

27.4.2 临床诊治思维过程

本例患者虽然治疗早期有很好的 HBV DNA 和 HBsAg 应答，并在此后的治疗中 HBsAg 逐渐下降，在 HBsAg 未转阴的极低水平时抗 -HBs 转阳，一度达到 > 1000 mIU/ml，在停药时 HBsAg 水平仅为 0.06 IU/ml。但停药后虽然抗 -HBs 仍然为阳性，且水平在 200 mIU/ml 以上，但 HBsAg 逐渐上升。这种 HBsAg 阳性和抗 -HBs 阳性同时出现的情况可能是病毒变异所致，同时也说明，没有 HBsAg 消失的抗 -HBs 阳性，不能代表患者停药后 HBsAg 能消失。

27.5 病例 5

27.5.1 病例介绍

患者女性，36 岁。因慢性乙型肝炎口服 ADV 治疗 2 年，ADV 治疗期间 HBV DNA 一直保持在国产试剂的检测限以下，高灵敏试剂检测结果为 1.14×10^2 IU/ml，HBsAg 30.07 IU/ml，抗 -HBs 37.23 mIU/ml，遂给予 Peg-IFNα 抗病毒治疗，以期能达到停药和 HBsAg 消失之临床治愈目的。改用 Peg-IFNα 后，HBsAg 急速下降，且抗 -HBs 快速上升，于治疗 36 周时发生 HBsAg 血清学转换，但 HBV DNA 高灵敏试剂检测仍为低水平阳性，直至治疗 85 周虽然 HBsAg 阴性且抗 -HBs > 1000 mIU/ml，但 HBV DNA 仍为低水平阳性，加用 ETV 后，虽然转阴，但仍未能达到 TND，停药后 HBsAg 上升，且 HBV DNA 转阳（表 27.5）。

27.5.2 临床诊治思维过程

造成复发的原因：①患者在 HBV DNA 阳性、HBsAg 阳性时就有抗 -HBs 阳性，表明患者可能存在病毒变异，此时抗 -HBs 阳性很难表明在 HBsAg 检测为阴性时 HBsAg 真正消失；②在整个治疗期间 HBV DNA 一直为阳性，虽然加用 ETV 后达到高灵敏试剂检测的阴性（< 20 IU/ml），但未达到 TND，也即患者仍有极低水平的病毒复制。本例患者的结果提示，HBV DNA 的真正消失是疗效维持的基础，当 HBsAg 和抗 -HBs 同时阳性时，干扰素治疗后消失的 HBsAg 仍可复阳。

27.6 病例 6

27.6.1 病例介绍

患者女性，36 岁。基线 HBV DNA 2.65×10^7 IU/ml，HBsAg > 25 000 IU/ml，HBeAg

表 27.4 病例 4 治疗过程中各项指标的变化

检查项目	Peg-IFNα									停药		
	0周	12周	24周	36周	48周	60周	72周	82周	94周	112周	136周	223周
HBV DNA (IU/ml)	4.37×10^3	<100	<100	<100	<100	NA	NA	NA	NA	<100	NA	<100
HBsAg (IU/ml)	>250.00	NA	NA	6	4.01	1.08	1.23	0.18	0.06	0.11	0.72	5.27
抗-HBs (mIU/ml)	0.27	NA	NA	NA	NA	11.83	134.62	>1 000.00	995.51	600.45	610.11	246.84
HBeAg (S/CO)	0.29	0.34	0.4	NA	NA	NA	NA	NA	NA	0.43	0.38	0.25
抗-HBe (S/CO)	0.01	0.01	0.02	NA	NA	NA	NA	NA	NA	0.03	0.02	0.01
ALT (U/L)	52.1	88.3	56.9	74.2	67.2	50.8	38.4	57.6	40.6	27.6	44.7	NA

注：NA. 未获得。

表 27.5 病例 5 治疗过程中各项指标的变化

检查项目	Peg-IFNα							Peg-IFNα+ETV				停药			
	0周	12周	24周	36周	48周	51周	60周	85周	96周	108周	126周	142周	174周	212周	237周
HBV DNA (国产试剂, IU/ml)	<100	NA	NA	NA	<100	<100	<100	NA	NA	NA	NA	NA	NA	NA	NA
HBV DNA (高敏试剂, IU/ml)	1.14×10^2	6.49	NA	4.37	NA	NA	NA	2.10	<20	<20	<20	<20	2.00	1.32×10^2	1.57×10^2
HBsAg (IU/ml)	30.07	3.25	0.31	0.02	0.02	0.01	0.03	0.01	0.02	0	0	0.28	4.32	7.34	8.2
抗-HBs (mIU/ml)	37.23	55.64	118.23	539.97	>1 000.00	>1 000.00	617.72	>1 000.00	>1 000.00	>1 000.00	>1 000.00	49.12	16.96	10.2	11.66
HBeAg (S/CO)	0.26	0.23	0.3	0.27	0.37	0.33	0.41	0.41	0.51	0.42	0.34	0.33	0.26	0.31	0.25
抗-HBe (S/CO)	0.01	0.01	0.01	0.01	0.02	0.01	0.02	0.02	0.02	0.01	0.01	0.01	0.01	0.01	0.01
ALT (U/L)	16.7	62.3	55.2	76.3	53.8	15.5	10.9	NA	29.7	33.2	NA	11	13	9.5	12.7

注：NA. 未获得；ETV. 恩替卡韦。

1390.49 S/CO，ALT 202.3U/L。虽然患者的病毒学指标均为高水平，但 ALT 也达到 5 UNL 以上，同时为年轻女性，为了达到免疫控制目标，采用 Peg-IFNα 治疗。治疗 12 周时 HBsAg 和 HBeAg 水平明显下降，HBV DNA 下降 2 lg IU/ml。但在以后的第 12~42 周治疗中，各病毒学指标均未下降而采用 LAM 联合治疗，在联合治疗中 HBV DNA 快速下降，在以后的第 54~221 周治疗中，在国产试剂检测 HBV DNA 结果一直保持阴性的基础上，HBsAg 持续下降，第 184 周发生 HBeAg 血清学转换，第 221 周 HBsAg 消失。因 HBsAg 消失，患者不愿再坚持治疗而停药，但于停药后 30 周 HBsAg 复阳，停药后 49 周 HBV DNA 转阳（表 27.6）。

27.6.2 临床诊治思维过程

患者虽然有 ALT 显著升高，但是经过 42 周治疗 HBV DNA 和 HBsAg 未显著下降，HBeAg 仅轻度下降，表明患者对干扰素治疗不敏感，因此可以预见要实现 HBsAg 消失较难，加上 LAM 联合治疗后 HBV DNA 快速转阴，但 HBeAg 和 HBsAg 下降较慢，也表明对干扰素治疗不是十分敏感。虽然最终 HBsAg 消失，但没有进行相应的巩固治疗，也未发生 HBsAg 血清学转换，在本身就对干扰素治疗不敏感的基础上，最终导致停药后的复发。

27.7 病 例 7

27.7.1 病例介绍

患者男性，30 岁。口服 ADV 治疗 2 年，HBV DNA 虽为阳性，但仅为 1.38×10^3 IU/ml，HBsAg 水平仅为 47.87 IU/ml，HBeAg 18.58 S/CO。因患者 HBV DNA、HBsAg 和 HBeAg 水平均极低，根据以往的研究结果，可能为 NA 治疗转换或加用干扰素治疗的优势患者，故在加用 IFN 治疗后 13 周，HBV DNA 转阴，HBsAg 达到临界消失水平，HBeAg 下降 50%，表明从加用干扰素开始，获得了非常好的应答。治疗至第 52 周抗 -HBs > 1000 mIU/ml，但 HBeAg 下降轻微。因抗 -HBs > 1000 mIU/ml，且 HBV DNA 一直为阴性而停用 NA，采用 IFNα 单药治疗。但在停用 NA 之后，虽然 HBV DNA 一直为国产试剂检测阴性，但 HBsAg 有下降，HBeAg 含量仍持续轻微下降。在治疗第 129 周因 HBeAg 处于极低水平，HBsAg 消失后维持治疗已有 77 周，且抗 -HBs 达到高水平，而停用 IFN。但在停药后抗 -HBs 水平急速下降，且 HBeAg 含量上升，再次加用 IFN 联合 NA 治疗，但治疗至第 197 周，虽然 HBV DNA 达到 TND，但抗 -HBs 一直在下降，且 HBsAg 复阳（虽然为极低水平），HBeAg 未下降。因患者治疗时间太长，且 HBsAg 和 HBeAg 为极低水平，患者放弃继续治疗。患者在停药后 24 周 HBV DNA 复阳，第 272 周肝炎复发（表 27.7）。

27.7.2 临床诊治思维过程

患者虽然经过 NA 治疗 HBsAg 和 HBeAg 处于极低水平，但 HBV DNA 未转阴，说明

表 27.6 病例 6 治疗过程中各项指标的变化

检查项目	Peg-IFNα			Peg-IFNα+LAM				LAM			Peg-IFNα+LAM	
	0 周	12 周	30 周	42 周	46 周	54 周	66 周	83 周	106 周	121 周	140 周	153 周
HBV DNA（国产试剂, IU/ml）	2.65×10^7	1.91×10^5	3.80×10^5	2.86×10^6	2.97×10^3	<100	<100	<100	<100	<100	<100	<100
HBVDNA（高敏试剂, IU/ml）	NA	NA	NA	NA	NA	NA	NA	NA	NA	NA	NA	NA
HBsAg（IU/ml）	>25 000.00	9 236	19 707	>25 000.00	832.28	1 529	969	1 263	725	810.56	696.6	694.19
抗-HBs（mIU/ml）	NA	0.42	NA	NA	NA	NA	NA	NA	NA	NA	NA	NA
HBeAg（S/CO）	1 390.49	792.21	649.23	865.02	832.28	122.26	53.56	35.05	5.61	3.07	3.91	2.34
抗-HBe（S/CO）	63.74	47.29	35.06	49.61	49.82	8.76	4.43	2.69	1.51	1.65	1.37	1.37
ALT（U/L）	202.3	86.4	51.6	87.1	116	47.5		45	8		10.3	53.7

检查项目	Peg-IFNα+LAM					停药				
	169 周	184 周	196 周	207 周	214 周	221 周	236 周	252 周	284 周	306 周	352 周
HB DNA（国产试剂, IU/ml）	<100	<100	<100	<100	NA	NA	NA	NA	NA		
HBVDNA（高敏试剂, IU/ml）	NA	NA	NA	NA	NA	NA	NA	NA	3.90		6.70
HBsAg（IU/ml）	388.92	46.37	10.77	0.75	0.2	0.04	0.03	0.15	0.96	1.56	1.59
抗-HBs（mIU/ml）	NA	0.47	0.91	0.81	1.98	6.42	8.49	1.43	0.44	0.37	0
HBeAg（S/CO）	0.98	0.36	0.25	0.34	0.42	NA	0.43	0.41	0.33	0.35	0.3
抗-HBe（S/CO）	1.17	0.39	0.05	0.02	0.02	NA	0.03	0.04	0.01	0.01	0.01
ALT（U/L）		40.3	36.6	33.8	NA	NA	NA	NA	9.8	10.6	9.2

注: NA. 未获得; LAM. 拉米夫定。

表 27.7 病例 7 治疗过程中各项指标的变化

检查项目	IFN+ADV		IFN+LAM				IFN		
	0周	13周	26周	39周	52周	65周	78周	91周	104周	116周
HBV DNA（IU/ml）	1.38×10^3	<100	<100	<100	<100	<100	<100	<100	<100	NA
HBsAg（IU/ml）	47.87	0.05	0.52	0.16	0.01	0	0	0.03	0.04	0.01
抗-HBs（mIU/ml）	NA	NA	41.93	43.82	>1 000.00	218.18	NA	61.15	51.04	720.79
HBeAg（S/CO）	18.58	9.75	10.59	5.62	4.32	6.94	7.47	9.62	6.11	2.2
抗-HBe（S/CO）	2.28	1.46	1.6	1.59	1.36	1.43	1.39	1.55	1.5	1.1
ALT（U/L）	22.9	31.6	22.9	15.1	NA	NA	NA	24	24.5	NA

检查项目	停药		IFN		IFN+ETV			停药		
	129周	143周	157周	171周	184周	197周	212周	241周	272周
HBV DNA（IU/ml）	NA		<100	<20	TND	TND	<100	2.22×10^2	1.02×10^8
HBsAg（IU/ml）	0.01	0	0.04	0.03	0.36	1.05	1.12	2.96	>250.00
抗-HBs（mIU/ml）	760.37	324.45	55.79	20.48	7.5	4.32	3.21	1.72	0.66
HBeAg（S/CO）	2.72	4.33	5.02	5.34	5.49	4.99	5.06	6.37	1714.06
抗-HBe（S/CO）	1.29	1.55	1.63	1.71	1.98	1.87	1.53	1.58	55.89
ALT（U/L）	NA	NA	NA	19.4	17.2	NA	22.2	23.4	112.8

注：NA. 未获得；LAM. 拉米夫定；ETV. 恩替卡韦；IFN. 标准干扰素。

患者没有较好的免疫功能，对免疫功能强的患者应在 HBV DNA 转阴的基础上出现低水平 HBeAg 和 HBsAg。虽然加上 Peg-IFNα 后 HBsAg 急速下降，但 HBeAg 下降不同步，且 ALT 未升高，说明 HBsAg 的快速下降可能为干扰素诱导的抗病毒蛋白抑制 HBsAg 蛋白合成和降解 HBsAg mRNA 所致，而非清除病毒感染肝细胞所致。虽然患者 HBsAg 消失，且抗 -HBs > 1000 mIU/ml，但在停用 NA 后，单用 IFN 时抗 -HBs 下降，再次加用更强的 NA 联合抗病毒治疗，HBV DNA 达到 TND，但 HBsAg 转阳，抗 -HBs 消失，最终导致停药后肝炎复发。

27.8 诊疗体会

HBsAg 消失被认为从感染中恢复，以往的长期随访研究结果显示，HBsAg 消失是预示患者有长期良好预后的指标[1-3]。但以往的研究多是对自然感染患者 HBsAg 消失后的随访结果。自然感染中 HBV DNA 消失基础上的 HBsAg 消失是在没有药物帮助下，通过自身的免疫功能对病毒感染肝细胞的清除和对病毒复制抑制的结果。而慢性乙型肝炎患者干扰素治疗获得的 HBsAg 消失可能与自然感染 HBsAg 消失有所不同。我们知道，慢性 HBV 感染者年自然 HBsAg 消失率仅为 0.5%～2.5%[4-6]，而经干扰素治疗 HBsAg 消失率最终可达到 3%～50%[7-9]。显然干扰素治疗对慢性乙型肝炎患者的 HBsAg 消失起着重要作用。慢性乙型肝炎自然 HBsAg 消失率之所以这么低，是因为 HBV DNA、HBeAg 和 HBsAg 能从不同的层面、广度和深度抑制宿主的免疫功能[10-15]。因此，在干扰素治疗的过程中必须从 HBV DNA、HBeAg 和 HBsAg 三个层面解除免疫抑制，这就是为什么在 HBV DNA 阴性基础上的 HBeAg 血清学转换可带来持久的病毒学应答，但因 HBsAg 的存在，此时不能认为从感染中恢复。在 HBV DNA 阴性和 HBeAg 血清学转换基础上的 HBsAg 消失才被认为从感染中恢复，是因为 HBV 抑制宿主免疫功能的最后因素被消除。因此，慢性乙型肝炎患者的 HBsAg 消失，可因 HBV DNA 和 HBeAg 状态不同而影响 HBsAg 消失后的转归，多数患者可以保持持续的应答，有些则可能发生 HBsAg 复阳，甚至 HBV DNA 反弹和肝炎复发。由于 HBsAg 消失的治疗目标是最近几年提出来的，对慢性乙型肝炎经干扰素治疗 HBsAg 消失后复发及其相关因素的研究甚少，本文就 HBsAg 消失后复发的可能因素进行讨论。

要理解和分析 HBsAg 消失后复发的可能因素需要从 HBV DNA、HBeAg 和 HBsAg 三者间的相关性和干扰素抗病毒机制进行理解。cccDNA 的存在是病毒复制及 HBeAg 和 HBsAg 产生的根源，HBV DNA、HBeAg 和 HBsAg 的存在与含量反映的是具有转录活性的 cccDNA 数量[16, 17]。HBV 在复制，表现为外周血中 HBV DNA 含量升高，这是对 cccDNA 补充的重要来源。HBeAg 和 HBsAg 的含量受病毒变异的影响，因此在 HBV DNA 阳性的患者，既可以表现为 HBeAg 阴性，也可以有不同的 HBeAg 含量。HBsAg 在血液中的亚病毒颗粒量存在 $10^2 \sim 10^5$ 的差异，因此，良好疗效的取得，必须建立在这些指标均有良好应答的基础上。HBsAg 消失且在停药后不复发，则需达到三者同时阴性，在追求 HBsAg 消失目标时，不能以一个指标的应答来预测疗效。干扰素治疗能真正获得 HBsAg 消失并在停药后持续应答的根本是增强患者的免疫功能和对病毒感染肝细胞的清除及其程度，通过对病毒感染肝细胞的清除达到 cccDNA 数量的下降，并体现为 HBeAg 和 HBsAg 的消失，发生血清学转换。而抗病毒治疗中，干扰素除可进行免疫调节外，还可通过抗病毒蛋白降解前基因组 RNA 和

HBeAg 或 HBsAg 的 mRNA，抑制 HBeAg 和 HBsAg 蛋白合成，从而降低外周血液中 HBV DNA、HBeAg 和 HBsAg 水平。

病例 1、2 和 7 患者，虽然通过治疗 HBV DNA 转阴，但 HBeAg 仍为阳性（虽然水平极低），且在停药后复发。因为 HBeAg 的存在，也表明 cccDNA 的转录，即病毒感染肝细胞的清除程度未达到停药后不复发的程度，而且存在的 HBeAg 本身可以抑制患者的免疫功能，从而导致在停药后患者的免疫功能下降，不能维持干扰素治疗时的作用。病例 1 患者再次进行了干扰素治疗，并在 HBeAg 消失后停药，结果 HBsAg 消失得以维持。我们正在研究的 HBsAg 消失后复阳因素分析也显示，停药时 HBeAg 阳性是 HBeAg 阳性患者经干扰素治疗获得 HBsAg 消失后复发的因素。由此，要尽量降低 HBsAg 消失后的复发，必须在 HBsAg 消失的同时实现 HBeAg 消失。

由于 HBV DNA 的复制是 cccDNA 的补充，cccDNA 是最终可能导致 HBsAg 消失后复发的原因，因此要降低复发需要将 HBV DNA 降低到高灵敏试剂检测不到的程度（TND）。病例 5 患者虽然在口服 ADV 和干扰素治疗期间 HBV DNA 国产试剂检测为阴性，但高灵敏试剂检测却为阳性，从未达到 TND。达到检测限以下只能说明有检测信号，只是不能计数，而 TND 是无检测信号，因此高灵敏试剂检测结果 < 20 IU/ml 者，仍有可能在停药后复发。病例 3 患者虽然 HBeAg 为阴性，但同样在停药时 HBV DNA 未达到 TND，停药以后也复发。由此提示，在干扰素治疗追求 HBsAg 消失时，需对 HBV DNA 进行高灵敏试剂检测，其检测结果阳性，甚至低于检测下限，仍有可能复发。

虽然血液中 HBsAg 水平可以间接反映肝脏 cccDNA 数量和病毒感染肝细胞清除程度，但干扰素抗病毒治疗中 HBsAg 水平下降受抗病毒蛋白对其的降解、病毒的变异等影响，因此 HBsAg 水平和病毒感染肝细胞的清除程度不是绝对平行的关系。为了在 HBsAg 消失后达到继续清除病毒感染肝细胞的目的，降低复发的可能，常需要巩固治疗。在 HBeAg 阳性慢性乙型肝炎患者的干扰素治疗中，在获得 HBeAg 消失后也需巩固治疗 6 个月。因此，HBsAg 消失后也需巩固治疗，通过巩固治疗，进一步清除病毒感染肝细胞，同时诱导抗-HBs 的产生。有研究表明，抗-HBs 阳性患者的细胞免疫功能强于无抗-HBs 的患者。本文病例 2 和病例 6 患者，发生 HBsAg 消失后治疗 10 周甚至没有巩固治疗就停药，结果出现肝炎复发，可能与此相关。

在临床实践中仍需考虑和分析病毒变异对 HBsAg 水平和抗-HBs 的影响，否则可导致对 HBsAg 消失后持久性的误判或对是否能停药的误判。病例 5 和病例 7 患者，在 HBsAg 仍为阳性时即有抗-HBs，只能表明患者存在 HBsAg 基因的变异，使其 HBsAg 降低，因此 HBsAg 水平难以反映病毒感染肝细胞的清除程度。病例 5 患者 HBV DNA 未转阴但抗-HBs > 1000 mIU/ml，病例 7 患者 HBeAg 未转阴，抗-HBs 也 > 1000 mIU/ml，最终导致停药后复发。

HBsAg 消失后仍需进一步研究的问题：①当患者经过多次干扰素治疗，HBsAg 达到极低水平，但难以消失时，该如何处理；②哪些因素与干扰素治疗后 HBsAg 复发相关，如何预测；③虽然 HBsAg 复发，但其水平很低，且可长期将病毒控制在检测限以下，此时是否需要再次治疗；④当出现 HBV DNA 反弹，但仍维持低复制水平的非活动携带状态时，有多大可能和经过多长时间会出现肝炎复发。

总之，在慢性乙型肝炎干扰素治疗追求 HBsAg 消失的过程中，应同时出现 HBV DNA、HBeAg 和 HBsAg 的应答，应答考虑到其他因素和机制导致的病毒指标的变化，HBV DNA

达到高灵敏检测试剂没有检测信号的程度和 HBeAg 消失是降低 HBsAg 消失后复发率的条件，在获得 HBsAg 消失后，应进行相应的巩固治疗，最好能获得 HBsAg 血清学转换。关于 HBsAg 消失后复发的处理，目前存在很多疑问。例如，HBsAg 复阳后，有多少患者出现 HBV DNA 复制、肝炎复发，多长时间出现，是不是需要再次治疗等。

27.9 专家点评

慢性 HBV 感染者之所以很少能从感染中恢复（HBsAg 消失），是因为 HBV 及其抗原能通过多种途径抑制宿主免疫功能，虽然 HBV 可以激活宿主免疫反应，通过免疫反应介导肝细胞坏死和肝脏组织炎症。因此，抗病毒治疗是治疗慢性乙型肝炎的重要手段。慢性 HBV 感染一旦建立，在病毒和免疫系统的相互作用中，不是因为宿主免疫功能不足导致病毒难以清除，而是因为病毒及其抗原对免疫功能的抑制，导致感染慢性化，因此需要进行抗病毒治疗。在 HBV DNA 阴性基础上，HBeAg 消失且抗 -HBe 阳性，可以获得对病毒的免疫控制，而在前两者的基础上，HBsAg 消失可给患者带来长期的良好结局，所以称为功能性治愈。但 HBsAg 消失也不等于没有表面抗原存在，只能表明宿主免疫可有效控制病毒复制和清除病毒感染的肝细胞。本文所选病例显示，即使通过治疗实现 HBsAg 消失，也不能表明其不复发，如果 HBV DNA 仍可以检测到（非 TND），表明仍有病毒复制，其可补充 cccDNA，导致停药后 HBsAg 复阳，HBeAg 的存在，其可抑制免疫功能，也可导致复发。上述病例提示，为了降低 HBsAg 消失后的复发概率，HBV DNA 须达到 TND、HBeAg 实现血清学转换、HBsAg 消失。

（作者：李明慧　张　璐；点评者：谢　尧）

参考文献

[1] Hui CK，Lau GK. Current issues and future directions in treatment. Semin Liver Dis，2006，26:192-197.

[2] European Association for the Study of the Liver. EASL Clinical Practice Guidelines: management of chronic hepatitis B virus infection. Journal of Hepatology，2012，57:167-185.

[3] Moucari R，Korevaar A，Lada O，et al. High rates of HBsAg seroconversion in HBeAg-positive chronic hepatitis B patients responding to interferon: a long-term follow-up study. J Hepatol，2009，50:1084-1092.

[4] Liaw YF，Chu CM. Hepatitis B virus infection. Lancet, 2009, 373:582-592.

[5] Liaw YF，Tai DI，Chu CM，et al. The development of cirrhosis in patients with chronic type B hepatitis: a prospective study. Hepatology, 1988, 8:493-496.

[6] Kato Y，Nakao K，Hamasaki K，et al. Spontaneous loss of hepatitis B surface antigen in chronic carriers, based on a long-term follow-up study in Goto Islands，Japan. J Gastroenterol, 2000, 35:201-205.

[7] Lau GK，Piratvisuth T，Luo KX，et al. Peginterferon Alfa-2a HBeAg-Positive Chronic Hepatitis B Study Group. Peginterferon alfa-2a，lamivudine，and the combination for HBeAg-positive chronic hepatitis B. N Engl J Med, 2005, 352（26）:2682-2695.

[8] Marcellin P，Lau GK，Bonino F，et al. Peginterferon Alfa-2a HBeAg-Negative Chronic Hepatitis B Study Group.Peginterferon alfa-2a alone，lamivudine alone，and the two in combination in patients with HBeAg-negative chronic hepatitis B. N Engl J Med, 2004, 351（12）:1206-1217.

[9] Hu P，Dou XG，Xie Q，et al. High HBsAg loss rate in HBeAg loss CHB patients SWITCH from NUC to

Peg-IFN alfa-2a（NEW SWITCH study）. Hepatol Int, 2017, 11（Suppl 1）:S1-S1093.

[10] Chen Y, Wei H, Sun R, et al. Impaired function of hepatic natural killer cells from murine chronic HBsAg carriers. International Immunopharmacology, 2005, 5（13-14）: 1839-1852.

[11] Cheng J, Imanishi H, Morisaki H, et al. Recombinant HBsAg inhibits LPS-induced COX-2 expression and IL-18 production by interfering with the NF kappa B pathway in a human monocytic cell line, THP-1. J Hepatol, 2005, 43（3）:465-471.

[12] Frebel H, Richter K, Oxenius. How chronic viral infections impact on antigen-specific T-cell responses. Eur J Immunol, 2010, 40（3）:654-663.

[13] Kondo Y, Kobayashi K, Ueno Y, et al. Mechanism of T cell hyporesponsiveness to HBcAg is associated with regulatory T cells in chronic hepatitis B. World Journal of Gastroenterology, 2006, 12（27）: 4310-4317.

[14] S Tavakoli, I Mederacke, S Herzog-Hauff, et al. Peripheral blood dendritic cells are phenotypically and functionally intact in chronic hepatitis B virus（HBV）infection. Clin Exp Immunol, 2008, 151（1）:61-70.

[15] Kondo Y, Ueno Y, Kobayashi K, et al. Hepatitis B virus replication could enhance regulatory T cell activity by producing soluble heat shock protein 60 from hepatocytes. Journal of Infectious Diseases, 2010, 202（2）: 202-213.

[16] Rodella A, Galli C, Terlenghi L, et al. Quantitative analysis of HBsAg, IgM anti-HBc and anti-HBc avidity in acute and chronic hepatitis B. J Clin Virol, 2006, 37: 206-212.

[17] Chan HL, Wong VW, Tse AM, et al. Serum hepatitis B surface antigen quantitation can reflect hepatitis B virus in the liver and predict treatment response. Clin Gastroenterol Hepatol, 2007, 5: 1462-1468.